TOPOGRAPHISCH-ANATOMISCHER

ATLAS.

TOPOGRAPHISCH-ANATOMISCHER

ATLAS.

NACH DURCHSCHNITTEN AN GEFRORNEN CADAVERN

HERAUSGEGEBEN

VON

DR. MED. **WILHELM BRAUNE,**
PROFESSOR AN DER UNIVERSITÄT LEIPZIG.

MIT FÜNFZIG HOLZSCHNITTEN IM TEXT.

LEIPZIG
VERLAG VON VEIT & COMP.
1875.

VORWORT.

Die vorliegenden Abbildungen, welche die Durchschnitte des menschlichen Körpers, wie sie in meinem grösseren Atlas in Lebensgrösse vorliegen, in verkleinertem Maassstabe wiedergeben, sollen dazu beitragen, dass die Kenntniss der menschlichen Körperformen und der Lage der verschiedenen Organe zu einander vermehrt und weiter verbreitet werde. Das Bedürfniss nach derartigen Abbildungen ist von der Klinik, wie namentlich auch von der Kriegschirurgie anerkannt und wiederholt ausgesprochen worden. Es wurde von verschiedenen Seiten betont, dass die Durchschnitte der Brust und des Bauches für diagnostische Curse unentbehrlich seien und dass oft die Betrachtung meiner Abbildungen wesentlich dazu beigetragen habe, den Gang einer Schussverletzung richtig zu beurtheilen.

Als es sich darum handelte, eine neue Auflage des grossen colorirten Atlas vorzubereiten, erschien es daher einladend, gleichzeitig eine kleinere auch weiteren Kreisen zugängliche Ausgabe zu veranstalten. Dieselbe liegt hier vor. Sie bringt die Abbildungen des grossen Atlas in getreuer photographischer Nachbildung. Nur wenige Tafeln sind hinweggelassen worden, als von untergeordnetem Interesse. Der Text ist nahezu unverändert geblieben, bis auf einige wenige Zusätze.

Da jede Tafel ihren besonderen Text beigefügt erhält, und dadurch eine stückweise Benutzung des Atlas ermöglicht wird, wie sie das jeweilige Bedürfniss erheischt, so finden sich bei den Erklärungen der einzelnen Tafeln Wiederholungen, die beim Durchlesen des gesammten Textes unangenehm auffallen müssen. In gleicher Weise wurden die genauen Angaben über die Beschaffenheit der einzelnen Cadaver beibehalten und bei den einzelnen Tafeln wiederholt, um den Beschauer bei Uebertragung der Bilder auf den lebenden Körper vor Fehlern zu bewahren. Von einem selbstständigen Text wurde abgesehen, da das Buch kein Handbuch der topographischen Anatomie sein soll, sondern ein Atlas, der neben den Handbüchern dieser Art als illustrirendes Hilfsmittel seinen Platz hat.

Leipzig im November 1874.

Wilh. Braune.

INHALT.

TAFEL I. A. B.

Die vorliegende Abbildung wurde von dem Leichnam eines kräftigen, normal gebauten Soldaten abgenommen, der sich im Alter von 21 Jahren erhängt hatte. Die Organe zeigten keine pathologischen Veränderungen. Der Leichnam, welcher ungefroren ankam, wurde auf ein horizontal liegendes Brett gelegt, ohne irgend eine besondere Unterlage für den Kopf; es ward nur bei der Lagerung dafür gesorgt, dass die Glieder möglichst gleichmässig zur Mittellinie lagen. In dieser Lage blieb der Leichnam unberührt bei einer Kälte von *circa* 8° *R.* 14 Tage lang im Freien liegen. Nach Ablauf dieser Zeit war er vollständig durchgefroren. Mit einer geschwärzten Schnure wurde hierauf die Mittellinie an der Vorder- und Rückseite des hohlgelegten Cadavers markirt und danach mit einer feinen Blattsäge die Durchsägung vorgenommen in der Art, wie zwei Zimmerleute einen Baumstamm aus freier Hand zu durchsägen pflegen. Es liess sich so von oben wie von unten der Lauf der Säge genau controliren. Nach Reinigung der rechten Körperhälfte zeigte sich der Schnitt sehr glücklich geführt. Im Gehirn war der *ventriculus septi pellucidi* getroffen; in der Brusthöhle das *mediastinum*, so dass keiner von beiden Pleurasäcken eröffnet war, und im Becken das obere Drittel der Harnröhre. Es wurde nun die Zeichnung auf dem gefrornen Präparate durchgepaust und allmählich nach der Präparation des inzwischen aufgethauten Körpers vervollständigt.

Da es wohl nie gelingen wird, den Schnitt so zu führen, dass die mittlere Ebene genau an allen Punkten eingehalten wird, so verbesserte ich das Präparat nachträglich an einzelnen Stellen, soweit dies die Natur der Sache zuliess. So wurde mit dem Rasirmesser vom kleinen Gehirne eine ganz dünne Platte abgetragen und dadurch der Zugang des schon freigelegten *aquaeductus Sylvii* zu dem vierten Ventrikel deutlich gemacht; ebenso wurde die Harnröhre im hängenden Theile des *penis*, wo sie noch nicht eröffnet worden war, der Länge nach aufgeschnitten; ebenso die Afteröffnung. Der Schnitt war hart neben dem zusammengezogenen *anus* vorbeigegangen. Nach dem Aufthauen wurde derselbe aufgeschnitten. Daher kommt es, dass die Oeffnung so gross erscheint. Bei Schnitten, welche die Aftermündung im gefrornen Zustande der Leiche treffen, liegt die vordere Wand der hinteren weit näher; jedoch nie so nahe, dass ein völliges Berühren derselben und dadurch ein Verschluss des Afters stattfände.

Es ist ferner zu bemerken, dass Einzelheiten in der angelegten Zeichnung nach frischen Präparaten ausgeführt wurden, um ein möglichst brauchbares Bild zu schaffen. Es wird jedoch an den einzelnen Stellen bemerkt werden, wo solche Eintragungen in die Zeichnung vorgenommen wurden.

Was den Durchschnitt durch die Skelettheile betrifft, so ist als das Wichtigste die Wirbelsäule ins Auge zu fassen. Dieselbe ist an den Wirbelkörpern fast durchgängig genau in der Mittellinie getroffen worden; von den Bögen dagegen wurden die des Rückentheils, wie aus der Zeichnung ersichtlich ist, etwas nach rechts von der Mittellinie zerschnitten.

Bei der Betrachtung der einzelnen Theile zeigte es sich, dass man es mit einer vollkommen normalen Wirbelsäule zu thun hatte. Es fanden sich nirgend Deformitäten an den Wirbelkörpern, wie sie so häufig namentlich bei älteren Individuen vorkommen, wohl aber eine grosse Beweglichkeit an den betreffenden Stellen, welche junge und gymnastisch ausgebildete Leute charakterisirt. Auch an dem Kreuzbeine war nichts Abnormes zu entdecken; dasselbe zeigte eine sehr schöne und gleichmässige Krümmung. Dass das Steissbein nur zwei Stücke auf der Abbildung zeigt, wird bei den Variationen, die dieser Skelettheil überhaupt eingeht, nicht auffallen.

Bei der Betrachtung der Wirbelsäule im Allgemeinen ist es zunächst bemerkenswerth, dass die Krümmung derselben eine so bedeutende ist. Gerade bei horizontaler Lagerung ist man geneigt ihr eine flachere Krümmung zuzuschreiben, da die Wirbelsäule, wenn man sie nach der Ablösung des Brustkorbes und Herausnahme der Eingeweide auf den Präparirtischen betrachtet, viel flachere Bogen in den einzelnen Abtheilungen zeigt.

Es hat aber schon *Parow* (*Virchow's Archiv*, *Bd.* 31, *pag.* 105 u. f.) nachgewiesen, dass die Entfernung der Eingeweide und des Brustkorbes einen grossen Einfluss auf die Verflachung der Wirbelsäule ausübt. Man braucht nur das Schema, welches nach Messung an einer isolirten Wirbelsäule von ihm bestimmt ward und *a. a. O. Taf. V. Fig.* 4 abgebildet ist, mit der von *E. Weber* (Mechanik der menschlichen Gehwerkzeuge) gegebenen Abbildung und der meinigen zu vergleichen, um den grossen Unterschied sogleich zu erkennen.

Vergleicht man die vorliegende Abbildung mit denen, welche *Pirogoff* (*Anatome topographica*, 1859, *fasc. I. A. Tab.* 10. 11.) nach Leichen anfertigte, die ebenfalls unverletzt in horizontaler Lage zum Gefrieren gebracht und dann erst durchsägt wurden, so findet man eine nahezu gleiche Krümmung. Beide unterscheiden sich aber gemeinsam dadurch von der Weber'schen, dass sie nicht eine so beträchtliche Concavität des Rückentheiles zeigen. Da *Parow* bei seinen Untersuchungen fand, dass der Inhalt der Bauchhöhle wenn auch nicht in so hohem Grade als der *thorax* die Stellung der Wirbel beeinflusst, so wird man den Grund dieser kleinen Differenz in der vorausgegangenen Eventration bei dem Weber'schen Präparate zu suchen haben. Wenn daher die Weber'sche Darstellung auch für die Feststellung der Form der Wirbelsäule mit ihren Bändern und Bandscheiben an sich mustergiltig ist, so ist sie nicht vollkommen bestimmend für die mit sämmtlichen Weichtheilen in Zusammenhang stehende Wirbelsäule und danach entsprechend zu modificiren.

Es wäre nun wünschenswerth, an der vorliegenden Wirbelsäule bestimmen zu können, welche Veränderung dieselbe in aufrechter Stellung des Individuums eingehen würde. Leider muss aber von einer solchen Bestimmung abgesehen werden. Wenn man auch eine Reihe von Abbildungen geben würde, denen Leichen, die in aufrechter Stellung gefroren sind, zu Grunde liegen, so würde doch der Gewinn kein grosser sein. Man kann sich leicht davon überzeugen, dass es unausführbar ist, eine Leiche so im Gleichgewicht balancirend zu erhalten, wie es die Muskeln am lebenden Körper zu leisten vermögen. Der Rumpf hängt jedesmal nach einer Seite so über, dass die Wirbelsäule ihre ursprüngliche Krümmung zum Theil einbüsst und eine mehr einfache Curvenform annimmt. Es ist deshalb auch nicht zu verwundern, dass die Abbildung, welche *Pirogoff a. a. O. Tab.* 12 gibt, als nach einem in aufrechter Stellung gefrornen Leichnam abgenommen, eine Curve zeigt, welche flachere Bögen bietet, als die in horizontaler Lage abgebildeten. Man würde somit einen grossen Fehler begehen, wenn man auf Grund der *Pirogoff*'schen Abbildungen den Satz aufstellen wollte, dass bei dem lebenden, aufrecht stehenden Menschen die Wirbelsäule weniger Krümmung zeigt, als bei dem liegenden.

Nun hat zwar *Parow* mit Hülfe eines Instrumentes (*Coordinatenmesser*) zahlreiche Bestimmungen der Lage der *processus spinosi* ausgeführt und danach die Krümmung der Wirbelsäule am Lebenden berechnet. So werthvoll aber auch diese Bestimmungen für den einzelnen Fall sind, und so sicher daraus hervorgeht, dass jede Veränderung der Attitude und der Belastung des Rumpfes Einfluss auf die Wirbelstellung ausübt, so scheint mir doch bei der grossen Veränderlichkeit in der Form der Dornfortsätze kein absolutes Mass für die Lage der Wirbelkörper damit gegeben zu sein, umsomehr als gerade die Bestimmung des *promontorium* noch besondere Messungen nothwendig machte. Deshalb habe ich auch davon abgesehen, durch Vergleichung der *Parow*'schen Curven mit meiner Abbildung, die Abänderung, welche die Wirbelsäule in aufrechter Stellung eingehen würde, zu berechnen.

Von einer genauen Bestimmung der Schwerlinie an der Wirbelsäule meines Präparates muss ebenfalls abgesehen werden. Es ist nicht möglich, mit Sicherheit zu bestimmen, wie die Linie durch die einzelnen Wirbelabschnitte läuft. Derartige Bestimmungen können nur am Lebenden vorgenommen werden. Bringt man aber die Abbildung in die aufrechte Stellung und denkt man sich den Kopf etwas nach vorn gehalten, wie es beim Balancement auf der Wirbelsäule der Fall ist, so verflacht sich die übergrosse Halsconvexität etwas, und ein vom Atlasgelenk anfangender Pendelfaden schneidet ungefähr die Wirbelabschnitte wie es von den Brüdern Weber angegeben wurde. Er läuft nahe hinter dem *promontorium* und durch die Verbindungslinie der Schenkelköpfe herab. Auch *Parow* ist bei seinen Messungen auf diesen schon von *Weber* ausgesprochenen Satz zurückgekommen. Dasselbe Resultat erhält man bei Betrachtung der *Pirogoff*'schen Abbildungen.

Ebenso zeigt sich bei Betrachtung der Beckenneigung sowohl in meiner Abbildung als in den von *Pirogoff* gegebenen, dass dieselbe viel beträchtlicher ist, als sie *Meyer* angiebt, und so ziemlich denselben Winkel zeigt, wie ihn *Weber* bei seinen Messungen bestimmt hat. Die Linie, welche den oberen Rand der Schambeinsymphyse mit dem *promontorium* verbindet, bildet mit dem Horizonte einen Winkel von etwa 60°.

Der zur Wirbelsäule gehörende Bandapparat ist in der Zeichnung so genau wiedergegeben worden, als es möglich war. Lassen sich auch einzelne Parthieen, wie der zusammengesetzte Bandapparat am Kopfgelenke, die an den Wirbelkörpern herablaufenden Bänder der Vorder- und Hinterfläche, auf solchen Durchschnitten nicht detaillirt zur Anschauung bringen, so erkennt man doch deutlich am *proc. odontoideus* des 2. Halswirbels das *ligamentum transversum* mit seiner Gelenkhöhle an der vorderen knorpligen Fläche, gegenüber dem Gelenkspalt zwischen Atlas und Zahnfortsatz; ebenso die scharf abgegrenzten durch gelbe Farbe bezeichneten elastischen *ligamenta intercruralia*. Die *ligamenta obturatoria postica*, welche zwischen Hinterkopf, *Atlas* und *Epistropheus* den Spinalkanal schliessen, haben nicht die elastische Beschaffenheit der *ligamenta flava*, sie sind wenig vom darüberliegenden Bindegewebe unterschieden, deshalb auch in der Zeichnung nicht besonders hervorgehoben worden. Soweit die Wirbelbögen genau in der Mitte getroffen wurden, sah man auch nichts von Muskeln bis auf die *m. interspinales* am Halse und einen *m. interspinalis* am Lendentheile durch das Zellgewebe durchschimmernd; an dem Rückentheile dagegen, wo der Schnitt etwas nach rechts zu abwich, liess sich das flechsenreiche Fleisch des *multifidus* und *semispinalis* erkennen. Der Raum zwischen den Dornfortsätzen erschien an den übrigen Stellen von Bindegewebe ausgefüllt, welches den *lig. interspinalia* und *apicum* angehört; oben am Halse vom *ligamentum nuchae* eingenommen. Der eine *m. rectus capitis posticus minor* lag frei. An dem unteren Ende der Wirbelsäule erkennt man das *ligamentum sacrococcygeum posticum*, welches das Ende des Wirbelkanales daselbst verschliesst und sich an das hier aus 2 Stücken bestehende Steissbein ansetzt. Die Bandscheiben zwischen den einzelnen Wirbeln wurden genau so abgezeichnet wie sie vorlagen. Man erkennt an einzelnen die Faserung und den Gallertkern ganz deutlich. Es zeigt sich auch, dass an den beweglichsten Theilen, an der Hals- und Lendenwirbelsäule, die Scheiben vor und hinten ungleiche Höhe haben, während sie am Rückentheile gleich stark sind. Während daher am Brusttheile die Wirbelkörper an ihrem vorderen und hinteren Theile verschiedene Höhe haben und dadurch die Krümmung der Wirbelsäule bedingen, zeigen am Hals- und Lendentheile, als den beweglichen Theilen der Wirbelsäule, hauptsächlich die Bandscheiben sich vorn stärker als hinten, bei gleich hohen Seiten der dazu gehörigen Wirbelkörper.

Ueber die Knochen des Brustbeins, und des Schädels ist nichts besonderes hinzuzufügen. Sie sind durch die Zeichnung genügend charakterisirt. Die spongiöse Parthie ward genau nach dem vorliegenden Präparate in die einzelnen Knochen eingezeichnet.

Besondere Mühe erforderte es, die einzelnen Theile des Gehirns deutlich zur Anschauung zu bringen. Es mussten Durchschnitte an frischen Gehirnen dazu dienen, die Zeichnung innerhalb der schon festgestellten Conturen sauber und deutlich zu machen.

Man erkennt gut unter dem Balken den vom Wulst nach vorn und unten gehenden *fornix*, die Richtung auf das an der Basis liegende *corpus mammillare* einhaltend. Vor letzterem liegt der Trichter, zur *glandula pituitaria* im Türkensattel führend; noch weiter nach vorn der Durchschnitt des *chiasma n. optic.* Am vorderen Rande des unteren Ende des *fornix* liegt die vordere weisse Commissur, hinter dem *fornix* der schwarze Spalt des *foramen Monroi;* dahinter die innere graue Fläche des Sehhügels mit der grauen Commissur, von dessen oberer weissen Fläche ein Markstreifen zur *glandula pinealis* führt, welche nach unten mit der hinteren weissen Commissur und den 4 Hügeln in Verbindung steht.

Unter den 4 Hügeln liegt der den 3. und 4. Ventrikel mit einander verbindende *aquaeductus Sylvii,* dessen vordere Hälfte von den 4 Hügeln, dessen hintere von der *valvula cerebelli anterior,* mit grauen Windungen nach oben versehen, bedeckt wird. Der Boden des 4. Ventrikels im kleinen Gehirn wird von grauer Substanz gebildet, die als Fortsetzung des grauen Kerns der *medulla* sich ausnimmt. Durch das Abgehen der hinteren Stränge der *medulla* nach dem kleinen Gehirn zu tritt dieselbe zu Tage. In der Brücke erkennt man recht gut einen weissen Streifen, die durchtretenden Pyramidenfasern während die der Oliven zwischen Brücke und kleinem Gehirn hindurchgehen. Hinter der Brücke sieht man etwas vom angeschnittenen Olivenkern.

Zwischen einzelnen Hirntheilen, welche nicht direkt aneinander stossen, markiren sich die Stellen der grossen Subarachnoidealräume. So erkennt man einen solchen zwischen dem vorderen (hier oberen) Rande der Brücke und den *corpora mammillaria,* einen 2. zwischen Kleinhirn und Rückenmark am Eingang des Spinalkanales, einen 3. zwischen Wulst des Balkens und dem Kleinhirne. Dass hier die *arachnoidea* brückenartig von einem Hirntheile zum andern überspringt und so das Zelt für diese Räume bildet, liess sich bei der Feinheit der *arachnoidea* in der Zeichnung nicht wiedergeben.

Von Gefässen wurden ausser der *arteria corporis callosi,* die am Knie des Balkens in die Höhe steigt, nur die Venen berücksichtigt, da letztere vornehmlich ins Auge fielen.

Der *sinus longitudinalis superior* ist zum grössten Theile freigelegt. Der *sinus longitudinalis inferior*, am untern Rande der Sichel, ist nur an dem durchschimmernden Venenblute erkennbar. Unter dem Wulst des Balkens steigt die *vena magna Galeni* empor, um sich in den *sinus quartus* zu ergiessen, welcher nur an einem kleinen Stück, bei seiner Vereinigung mit dem *sinus transversus*, getroffen wurde.

Dagegen waren der *plexus choroideus* des 3. Ventrikels und der des 4. sehr deutlich und sind auch auf der Zeichnung gut zu sehen.

Die *dura mater*, welche in der Schädelhöhle fest am Knochen anliegt und am *foramen magnum* mit dem äusseren Periost zusammenhängt, verlässt im Spinalkanale die knöchernen Wände und nähert sich mehr dem Rückenmark, von dem sie beim Beginn der *cauda equina* am 1. Lendenwirbel in der Zeichnung nicht mehr sich unterscheiden lässt. —

Was die zum Gesicht gehörigen Theile betrifft, so erkennt man zunächst, dass ein Theil der Nasenscheidewand mit hinweggenommen worden ist. Woher es kam, dass gerade ein Stück aus der Mitte derselben nach links hinüber gebogen war, und somit weggeschnitten ward, liess sich nicht feststellen. Ein Polyp als Ursache davon lag nicht vor. Ich erweiterte den Defekt noch etwas, um das Verhältniss der Schleimhaut zum *septum narium* und die beiden oberen Nasenmuscheln der rechten Seite klar zu Gesichte zu bringen. Rückwärts vom *septum* zeigt sich die Ausgangsöffnung der *tuba Eustachii*. Es ergiebt sich aus der Lagerung der Theile zu einander, dass Instrumente, welche in dieselbe eingebracht werden sollen, am Boden der Nasenhöhle hintergeschoben werden müssen, um die nothwendige Richtung zu erhalten. Ebenso zeigt die Abbildung, dass eine Betrachtung der Tubaöffnung mit dem Kehlkopfspiegel durch Fixirung des Zäpfchens nach vorn und oben wesentlich erleichtert wird. Die Zusammensetzung der *uvula* aus Drüsenmassen und Muskulatur erhellt aus der Zeichnung. Die Stärke des Zäpfchens muss im Auge behalten werden bei Ausführung der Staphylorraphie. Man ist geneigt den Dickendurchmesser desselben zu gering anzuschlagen und findet in solchem Falle dann Schwierigkeiten beim Anfrischen des Spaltrandes.

Mundhöhle. Vor dem Frieren des Cadavers war Mageninhalt in den *oesophagus* aufgestiegen und hatte so zu einer Erweiterung desselben und theilweisen Anfüllung der Mundhöhle geführt. Nach Entfernung der Eismassen liessen sich die entsprechenden Höhlungen in der Zeichnung wiedergeben. Bei dem geschlossenen Munde würde sonst die Zunge fest am Gaumen angelegen haben. Man sieht aber auch aus dem vorliegenden Präparate, dass die Zunge wie ein muskulöser Stempel gebaut ist, um den Inhalt der Mundhöhle hin und herzuschieben. Man sieht ferner den Zusammenhang zwischen Zunge, Zungenbein und Kehlkopf sehr deutlich. Will man bequem zum Kehlkopf gelangen, so braucht man nur die Zunge aus dem geöffneten Munde weit herauszuziehen und wird dadurch den Kehldeckel und mit ihm den Kehlkopf nach oben und vorn zu bewegen. Die hier vorliegende Stellung des Zungenbeins und seiner Nachbarorgane finden sich ebenso in den *Pirogoff*'schen Abbildungen, denen kein erhängtes Individuum zu Grunde lag; man kann sie deshalb als eine natürliche ansehen. Auch war die Schlinge schon lange vor dem Frieren vom Halse des Leichnams entfernt worden.

Der Kehlkopf ist ziemlich gut in der Mitte getroffen worden, und bietet bei der Betrachtung keine Schwierigkeiten. Man erkennt die Durchschnittsflächen des Ring- und Schildknorpels, und zwischen beiden den *ventriculus Morgagni*, der sich durch das Aneinanderlegen der Stimmbänder nur wie ein Spalt ausnimmt. Von Muskeln erkennt man an der hinteren Wand des Kehlkopfes den quer durchschnittenen *m. arytaenoideus*, vorn, zwischen Ring- und Schildknorpel, einen Streifen von dem hart neben der Mittellinie liegenden *m. crico-thyreoideus rectus*, ebenso oben ein Stück des *m. thyreo-hyoideus*.

Von Bändern zeigen sich das *ligamentum glosso-epiglotticum*, das *lig. hyo-thyreoideum medium*, weiter nach abwärts das *lig. crico-thyreoideum medium*.

Da der Hals so nahe der Mittellinie getroffen war, so zeigen sich auch keine Gefässe an der Schnittfläche, bis auf die eine Vene oberhalb des *manubrium sterni*, welche als *ramus communicans* die beiden subkutanen Halsvenen mit einander verbindet. Sie liegt zwischen zwei Fascienblätter eingeschlossen, die durch Spaltung des vorderen Blattes der Halsfascien entstehen. Dahinter liegt der angeschnittene Rand des *m. sterno-thyreoideus*. Zwischen diesem Muskel und der *trachea* zeigt sich der durchschnittene mittlere Theil der Schilddrüse, welche völlig normale Verhältnisse darbot. Man erkennt aus der Abbildung den Weg, den das Messer bei der Tracheotomie zu verfolgen hat und die Wichtigkeit der Regel, nach welcher man genau in der Mittellinie des Halses operiren soll. Das Fehlen der Arterien in der Mittellinie, sowie überhaupt die verhältnissmässige Gleichförmigkeit daselbst zeigen, das man in der *linea alba* des Halses viel weniger Blutung zu befürchten hat, als in den seitlichen Regionen. Nur die *Neubauer*'sche *arteria thyreoidea ima*, welche sich nach den Beobachtungen von Gruber bei jedem 10. Körper finden soll, würde in die Schnittebene fallen können. Doch lässt sich bei dem Ursprunge derselben aus der *anonyma* in fast allen Fällen erwarten, dass das Gefäss etwas nach rechts von der Mittellinie verlaufen wird.

Da die *trachea* sich um somehr von der Körperoberfläche entfernt, je weiter sie nach abwärts tritt, so ist die Operation auch um so leichter auszuführen, je näher dem Kehlkopf man operirt. Also wird man die Tracheotomie, wenn sonst keine anderweitigen Indicationen dagegen sprechen, gern oberhalb der Schilddrüse machen. Nur ist hierbei zu berücksichtigen, dass die Schilddrüse mit stumpfen Instrumenten etwas abwärts geschoben werden muss, um die oberen Trachealringe frei zu legen, was bei der Beweglichkeit des Organs übrigens keine Schwierigkeiten bietet. Operirt man unterhalb der Schilddrüse, so hat man bis zur *trachea* einen bedeutend längeren Weg zu durchmessen und besonders die grossen Halsgefässe dabei zu berücksichtigen. Die Lage derselben ist nicht so constant, dass man aus der vorliegenden Abbildung eine allgemein giltige Regel für ihre Entfernung vom oberen Sternalrande geben könnte.

Die *trachea,* deren Theilung in rechten und linken *bronchus* im vorliegenden Falle am vierten Brustwirbel erfolgt, zeigt ziemlich ähnliche Verhältnisse, wie sie *Luschka* (Brustorgane, *Tübingen* 1857) angiebt. Es zeigte sich übrigens bei weiteren Durchschnitten an anderen Cadavern, dass die Theilung nicht immer eine constante Höhe hat. Dem entsprechend finden sich auch hierüber verschiedene Angaben bei den verschiedenen Autoren. So gibt *Henle* (*Anatomie,* 1866, *Bd. II. pag.* 264) an, dass die Theilung vor dem 5. Brustwirbel liege. In einer Abbildung von *Pirogoff* (*Fasciculus I A, tabula* 14) liegt sie sogar am 3. Brustwirbel.

Thorax. Auffallend ist die geringe Tiefe des *thorax.* Und doch zeigt sich, wie man sich durch Messungen an Lebenden, sowie aus den *Pirogoff*'schen Abbildungen überzeugen kann, dass derselben keine abnormen Verhältnisse zu Grunde liegen.

Das *mediastinum* war beim Schnitt so gut getroffen worden, dass kein Pleurasack eröffnet worden war. Von den Lungen war nichts zu sehen bis auf ein kleines Streifchen der rechten Lunge, welches noch von *pleura* bedeckt, hinter dem Körper des Brustbeines abgebildet ist. Auch in mehreren *Pirogoff*'schen Abbildungen (*Fasc. I A, Tab.* 10 und 44) ist nichts von Lungen zu sehen, ein Beweis für die ziemlich beträchtliche Breite des *mediastinum.*

Das Herz wurde so getroffen, dass vom Aortenbogen nur ein flacher Abschnitt in der rechten Körperhälfte liegen blieb, während der Stamm der *arteria pulmonalis* mit der linken Seite entfernt ward; nur der rechte Ast derselben liegt querdurchschnitten vor. Obere und untere Hohlvene sind gar nicht zu Gesicht gekommen; sie lagen in der Tiefe, und mündeten von oben und unten her so in den weitgeöffneten rechten Vorhof ein, dass man ihre Eintrittsstelle nicht sichtbar machen konnte. Wenn man in der Abbildung am vordern Rande des *septum atriorum* nach aufwärts und abwärts geht, bewegt man sich an der Stelle, wo in der Tiefe beide Gefässe zu finden wären.

Die Haupthöhlung abwärts von der *aorta* gehört dem rechten Vorhof an, der zu seinem grössten Theile bis auf einen sehr kleinen Rest in der rechten Körperhälfte liegen blieb. Seine Höhlung erstreckte sich nach oben bis zum rechten Herzohr, von dem, wie aus der Zeichnung ersichtlich ist, nur ein kleiner Theil in die linke Körperhälfte hinüberragte, und nach hinten, der Wirbelsäule zu, etwas hinter den linken Vorhof. Von der Tricuspidalklappe ist ein grosser Theil durch den Schnitt getroffen worden.

Vom linken Vorhofe, der hinter dem rechten, zwischen diesem und der Wirbelsäule zu sehen ist, ist nur ein kleiner Theil geblieben. Etwa $^2/_3$ desselben ward mit der linken Körperhälfte entfernt. Die beiden Oeffnungen darin entsprechen den Eintrittsstellen der Lungenvenen. Vom *septum atriorum* ist derjenige Theil, welcher das *foramen ovale* enthält, mit entfernt worden. Vom rechten Ventrikel ward nur ein sehr kleiner Theil getroffen.

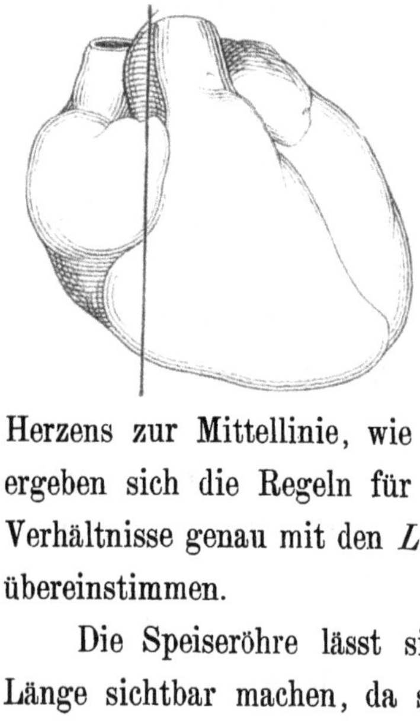

Da das Herz schräg gegen seine Oberfläche geschnitten wurde, so erscheint auch die Muskel- und Fettlage auffallend stark. Es war übrigens auch in dem vorliegenden Falle ziemlich viel Fett auf dem Herzen vorhanden; das Herzfleisch und die Klappen zeigten jedoch keine Abnormitäten. Das Verhältniss des Herzbeutels ist aus der Zeichnung ersichtlich. Der beiliegende Holzschnitt erläutert die Lage des Herzens zur Mittellinie, wie sie im vorliegenden Falle gefunden wurde; daraus ergeben sich die Regeln für die Percussion des Herzens. Man erkennt, dass die Verhältnisse genau mit den *Luschka*'schen Angaben (am angegebenen Orte, *tab. III.*) übereinstimmen.

Die Speiseröhre lässt sich bei Medianschnitten nicht immer in der ganzen Länge sichtbar machen, da sie stellenweise nicht unbeträchtlich von der Mittellinie abweicht. Bei diesem Präparate aber war sie durch aufgetretenen Mageninhalt so beträchtlich ausgedehnt worden, dass sie der ganzen Länge nach in die Schnittlinie fiel.

Bauchhöhle. Wie man an der Form der Bauchdecken sehen kann, zeigte der Cadaver keinen eingesunkenen Unterleib; ebenso waren die Därme im mittleren Grade angefüllt; und doch ist die geringe Entfernung des Nabels von der Lendenwirbelsäule im höchsten Grade auffällig. Die Tiefe der Bauchhöhle in der Mittellinie, so veränderlich sie auch ist, wird eben meistens viel zu gross taxirt.

Es ist aber hier ausdrücklich zu bemerken, dass die hier vorliegende Zeichnung nicht so ohne weiteres auf den lebenden Körper übertragen werden darf, da am Leichname die Lungen sich im Zustande der grössten Exspiration befinden, das Zwerchfell den höchsten Stand einnimmt und damit im Zusammenhange die Lagerung der Därme, die Vertheilung des Blutes und die Vorwölbung des Unterleibes um etwas verändert ist. Es wird daher bei der Uebertragung auf den lebenden Körper die Entfernung der Wirbelsäule von den Bauchdecken um etwas grösser angenommen werden müssen, wenn auch bei weitem nicht so gross als man gewöhnlich thut.

Aus diesem Verhältniss der Bauchdecken zur Lendenwirbelsäule erkennt man die Möglichkeit einer ergiebigen Compression der Bauchaorta, die um so sicherer sein wird, je magerer das Individuum und je weniger voll die Därme sind. Es ergiebt sich ferner die Regel, bei dieser Compression das Individuum so zu lagern, dass die Lendenwirbelsäule möglichst stark nach vorn gebogen ist. Da die Bauchaorta am 4. Lendenwirbel sich theilt, so wird die Compression nicht tiefer, eher höher, also unmittelbar am Nabel anzubringen sein.

Därme. Die Lage der Därme in der Mittellinie wurde wiederholt mit anderweitigen Durchschnitten an gleichgrossen Cadavern verglichen. Es zeigte sich dabei, dass man stets ähnliche Bilder erhielt, dass, einige Dünndarmschlingen abgerechnet, Magen, *duodenum*, *colon transversum*, *flexura iliaca* und Mastdarm bei gleicher Füllung ziemlich dieselbe Lage einnahmen. Dabei fand sich in einem Falle eine solche Leere und eine so hochgradige Contraction des Magens vor, dass er anfangs völlig übersehen wurde und man, als er aufgefunden war, kaum den kleinen Finger in seine Höhlung hineinzuschieben vermochte. Ueberhaupt zeigt sich gerade bei der Betrachtung des Unterleibes noch mehr als an anderen Regionen, dass die Volumsveränderung einzelner Organe und ihre Beweglichkeit eine ziemlich grosse sein kann, ohne dass dadurch andere Theile wesentlich zu leiden haben. Fett und Zellgewebe sind so zwischen sie gelagert, dass nirgends leere Räume übrig bleiben, und lassen sich leicht verschieben und zusammendrücken.

Der Durchschnitt der Leber betrifft den linken Lappen nahe am *lobulus Spigelii.*

Das *pancreas* wurde nahe an seinem Kopfe durchschnitten, da, wo die *vena meseraica superior* nach der Leber zu sich hinzieht. Derjenige Theil desselben, welcher vom Kopfe der Drüse nach der Mittellinie zu, am untern Horizontaltheile des *duodenum* sich hinwendet, das sogenannte *pancreas minus*, liegt hinter der eben erwähnten Vene, so dass es auf Durchschnitten den Anschein hat, als ob diese Vene durch das *pancreas* selbst hindurchginge.

Die Verhältnisse des Bauchfells wurden in der Zeichnung genau so wiedergegeben, wie sie sich in der Natur beim Aufthauen des Präparates vorfanden; nur ward der Deutlichkeit halber das Fett des grossen Netzes weggelassen und die Blätter desselben schematisch gezeichnet.

Da für das Verständniss des *decursus peritonaei* ein Sagittalschnitt in der Mittellinie des Körpers nicht der günstigste ist, sondern ein Schrägschnitt vom *foramen Winslowii* aus, durch die Wurzel des *mesenterium* nach der *flexura iliaca* zu, viel mehr leisten würde, so habe ich in dem beiliegenden Holzschnitte eine schematische Abbildung gegeben, welche wenigstens das Verhältniss des kleinen Netzes zum übrigen Theile des *peritonaeum* deutlich machen wird. Die einzelnen Blätter, aus denen das *mesocolon transversum* der Entwickelung nach zusammengesetzt ist, wurden auf dieser Zeichnung so wenig als auf der grossen Tafel angegeben, da sie am erwachsenen Körper sich nicht präpariren lassen und ihre schematische Anlage nur das Verständniss der Zeichnung erschwert hätte.

Ueber die Verhältnisse des Mastdarms ist nichts weiter hinzuzufügen; man erkennt die Entfernung des Peritonaealsackes von der Mastdarmöffnung, welche gegen 3 Zoll beträgt. Man erkennt ferner deutlich die Lage der sogenannten Mastdarmklappe.

Da der Mastdarm beim Aufsteigen sich nach der linken Körperhälfte hinüber wendet, so ist auch nach aufwärts nur ein flacher Abschnitt desselben zu sehen, und es weicht dadurch die Abbildung von denen *Henle's und Kohlrausch's* ab.

Ebenso differirt die Zeichnung der Blase von den eben erwähnten Abbildungen. Sie wurde aber genau nach dem Präparate abgepaust, die Blase war mit gefrornem Urin vollständig gefüllt, und enthielt keine Luft, welche das Einsinken der oberen Wand bedingt, sowie es in manchen *Pirogoff*'schen Abbildungen wiedergegeben ist. Obwohl das dieser Zeichnung zu Grunde liegende Cadaver im frischesten Zustande sich befand und somit kein Grund vorliegt, diese Abbildung anderen nachzusetzen, so habe ich doch noch an anderen Leichen so bald als möglich nach dem Tode Einspritzungen mit Talg in die Blase gemacht, theils durch die Harnröhre, theils durch den Ureter und zwar eben sowohl in aufrechter Stellung als in horizontaler Lage des Cadavers, um die Lage und Form der Blase zu vergleichen. Dabei zeigte sich auf den Medianschnitten stets eine der vorliegenden ähnliche Figur, und es fand sich in Bezug auf die Abplattung der oberen Wand kein wesentlicher Unterschied vor, mochte das Cadaver gestanden oder gelegen haben.

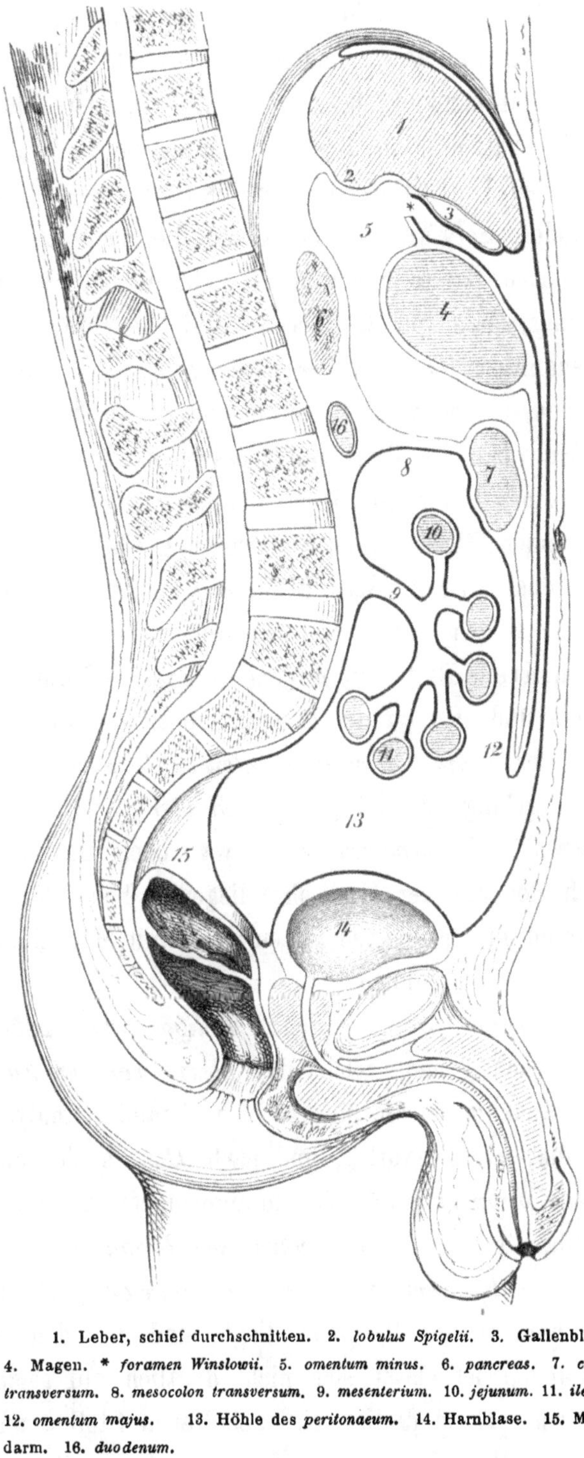

1. Leber, schief durchschnitten. 2. *lobulus Spigelii.* 3. Gallenblase. 4. Magen. * *foramen Winslowii.* 5. *omentum minus.* 6. *pancreas.* 7. *colon transversum.* 8. *mesocolon transversum.* 9. *mesenterium.* 10. *jejunum.* 11. *ileum.* 12. *omentum majus.* 13. Höhle des *peritonaeum.* 14. Harnblase. 15. Mastdarm. 16. *duodenum.*

Die Lage der Eintrittsstelle der Harnröhre in die Blase entspricht den Abbildungen von *Henle* und *Kohlrausch*. Um eine absolute Gleichheit kann es sich hier nicht handeln, da *Langer* (medizinische Jahrbücher, Wien, 1862, 3. Heft) gezeigt hat, dass in dieser Beziehung ziemlich grosse Variationen vorkommen.

Den Umhüllungen der Blase, welche die *porta vesicae Retzii* bilden, wurde besondere Sorgfalt zugewandt, da dieselben aus den von *Henle* und *Kohlrausch* gegebenen Darstellungen nicht recht ersichtlich sind. Man erkennt aus der Abbildung, dass von der Terminallinie der hinteren Wand der Rectusscheide, der sogenannten *linea semicircularis Douglasii*, zwei Fascienblätter ihren Ursprung nehmen, welche dicht hinter einander zwischen *m. rectus* und *peritonaeum* herablaufen, wenn die Blase nur mässig angefüllt ist wie im vorliegenden Falle; die aber einen Raum vor dem *peritonaeum* zwischen sich begrenzen, der von der aufsteigenden Blase bei noch wachsender Füllung eingenommen werden kann. Während das vordere Blatt als dünne Decke auf dem *rectus abdominis* heruntergeht und noch den Raum zwischen Blase und Schaambeinsymphyse austapeziert, geht das hintere Blatt hinter dem *urachus* auf die Blase über, um dieselbe zu überziehen und sich an die Prostatakapsel und die *fascia pelvis* anzusetzen.

Der *sphincter vesicae internus* liess sich in der Zeichnung andeuten; dagegen gelang es nicht, den *sphincter externus* vollständig zur Darstellung zu bringen. Die *prostata* selbst war nach allen Seiten hin deutlich abzugrenzen. Auch der vor der Harnröhre liegende Theil derselben war deutlich zu erkennen, während in den meisten Fällen diese mit Muskelfasern gemengte Drüsenmasse sich nicht bestimmt abhebt.

Vor der *prostata* liegt das *ligamentum pubo-prostaticum medium*, mit den zahlreichen Venen, welche den *plexus venosus Santorini* bilden. Darunter zeigte sich Muskulatur, die sich nicht vollständig analysiren liess. Sie wurde so abgezeichnet wie sie vorlag, und nach *Henle*'s Vorgang mit dem Namen des *transversus perinaei profundus* zusammengefasst. Dazu gehört auch der von *Müller* sogenannte *constrictor urethrae membranaceae*.

Das *ligamentum triangulare urethrae* (*Colles*), welches am *ligamentum arcuatum* hart an der *Symphyse* liegt, und mit dem *transversus perinaei profundus* verbunden ist, lässt sich nicht deutlich auf solchen Durchschnitten zur Ansicht bringen. Es sind die weiss gehaltenen Stellen am vorderen Rande der eben erwähnten Muskelmasse darauf zu beziehen. Ueberhaupt sind Sagittalschnitte für das Verständniss der Beckenfascien und der Beckenmuskulatur nicht vortheilhaft. In dieser Beziehung leisten Frontaldurchschnitte viel mehr.

Die *vena dorsalis penis* und das *ligamentum suspensorium penis* lassen sich deutlich erkennen.

Die Krümmung der Harnröhre weicht etwas ab von der, welche *Kohlrausch* als die normale bezeichnet, und doch muss die vorliegende *urethra* ebenfalls als eine normale angesehen werden, da sich weder an ihr selbst, noch an den benachbarten Organen pathologische Veränderungen nachweisen liessen. Man wird somit annehmen müssen, was auch aus den Abbildungen von *Pirogoff* und *Jarjavay* hervorgeht, dass die Harnröhrenkrümmung sich nur im Allgemeinen normiren lässt, und selbst im normalen Zustande mehrfache Variationen darbietet. Ausserdem beweist die Leichtigkeit, mit welcher selbst gerade Instrumente bis in die Blase eingebracht werden können, dass es weniger darauf ankommt, dem Catheter eine bestimmte Krümmung zu geben, als die Hindernisse zu kennen, welche sich dem Einbringen des Instrumentes entgegen setzen. Die Ausbuchtung im Prostataantheile der Harnröhre entspricht dem *sinus prostatae*, neben dem *colliculus seminalis*, welcher zugleich mit dem *ductus ejaculatorius* getroffen wurde.

Die Eichel und die Schwellkörper sind in ihrer Zusammensetzung deutlich gezeichnet. Ebenso markirt sich auch die *fossa navicularis*. Die übrigen Erweiterungen und Engen der Harnröhre, wie sie im normalen Körper regelmässig vorhanden sind, liessen sich nicht darstellen. Man muss, um sich eine klare Anschauung davon zu verschaffen, Abgüsse der *urethra* an weichen Präparaten machen, so wie es *Langer* gethan hat. Durchschnitte an erhärteten Präparaten leisten in dieser Beziehung nichts.

Die Lage der *Cowper*'schen Drüsen in so beträchtlicher Tiefe, und unter der Muskulatur, macht es erklärlich, warum Entzündungen und Vergrösserungen derselben, die nach den Sektionsbefunden gar nicht so selten sind, so wenig am Lebenden berücksichtigt werden. Es müsste schon eine bedeutende Anschwellung eintreten, um eine von aussen her fühlbare Geschwulst zu geben.

Betrachtet man die vorliegende Abbildung in Beziehung auf die Operationen am *perinaeum*, namentlich den Steinschnitt, so fällt zunächst die Engigkeit des Raumes auf, zwischen dem oberen Theile der Harnröhre und dem Mastdarm. Es muss aber bemerkt werden, dass diese Engigkeit hier besonders gross ist, da der Mastdarm stark mit Koth angefüllt war. Es erhellt daraus die Wichtigkeit der Regel, vor dem Perinaealsteinschnitte jedesmal den Mastdarm von Faecalmassen zu reinigen um ihn möglichst weit aus dem Bereiche des Messers zu bringen. Dass dadurch dieser Raum wesentlich vergrössert wird, ist leicht ersichtlich; ergiebt sich auch aus der Abbildung von *Kohlrausch*, wo ein weniger stark ausgedehnter Mastdarm zu Grunde lag.

Man erkennt ferner aus den hier vorliegenden Verhältnissen, dass es recht gut ausführbar ist, bei dem Schnitt die Prostatakapsel zu erhalten. Man kann durch Spaltung der *pars membranacea* und *pars prostatica urethrae* einen so geräumigen Zugang zur Blase gewinnen, dass selbst grössere Steine entfernt werden können und durch Erhaltung der hinteren Parthie der *prostata* mit der Kapsel gefährlichen Urininfiltrationen vorbeugen.

Ueber den h o h e n Steinschnitt, oberhalb der Symphyse, ist nichts hinzuzufügen, da schon aus der Abbildung ersichtlich ist, dass eine starke Anfüllung der Blase dazu gehört, um ihren vom *peritonaeum* freien Theil hinreichend hoch über die *symphyse* zu erheben.

Tab. I A.

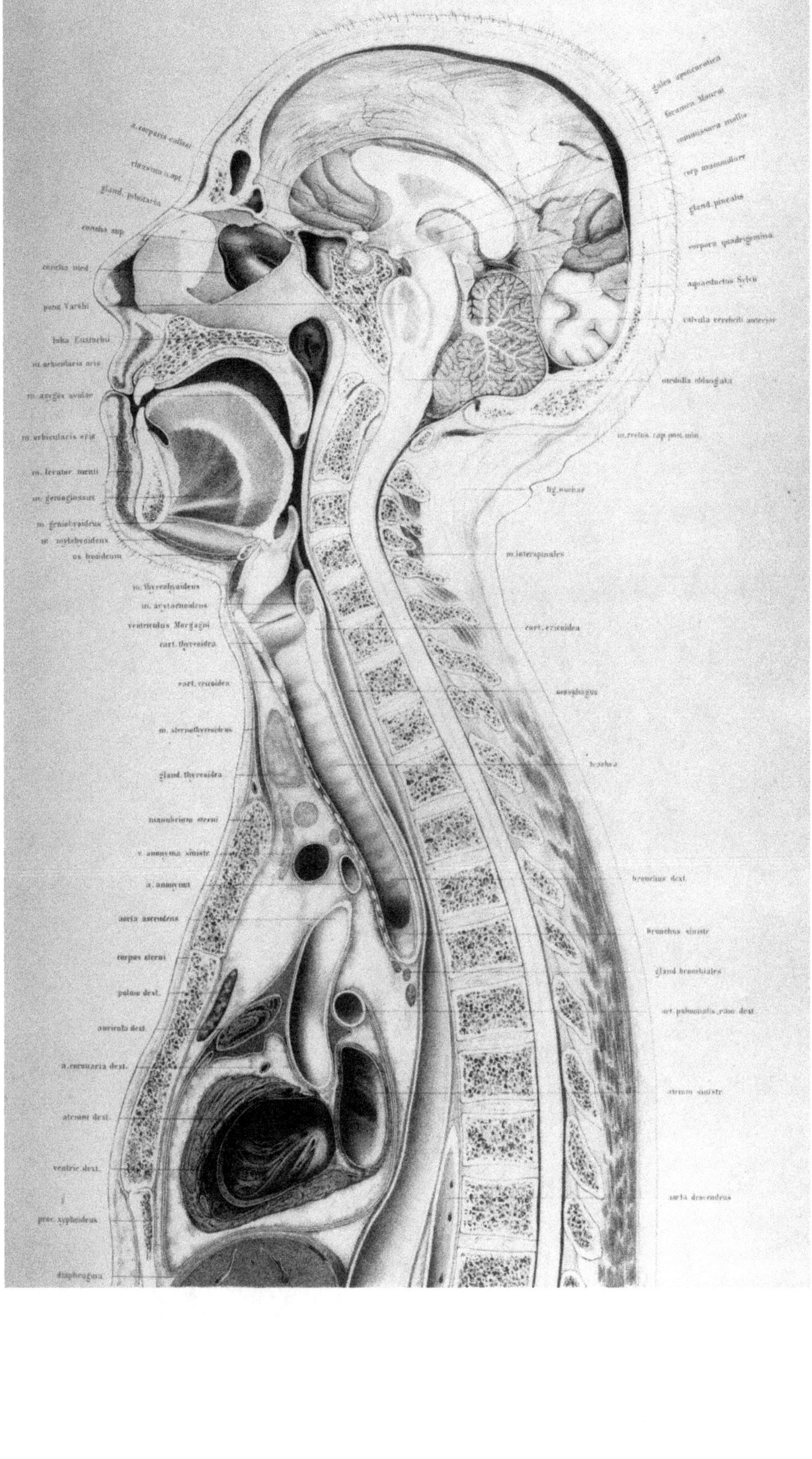

gland. pituitaria
concha sup.
concha med.
tuba Eustachii
m. orbicularis oris
m. geniohyoideus
m. mylohyoideus
os hyoideum
m. thyreohyoideus
ventriculus Morgagni
cart. thyreoidea
gland. thyreoidea
manubrium sterni
v. anonyma sinistr.
a. anonyma
aorta ascendens
corpus sterni
pulmo dext.
auricula dext.
a. coronaria dext.
atrium dext.
ventric. dext.
proc. xyphoideus
diaphragma
galea aponeurotica
foramen Monroi
commissura mollis
corp. mamillare
gland. pinealis
corpora quadrigemina
aquaeductus Sylvii
valvula cerebelli anterior
medulla oblongata
m. rectus cap. post. min.
lig. nuchae
m. interspinales
oesophagus
bronchus dext.
bronchus sinistr.
gland. bronchiales
art. pulmonalis, ram. dext.
atrium sinistr.
aorta descendens

Tab. I B.

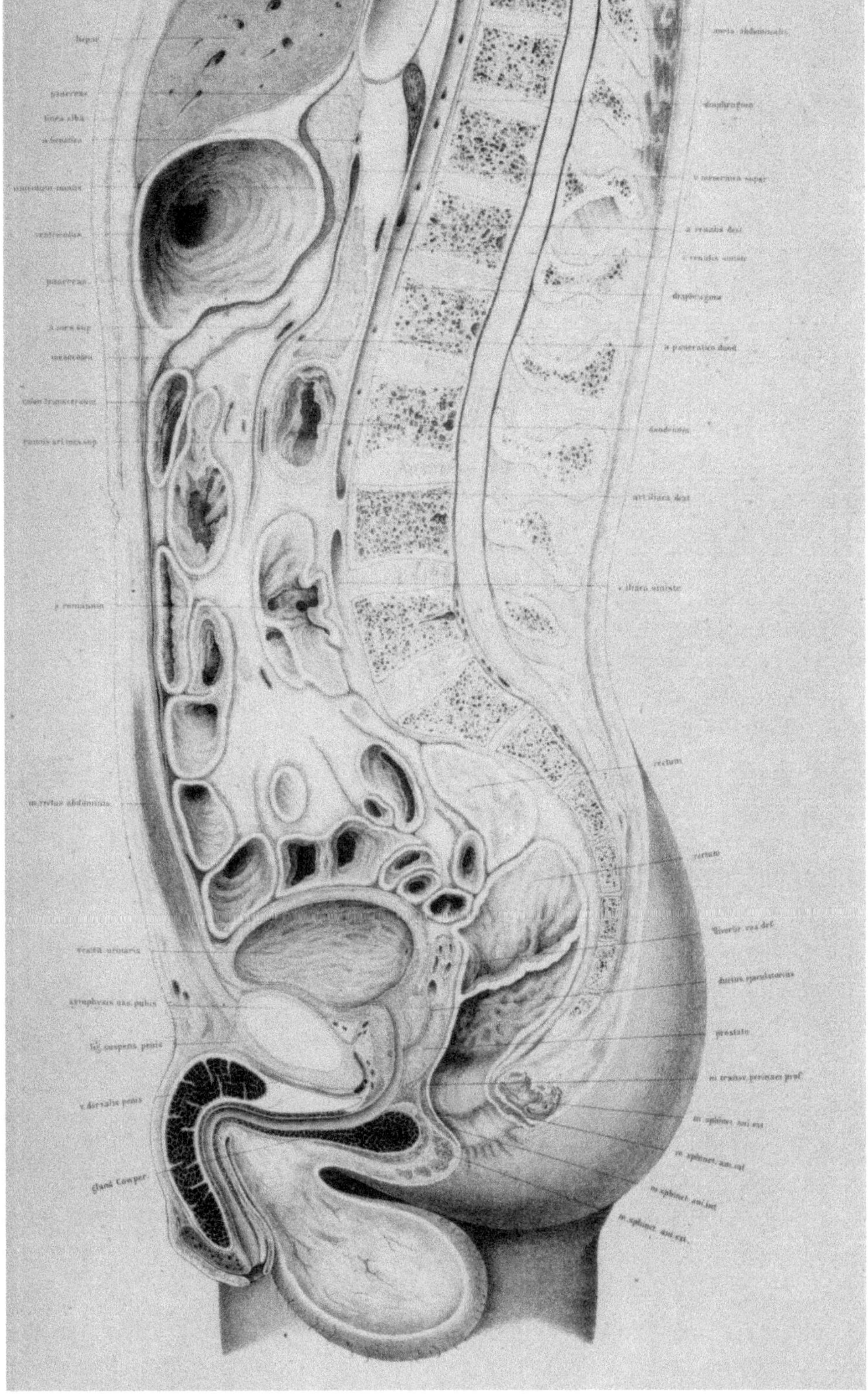
hepar
linea alba
pancreas
rectum
vesica urinaria
symphysis oss. pubis
lig. suspens. penis
v. dorsalis penis
Gland. Cowper.
ductus ejaculatorius
prostata

TAFEL II (A. B.)

Der vorliegende Sagittalschnitt wurde an dem durchaus normalen, prachtvoll gebauten Körper eines etwa 25jährigen Weibes gemacht, welcher unmittelbar nach dem Tode (durch Erhängen) auf die Anatomie gebracht wurde. Die Arterien wurden mit Harzmasse injicirt und der Cadaver dann sogleich in genau horizontaler Lagerung auf dem Rücken zum Gefrieren gebracht, wie der männliche, Tafel I zu Grunde liegende Körper Es wurde ferner dafür Sorge getragen, dass die Glieder genau symmetrisch lagen, um jede seitliche Krümmung der Wirbelsäule zu vermeiden. Der Körper war beinhart gefroren, als er mit der feinen Blattsäge der Länge nach in einem Zuge durchschnitten ward, und behielt seine Härte noch lange bei, so dass das Durchpausen der Linien auf dem Präparat selbst mit aller Ruhe und Sorgfalt vollendet werden konnte. Da zur Zeit der Arbeit gerade Frühling war, mit einer Temperatur in den kellerartigen Parterreräumen unserer Anatomie von circa + 10° R., so wurde jedesmal am Abend der Rumpf in eine neue Kältemischung gebracht, und dadurch im fest gefrorenen Zustande erhalten, bis die Auszeichnung der Pause vollendet war, was ungefähr 14 Tage in Anspruch nahm. Am aufgethauten Präparat ward dann erst das Einzelne vollendet. Ausserdem wurde nach frischen Schnitten die Detailzeichnung an einzelnen Stellen vervollständigt, wovon weiter unten genauere Rechenschaft abgelegt werden soll. Das ganze Beckenstück kam später in Spiritus, so dass sich die Schnittfläche successive mikroskopisch untersuchen liess, und die Grenzen der Schleimhaut, der glatten und quergestreiften Muskelmassen sichere Bestimmung erfuhren. Denn es bedarf keines besonderen Nachweises, dass die Betrachtung mit unbewaffnetem Auge in dieser Beziehung ungenügend ist, dass daher auch manche sonst treffliche Abbildungen der Beckengegend fehlerhafte Bestimmungen der Muskelzüge enthalten.

Der *uterus* befand sich im Zustande der Schwangerschaft und zwar am Ende der 8. Woche. Sämmtliche Organe erwiesen sich als normal.

Magen und Därme waren ziemlich leer; das *colon transversum* durch Luft mässig ausgedehnt, das *rectum* nicht stark aber gleichmässig mit Koth gefüllt, die Blase contrahirt und leer. Auch bei dem Transport des Cadavers war kein Urin aus der Blase ausgeflossen, derselbe musste also schon vor dem Tode entleert worden sein.

Der Schnitt, welcher von unten nach aufwärts geführt wurde, um vornehmlich das Becken genau in der Mitte zu schneiden, war im Ganzen gut gelungen. Die Gelenkhöhle der *symphysis ossium pubis* war geöffnet, sowie die Harnröhre und der unterste Theil des *rectum*. Dagegen war der *uterus*, der etwas nach links geneigt war, in seiner rechten Hälfte geschnitten, jedoch so nahe an der Mittellinie, dass ein nachträglich ausgeführter flacher Schnitt genügte, um den *canalis cervicalis* in seiner ganzen Länge frei zu legen.

Der Spinalkanal ward zwar durchgängig eröffnet, jedoch nicht der ganzen Länge nach in der Mitte getroffen. Man erkennt aus dem Verhalten des Rückenmarks, dass von dem unteren Ende des *thorax* an die Wirbelsäule rechts neben der Mittellinie geschnitten ward; und aus dem Verhalten der grossen Gefässe des *abdomen*, dass die Theilungsebene das Zwerchfell zwischen *foramen quadrilaterum* und *hiatus aorticus* traf. Die untere Hohlvene ist mit der rechten Körperhälfte vollständig hinweggenommen worden, nur an dem Durchschnitte der *vena iliaca sinistra* liegt noch ein flacher Abschnitt des Stammes; die *aorta abdominalis* dagegen ist vollständig erhalten, und nur die rechte *arteria iliaca communis* abgeschnitten.

In der Brusthöhle und am Halse hielt die Säge genau die Mittellinie ein. Von den Lungen war nichts zu erkennen; keine von beiden Pleurahöhlen war eröffnet worden. Von der Zunge brauchte nur eine dünne Scheibe abgetragen zu werden, um die Mitte zu erhalten. Dagegen war das grosse Hirn nicht günstig getroffen worden, so dass noch ein $^1/_2$ Centimeter starkes Stück vom Schädeldache hinweggenommen werden musste, um den *sinus longitudinalis* zu finden, und das inzwischen mit Spiritus gehärtete Gehirn genau zu halbiren.

Ehe ich auf die Hauptsache dieser Tafel eingehe, und die Beckeneingeweide bespreche, will ich kurz die nothwendigen Notizen über die allgemeinen Körperverhältnisse geben, und zunächst mit der Wirbelsäule beginnen.

Die Wirbelsäule zeigt eine sehr schöne Krümmung, die sich von der auf Tafel I dadurch sehr vortheilhaft unterscheidet, dass in Folge der weniger stark hintenübergebeugten Kopflage die Halswirbel nicht so weit vortreten. Ebenso biegt die Rückenwirbelsäule nicht so bedeutend nach hinten aus, und geht daher auch allmählicher in die Convexität der Lendenkrümmung über. Zieht man eine Linie, welche der Längsachse des Körpers parallel geht, und in der Gegend des Kopf- und Atlasgelenkes, also etwa vom hinteren Rande des Zahnfortsatzes des 2. Halswirbels beginnt, so berührt dieselbe den letzten Halswirbel und die ersten Brustwirbel (während sie auf Tafel I die 3 letzten unteren Halswirbel traf) und schneidet weiter unten dicht hinter dem *promontorium* durch. Es werden also durch dieselbe nahezu dieselben Punkte getroffen, wie bei der *Weber*'schen Bestimmung der Schwerlinie.

Die Beckenneigung beträgt 58°, also weniger als die des Mannes auf Tafel I, welche 60° hatte, ist aber immerhin noch eine ziemlich starke zu nennen.

Charakteristisch für die weibliche Wirbelsäule ist die geringere Prominenz des *promontorium* gegenüber der starken bei dem männlichen Rumpfe, sowie die bedeutend steilere Haltung der Schaambeinsymphyse. Es ist klar, dass durch dieses Verhältniss die Bedingungen viel günstiger für die Austreibung des Kindes geworden sind, welches am *promontorium* sowie an der steileren Fläche der Schaambeinsymphyse leichter abwärts gleiten kann, als bei der so horizontal gestellten Symphysenfläche, wie sie Tafel I zeigt. Es ist wiederholt bestritten worden, dass die Symphysenachse (darunter die grösste Länge des Symphysengelenkes verstanden) beim Weibe steiler liegt, als beim Manne, und gerade in der mehr aufrechten Stellung ein Geburtshinderniss gesucht worden. Ich vermag nicht anzugeben, ob in dieser Beziehung ein constanter Unterschied zwischen männlicher und weiblicher Beckenformation gegeben ist. An einer Reihe von Sagittaldurchschnitten gefrorener Körper habe ich aber dieses Verhältniss so wiedergefunden, wie es diese und die erste Tafel zeigen, ohne dass Abnormitäten sonst nachzuweisen waren; und ich möchte daher auf diesen Punkt gerade die Aufmerksamkeit der Gynaekologen richten, da ich bis jetzt keine Entscheidung geben kann.

Die *conjugata* war sehr gross, sie hatte 120 Millimeter. Das Becken überhaupt war weit, aber sonst regelmässig gebaut.

Ueber den Kopf ist nicht viel zu bemerken. Die einzelnen Theile geben die Ergänzung zu Tafel I, welche hierbei verglichen werden möge. Es traf sich sehr glücklich, dass der Mund fest geschlossen war, so dass die 2 sichtbaren Schneidezähne wie 2 Scheerenblätter übereinander griffen. Die Zunge lag wie ein muskulöser Stempel fest an hartem und weichem Gaumen an. Da man auf Frontalschnitten des Kopfes regelmässig eine seichte Rinne auf dem Zungenrücken findet, welche von vorn nach hinten zieht, so dass ein schmaler Raum zwischen Zunge und hartem Gaumen übrigbleibt, so muss angenommen werden, dass die Zunge selbst in ihrem oberen Theile nicht genau in der Mittellinie getroffen wurde. Der *oesophagus*, welcher nur stellenweis etwas aufgetretenen Mageninhalt enthielt, liess sich zwar in ganzer Länge abzeichnen, ist jedoch durch die Schattirungen nicht genügend in seiner ursprünglichen Lage wiedergegeben. So ist am 3. Brustwirbel der Schatten nicht intensiv genug, um die tiefe Aushöhlung an dieser Stelle zu bezeichnen. Dagegen erkennt man in der Höhe des 6. und 7. Brustwirbels an dem flachen und schmalen Abschnitte, dass er daselbst mehr in die rechte Körperhälfte hinüberragte als höher oben, so dass sein Traktus eine flache S-förmige Krümmung in frontaler Ebene bildet.

Vor der *trachea* erkennt man den Durchschnitt der ziemlich stark vergrösserten Schilddrüse, die auch eine schwache Vorwölbung der Hautdecke bedingt. Unterhalb derselben liegt die *vena anonyma sinistra*, an die sich ein Rest der *thymus* anschloss; und hinter der Vene die aufsteigende Aorta, mit dem Abschnitt der *arteria anonyma*. Diese Lage der *arteria anonyma* zur *trachea* bestimmt den Weg, den man zu nehmen hat, um die Arterie freizulegen. Ein Schnitt in der *linea alba* des Halses wird zwischen Schilddrüse und oberem Sternalrande die Arterie auf der *trachea* finden lassen. Zwar sind die Unterbindungen dieses Gefässes bis jetzt nicht glücklich gewesen, was bei der Kürze des Stammes von 2—3, selten 4 Centimeter, und der dadurch bedingten ungünstigen Thrombenbildung nicht zu verwundern ist; man wird sich aber zu merken haben, dass die Aufsuchung der *a. anonyma* dieselbe Wunde setzt wie die Tracheotomie unterhalb der Schilddrüse, und dass im unteren Winkel dieser Wunde nicht nur die *vena anonyma sinistra*, sondern auch die *arteria anonyma* liegt.

Die *trachea*, welche in gestrecktem Verlaufe an der vorderen Wand des *oesophagus* herunterzieht, theilte sich in beide *bronchi* vor dem 4. Brustwirbel, also in gleicher Wirbelhöhe, wie bei dem männlichen Körper auf Tafel I.

Als ich bei einem Cadaver, den ich mit nach vorn herabgedrücktem Kopfe hatte gefrieren lassen, den Durchschnitt machte, war ich frappirt, wie ausserordentlich verkürzt die *trachea* sich zeigte, und wie bedeutend sie sich wieder ausdehnte, als ich beim Beginn des Aufthauens den Kopf in die gewöhnliche Haltung zurück brachte. Es ist durch diese Dehnbarkeit der *trachea*, die als offenes Rohr den Verkürzungen und Verlängerungen des Vorderhalses bei den extremen

Kopfhaltungen gleichmässig folgt, und nur der elastischen Faserverbindung der einzelnen Knorpelringe diese Dehnbarkeit verdankt, die Möglichkeit gegeben, den Kopf in weitgehende Beugung und Streckung zu bringen, ohne dass dabei die Lungenwurzel in gleichem Maasse dislocirt wird. Bestünde die *trachea* aus gleichmässig solider Masse, so müsste sie bei jeder Vorbeugung des Kopfes in gefährlicher Weise auf die Lungen und den linken Vorhof des Herzens stossen und bei jedem plötzlichen Zurückwerfen des Schädels die Brustorgane gewaltsam zerrend nach oben dislociren. Meine Messungen ergaben, dass die Dehnbarkeit der *trachea* vom Kehlkopfe an bis zur Theilungsstelle der Bronchien bei Beugung und Streckung des Kopfes bis zu $2^1/_2$ Centimeter betragen kann; und dabei zeigte sich keine grobe Faltung oder Knickung an der Innenfläche der Luftröhre. Diese federnde Beschaffenheit bewirkt auch das starke Klaffen aller queren Trachealwunden bei gestrecktem Kopfe.

Von praktischer Wichtigkeit ist ferner, namentlich in Beziehung auf die Ausführung der Tracheotomie, die Veränderung der Lage der *trachea* in Beziehung auf die Oberfläche des Vorderhalses bei den verschiedenen Stellungen des Kopfes. Die *trachea* wird bei stark nach hinten übergebeugtem Kopfe der vorderen Halsoberfläche bedeutend näher gebracht und zugänglicher, sowie das Operationsfeld überhaupt vergrössert, als bei gewöhnlicher Haltung oder gar herabgesenktem Kinn. Der im Atlas von *Pirogoff* (*I. A.* 14, 1) gegebene Durchschnitt ist in dieser Beziehung besonders lehrreich. Es zeigt sich ferner, dass mit der Ausdehnung und Vordrängung der *trachea* auch der Aortenbogen und die *arteria anonyma* etwas höher rücken, und so für das Messer aber auch für die Ligatur zugänglicher werden.

An dem Herzen, dessen linker Vorhof durch von den Lungen aus eingedrungene Injektionsmasse ausgedehnt war, fand sich Alles normal. Man erkennt an der Speiseröhre anliegend den ovalförmigen Schnitt des ausgedehnten linken Vorhofes, davor die mehr dreieckige Oeffnung des rechten *atrium*. An letzterem ist noch ein kleines Stückchen vom rechten Ventrikel durch den Schnitt geöffnet. Man blickt von beiden Atrien aus durch das *ostium atrio-ventriculare* ein Stück weit in die dazu gehörigen Ventrikel hinein, und übersieht einen Theil der Klappen, die nach sorgfältiger Reinigung noch im erstarrten Zustande abgezeichnet wurden. Im *atrium sinistrum* zeigen sich ferner die Eintrittsstellen der linken Lungenvenen, im *atrium dextrum* die Mündung der *vena magna cordis*. Dieselbe liegt mit ihrer *valvula Thebesii* in dem unteren hinteren Winkel des Dreiecks, welches das rechte *atrium* auf dem Durchschnitte hier bildet. Hinter dem aufgeschlitzten Aortenbogen, in welchem man ebenfalls ein Stück des Klappenapparates erkennen kann, kommt der rechte Ast der *arteria pulmonalis* aus der Tiefe hervor. Ein kleines Stückchen des rechten Herzohres, welches in der linken Körperhälfte mit zurückblieb, also übereinstimmend mit dem Durchschnitt auf Tafel I lag, ward hinweggenommen, sodass vor der *aorta* innerhalb des Herzbeutels eine grössere Lücke geblieben ist.

Vergleicht man den Durchschnitt des Thoraxraumes mit der auf Tafel I gegebenen Zeichnung eines jugendlich kräftigen normalen Mannes, so zeigt sich zunächst, dass der obere Rand des *manubrium sterni* beim Manne um eine halbe Wirbelhöhe höher steht und ausserdem um einen halben Centimeter weiter von der Wirbelsäule entfernt ist als bei der Frau auf dieser Tafel, wo der obere Sternalrand der Höhe der Symphyse zwischen 2. und 3. Brustwirbel entsprach. Die bedeutend grössere Capacität des männlichen Thoraxraumes wird aber noch weiter dadurch ersichtlich, dass das Zwerchfell beim Manne die Höhe der Symphyse zwischen 9. und 10. Brustwirbel erreichte, während bei der Frau der höchste Punkt des Zwerchfells dem oberen Rande des 9. Wirbels entsprach, also noch um eine ganze Wirbelhöhe höher stand. Und zwar handelt es sich hier um nahezu gleichaltrige, sehr schön gebaute, normale, für ihr Geschlecht grossgewachsene Individuen, die also ganz besonders gut sich in dieser Beziehung vergleichen lassen.

Betrachtet man die einzelnen Theile des Herzens auf Tafel I und II nebeneinander, so ergiebt sich, dass das Herz bei beiden eine nahezu gleiche Lage zur Mittellinie des Körpers einnahm. Beiderseits fielen die Vorhöfe, das rechte Herzohr und ein kleines Stückchen vom rechten Ventrikel in die Schnittfläche.

Von den Lungen ist nichts zu sehen; dieselben erreichen bei jugendlichen Individuen, in Folge der noch vorhandenen Thymusreste, im Exspirationszustande nirgends mit ihren vorderen Rändern die Mittellinie, sodass Sagittalschnitte, die genau in der Mittellinie des Körpers geführt werden, nichts vom Lungengewebe freilegen. Erst bei älteren Leuten, in Folge des Schwundes der Thymusreste, und der geringeren Contraktionsfähigkeit, stossen sie auch nach dem Tode in der Mittellinie aneinander, und zwar so, dass die rechte Lunge regelmässig in die linke Körperhälfte hinübergreift.

Die Bauchhöhle zeigt bei der geringen Darmanfüllung keine starke Vorwölbung, aber auch nicht die Einziehung der Bauchdecken, wie man sie bei Durchschnitten an Cadavern sieht, die durch vorausgegangenes langes Siechthum abgemagert sind. Ebenso dokumentirt die Stärke des Fettpolsters unter der Haut sowohl, sowie die der Fettmassen im Abdomen, dass ein normaler guter Ernährungszustand vorlag. Auch in dieser Beziehung sind die Verhältnisse denen auf Tafel I fast gleich; während dagegen eine beträchtliche Differenz hinsichtlich der Tiefe der Bauchhöhle vorhanden ist. In Folge der stärkeren Anfüllung des Magens und der Därme bei dem Manne, die sich schon durch die grössere Ausdehnung der Darmdurchschnitte kenntlich macht, beträgt trotzdem, dass bei der Frau die Arterien injicirt waren und der schwangere *uterus* einen Theil der Dünndärme nach aufwärts drängte, der Abstand der Bauchwand von der Wirbelsäule in der Höhe des 12. Brustwirbels auf dieser Tafel 5 Centimeter weniger, während in der Gegend des Nabels die Tiefe des Bauches bei Beiden fast gleich ist (nämlich etwas über 8 Centimeter misst). Es ist übrigens dabei im Auge zu behalten, dass bei der männlichen Wirbelsäule der Uebergang zur Concavität des Rückentheiles tiefer unten beginnt und letztere selbst stärker ausgeprägt ist als bei der hier vorliegenden; dass ferner die Harnblase bei diesem Cadaver leer, bei jenem mässig angefüllt war.

In der Bauchhöhle hielt sich der Schnitt, welcher das Zwerchfell zwischen *foramen oesophageum* und *foramen quadrilaterum* traf, mehr auf der rechten Hälfte der Wirbelsäule, sodass die Bauchaorta nicht getheilt wurde wie bei Tafel I, sondern intakt an der Oberfläche liegen blieb. Um die Arterie für die Zeichnung deutlicher zu machen, ward nur eine dünne Zellgewebsschicht hinweggenommen. Daraus erklärt sich das plastische Ansehen derselben. Ihr unteres Ende trägt die abgeschnittene *arteria iliaca communis dextra*, während von der unteren Hohlvene, die in der rechten Körperhälfte liegen blieb, nichts zu sehen ist, als ein Zipfelchen an der *vena iliaca communis sinistra*. In gleicher Weise aber wie auf Tafel I ist der breite Stamm der *vena meseraica superior* bis zu der Stelle hin aufgeschnitten, wo sie nach Aufnahme der *vena lienalis* sich jenseits des *pancreas* rechts hin wendet, um nun als *vena portae* zur Leber zu ziehen. Vor dem unteren Ende dieser Vene liegt die *arteria mesenterica superior* eine Strecke weit frei.

Das *pancreas* zeigt, wenn auch nicht die gleiche Breite wie auf Tafel I, doch die gleiche Lage in der Höhe des 1. Lendenwirbels. Die *vena meseraica superior* trennt das *pancreas parvum* von dem Haupttheile der Drüse.

Das *duodenum*, welches vollständig leer und durch die injicirten Gefässe abgeplattet war, erscheint als schmaler Spalt vor dem 2. und 3. Lendenwirbel, am unteren Ende des kleinen *pancreas*. Auf Tafel I lag es, vielleicht in Folge der stärkeren Entwickelung des *pancreas parvum*, etwas tiefer.

Von der Leber ist noch ein Stückchen vom *lobulus Spigelii*, mit seiner Umhüllung durch den Netzbeutel, in der linken Körperhälfte liegen geblieben und deshalb auf dem Schnitte hier zu sehen. Man wird die complicirten Verhältnisse des Bauchfells an dieser Stelle leicht verstehen, wenn man Tafel XV zu Hilfe nimmt, die einen Querdurchschnitt in der Höhe des 11. Brustwirbels abbildet, also ungefähr dem Schnitte entspricht, der hier beide Tafeln trennt.

Der Magen war leer und eng zusammengezogen, während das *colon transversum* durch Gas mässig ausgedehnt wie eine Schlinge weit herunterhing und deshalb in grosser Länge eröffnet wurde. Ueber die Dünndärme ist nichts zu bemerken. Ein Theil des *ileum* ist durch den *uterus* aus dem Becken herausgehoben und es füllen daher die Darmlumina den Bauchraum höher hinauf als bei Tafel I.

Dagegen muss auf die Verhältnisse des Mastdarms etwas näher eingegangen werden. Derselbe war gleichmässig mit gefrorenen Fäcalmassen ausgefüllt und zeigte ein mässiges Caliber. Die Afteröffnung ist nach hinten gerichtet, wie bei der aufrechten Stellung; eine Richtung, die von der Beckenneigung abhängt. In sitzender Stellung dagegen, wo das Balancement des Rumpfes auf den Sitzknorren stattfindet, erhebt sich die Symphyse so bedeutend, dass die *conjugata* fast horizontal steht; und damit in Zusammenhang erhält der After eine Richtung direkt nach abwärts. Oberhalb der Endkrümmung liegt eine Querfalte, in der Höhe der Steissbeinwirbel, der Anfang der von *Kohlrausch* beschriebenen *valvula recti*. Weiter nach aufwärts geht allmählich das *rectum* nach links hinüber, um dann wieder unter scharfer Umbiegung die Mittellinie zu kreuzen, und somit wieder in die Schnittfläche zu kommen. Von diesem quergeschnittenen Darmlumen an, welches dem 3. und 4. Kreuzbeinwirbel gegenüberliegt, zieht sich das *rectum* dann wieder mehr der Mittellinie folgend in der Höhlung des Kreuzbeins nach aufwärts, um zuletzt in die *flexura iliaca* einzubiegen. Das *rectum* zeigt somit eine doppelte S-förmige Krümmung. Die eine liegt in der mittleren Sagittalebene des Körpers, die andere in frontaler Richtung. Beide dienen dazu, den Apparat der Sphinkteren bei dem Andrängen der Fäkalmassen zu unterstützen, so dass sie bis zum Zeitpunkt der regelmässigen Entleerung genügenden Widerstand leisten können, was bei einer gerade nach abwärts führenden Anlage des *rectum* nicht möglich sein würde. Man sieht also auch aus dieser Darstellung, dass der Name *rectum* für diesen Darmtheil sehr unglücklich gewählt ist, und nur den älteren falschen Darstellungen am aufgeblasenen Darme im weichen und herauspräparirten Zustande seinen Ursprung verdankt.

Vor dem *rectum*, zwischen diesem und der contrahirten Harnblase, liegt der vergrösserte *uterus*, der ganz besonders das Interesse dadurch in Anspruch nimmt, dass er sich im schwangeren Zustande befindet, entsprechend dem Ende des 2. Monats.

Woher es kam, dass er mit dem Körper gegen den Hals geknickt und hintenübergebogen liegt, vermag ich nicht zu sagen, da sein Gewebe sich durchweg normal zeigte und man doch nach der Angabe von *Holst* (*Beiträge zur Geburtskunde. 1. Heft. Tübingen* 1868 *p.* 162) für diese Periode der Schwangerschaft eher eine Anteflexion als eine Retroflexion hätte erwarten sollen. Ebenso kann ich mich nur schwer zu der Annahme entschliessen, dass der *uterus* ursprünglich während des Lebens eine andere Lage gehabt habe, und erst nach dem Tode bei der Rückenlage des Körpers in Folge seiner Schwere zurückgesunken sei. Man müsste dann gleichzeitig mit annehmen, dass der Raum zwischen *uterus* und *rectum* vorher durch Dünndärme occupirt worden sei, und kann doch nicht meinen, dass dieselben in der Rückenlage nach aufwärts gleiten, um dadurch Platz für das *corpus uteri* zu schaffen. Der Leichnam zeigte übrigens durchaus straffes Gewebe und kräftige Muskulatur, auch keine Zeichen einer schon früher überstandenen Schwangerschaft.

Die Verhältnisse der Därme bieten nichts Abnormes. Es finden sich weder zwischen *uterus* und *rectum*, noch zwischen ersterem und der Blase Darmschlingen.

Der tiefe Stand des *orificium uteri externum*, aus dem ein fester Schleimpfropf hervorragte, entspricht der frühen Zeit der Schwangerschaft. Beim weiteren Wachsthum hebt sich dann der *uterus* aus dem Becken heraus und zieht die *portio vaginalis* mit nach aufwärts, so dass der äussere Muttermund einen höheren Stand einnimmt.

Der *uterus* selbst hing mit seinem Körper etwas nach links hinüber, so dass der Schnitt schief zu seiner Längsachse hindurchging und nur ein kleines Segment von ihm zugleich mit der rechten Körperhälfte entfernte. Von dem *cervix*, dessen hintere Lippe wie verstrichen erscheint, brauchte nur eine dünne Scheibe noch nachträglich abgeschnitten zu werden, um den schon angeschnittenen Cervikalkanal in seiner ganzen Länge freizulegen.

Da die Blase des *amnion* vollständig unverletzt vorlag, und auf demselben sich das Nabelbläschen deutlich präsentirte, so trug ich mit dem Messer noch von der Wand des *uterus* successive so viel ab, dass die einzelnen Theile des Eies gut sichtbar wurden.

Man erkennt innerhalb der Muskulatur des *uterus* die deutlich davon abgesetzte *decidua vera*, bestehend aus Uterindrüsen, Bindegewebe und Gefässen. Die Drüsenschläuche mündeten auf der inneren Oberfläche mit punktförmigen Oeffnungen, die schon mit unbewaffnetem Auge gut erkennbar waren. Nach oben hin, von der vorderen Wand des *uterus* angefangen, wird die Schicht der *decidua* ausserordentlich dünn, setzt sich aber an der Innenwand des *uterus* continuirlich fort, bis sie wieder an der hinteren Seite desselben allmählich wächst und nach unten bis in die Gegend des *orificium internum* stärker wird. Ueberall zeigt sie dasselbe Gewebe. An der oberen dünnsten Stelle, der Mitte des *fundus uteri* entsprechend, bildet sie einen Umschlag (*decidua reflexa*) und zieht als eine schmale membranöse Umhüllungsschicht des Eies bis über den dreieckigen Bluterguss, der hier dunkelroth gefärbt ist, herab. An dieser Membran, die somit die äussere Eihaut darstellt, und aus dem *chorion laevis* und der *decidua reflexa* gebildet wurde, fanden sich nur Epithelreste, Bindegewebe und rudimentäre Zotten.

Von der Stelle des Blutergusses aus, der genau so wie er sich vorfand abgezeichnet wurde, verläuft wellenartig eine zarte weissliche Grenzlinie nach hinten und oben hin, die das *chorion frondosum* von der *decidua vera* abgrenzte. Der Chориontheil, der durch die Zeichnung deutlich sich absetzt, enthielt nur Zotten und Gefässe und bezeichnet die Stelle der späteren Placentarbildung. In dieser Richtung verläuft auch der in der Tiefe noch erkennbare Nabelstrang des *foetus*. Innerhalb des *chorion* lag eine viscide Flüssigkeit, in welcher die Amnionblase mit dem darauflingenden Dottergang und Nabelbläschen schwamm. Deutliche Membranen zwischen *chorion* und *amnion* waren in dieser eiweissartigen Flüssigkeit nicht nachzuweisen.

Der Embryo zeigte die gewöhnliche Krümmung des Stammes mit vorn übergebeugtem Kopfe. Seine Länge betrug vom Steisse bis zum Kopfe, ohne dass er aus seiner ursprünglichen Lage gebracht worden war, 22, die des ausgestreckten

Stammes etwa 28 Millimeter. Der Schädel war so durch seine Bedeckungen geschlossen, dass man die einzelnen Abtheilungen des Gehirns nicht mehr deutlich hindurchschimmern sehen konnte. Die Nase war klein, aber doch schon vorhanden. Die seitlichen Wandungen der Mundhöhle, Wangen und Lippen schon so deutlich gebildet, dass der Mund sich als umschlossenen Spalt zeigte. Oberarm und Unterarm befanden sich zu einander in gebeugter Lage, aber waren beide von einander geschieden. Ebenso waren die Hände bereits deutlich unterscheidbar. Dasselbe galt von den unteren Extremitäten.

Diese Bildungen entsprachen also einer Entwickelung in der 9. Woche, uud stimmen überein mit den von *Erdl* (*Die Entwicklung des Menschen und Hühnchens im Eie, Leipzig* 1845) gegebenen Abbildungen auf Tafel III Fig. 6, T. IV Fig. 18, T. IX Fig. 3 und 4.

Das Nabelbläschen ist von dem Zeichner fälschlich zu prall und gross gezeichnet worden. Es lag auf dem geschlossenen *amnion* als schlaffe Blase auf, und zeigte sich wie eine membranöse Scheibe, von der Grösse einer Linse. Es mass im Durchmesser etwa 5 Millimeter.

Die Vagina, in der *columna rugarum anterior* und *posterior* getroffen, zeigt sich als schmaler Spalt, und setzt sich oben in die hintere Lippe des äusseren Muttermundes fort. Man erkennt an den Faserdurchschnitten dieser Stelle, dass hier die Theile des *ligamentum uteri sacrum dextrum* vorliegen. Die Faserbündel desselben liessen sich von den Fasern der übrigen Muskulatur des *uterus* nicht scharf abgrenzen, sondern markirten sich nur als querdurchschnittene Bündel, deren Fortsetzung in der *plica Douglasii* den Mastdarm beiderseits umgreifend sich bis zum Kreuzbein erstreckte. Auch liess sich nicht genau angeben, an welcher Stelle die *vagina* aufhörte und der *uterus* anfing. Die glatten Muskelbündel beider Organe lagen so fest aneinander und waren so mit einander verstrickt, dass ein continuirlicher Zusammenhang gegeben war.

Ebenso ist schon aus der Zeichnung ersichtlich, dass das Bauchfell sich hinter dem *uterus* weiter nach abwärts erstreckt als vorn, und selbst noch ein Stück der hinteren Vaginalwand überzieht. An dasselbe schliesst sich nach abwärts ein dünner Fascienzug mit lockerem Zellgewebe an, der eine Verschiebung des *rectum* und der *vagina* bei wechselnder Ausdehnung dieser Organe ermöglicht. Eben dieselbe Einrichtung fand ich zwischen der Harnblase und dem *cervix uteri*, so dass auch hier die Möglichkeit einer grossen Ausdehnung der

Harnblase gegeben ist. Allerdings wird dabei auch eine Ausdehnung der vorderen Vaginalwand und Erhebung des *uterus* stattfinden. Das Aufsteigen des Blasengrundes wäre nicht möglich, wenn derselbe nach *Courty's* Angabe mit dem *cervix* fest verwachsen wäre (*Courty, maladies de l'utérus, Paris* 1866, *pag.* 11).

Die *clitoris* ist in ihrem hängenden Theile auf der Schnittfläche gut zu erkennen. Der rechte Schenkel derselben ist abgeschnitten. Hinter ihr und vor der *urethra* liegen die Gefässlumina des *bulbus vestibuli;* die Harnröhre selbst klaffte nach dem Aufthauen des Präparates und ist in diesem weitgeöffneten Zustande abgezeichnet worden. Hinter der Harnröhre, sowie vor derselben fand sich bei der Durchmusterung der Gewebe unter dem Mikroskope eine Schicht quergestreifter Muskelfasern, die einen animalen Sphinkter der Harnröhre bildeten.

Ich war nicht im Stande, einen schönen jungfräulichen Körper für meine Durchschnitte zu erhalten; ebensowenig gelang es mir, Leichen zu bekommen, die mit ausgeprägten Stellungsanomalien des *uterus* behaftet waren. Da es aber von hohem praktischen Interesse ist, Durchschnittszeichnungen derselben mit der vorliegenden Tafel zu vergleichen, so gebe ich eine Reihe von Copien in verkleinertem Maassstabe nach *Le Gendre* und *Pirogoff*, und hoffe dadurch diese Lücke wenigstens so weit es möglich ist auszufüllen.

Die Blase bei Fig. 1 enthielt nach *Le Gendre's* Angaben 731 Cubikcentimeter Urin. Das Bauchfell war beim Uebergang auf die Blase 50 mm. von der Symphyse entfernt; die Entfernung desselben hinter dem *uterus* vom *perinaeum* betrug 52 mm. Die *conjugata* mass 105 mm., die Scheidenlänge 60 mm.

Obgleich nach meinem Dafürhalten hier ein entschieden atrophischer *uterus* abgebildet ist, so musste doch diese Abbildung genommen werden, da ich vergeblich nach einer besseren suchte. Die ausgedehnte Blase hat das Bauchfell weit von der Symphysis abgehoben, und den *uterus* nach aufwärts und rückwärts geschoben. Die Form der Harnblase ist nicht diejenige, welche gewöhnlich bei jugendlichen Individuen gefunden wird. Die spindelförmige Gestalt, welche bei Kindern die Blase so sehr charakterisirt, bleibt noch längere Zeit bestehen, während erst bei alten Leuten mehr kuglige Formen auftreten. Es ist nicht unmöglich, dass *Legendre* an Leichen seine Präparate genommen hat, bei denen bereits die Eingeweide herausgenommen worden waren, und es spricht dafür auch der Umstand, dass in der Abbildung ausser dem *rectum* keine Darmlumina zu sehen sind, sowie der, dass die Bauchdecken kürzer abgeschnitten erscheinen, als die Wirbelsäule. Sollte dies der Fall sein, so wäre auch die Form der Blase erklärt; denn eine freiliegende Blase dehnt sich bei ihrer Füllung in ganz anderer Weise aus, als eine Blase, die in der geschlossenen Bauchhöhle liegt, wie man leicht durch den Versuch zeigen kann. Dagegen stimmt mit dem jugendlichen Alter des Cadavers, welches *Legendre* abbildet, sehr gut die Höhe des Bauchfellüberganges oberhalb der Symphyse. Nur bei jugendlichen Individuen

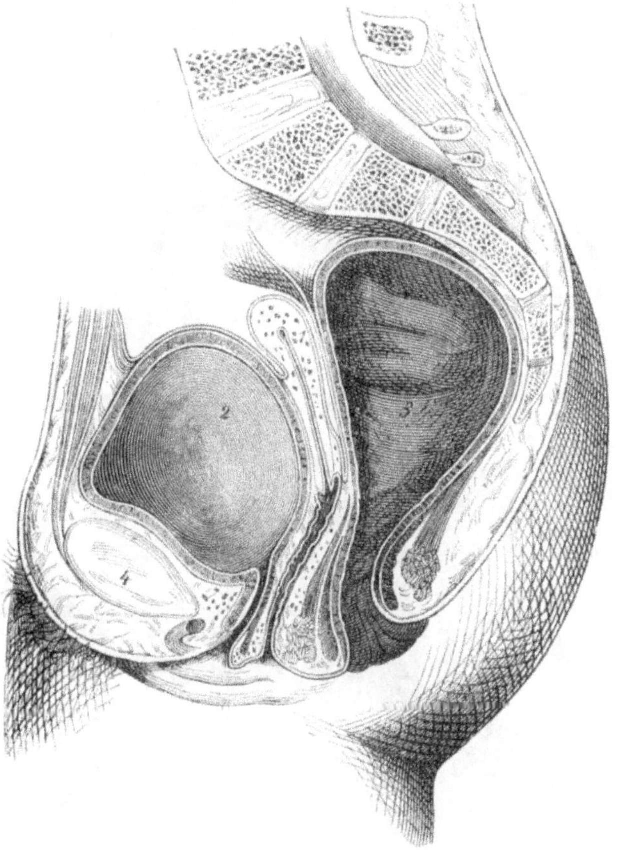

Fig. 1. *Cadaver virginis*, 18 *annorum.*
Le Gendre, *Anatomie homalographique*, *Paris* 1868. *Pl.* 17. $^1/_2$.
1. *uterus*. 2. *vesica*. 3. *rectum*. 4. *symphysis*.

kann man darauf rechnen, dass man bei Anfüllung der Blase über der Symphyse so viel Platz gewinnt, um ohne Bauchfellverletzung einen zur Herausnahme des Steines hinreichend grossen Verticalschnitt in die Blase machen zu können, bei älteren reicht der Platz nur für einen queren Schnitt in die Harnblase. Zwischen dem *uterus* und dem *rectum* sind keine Dünndarmschlingen sichtbar.

Leider ist von *Pirogoff* nichts weiter zu Abbildung Fig. 2 bemerkt worden, als dass Urinblase und *urethra* stark ausgedehnt worden seien, um die anatomischen Verhältnisse für den hohen Steinschnitt und Vestibularschnitt zu demonstriren. Die mächtig ausgedehnte Blase hat das *peritonaeum* 35 mm. weit von der Sym-

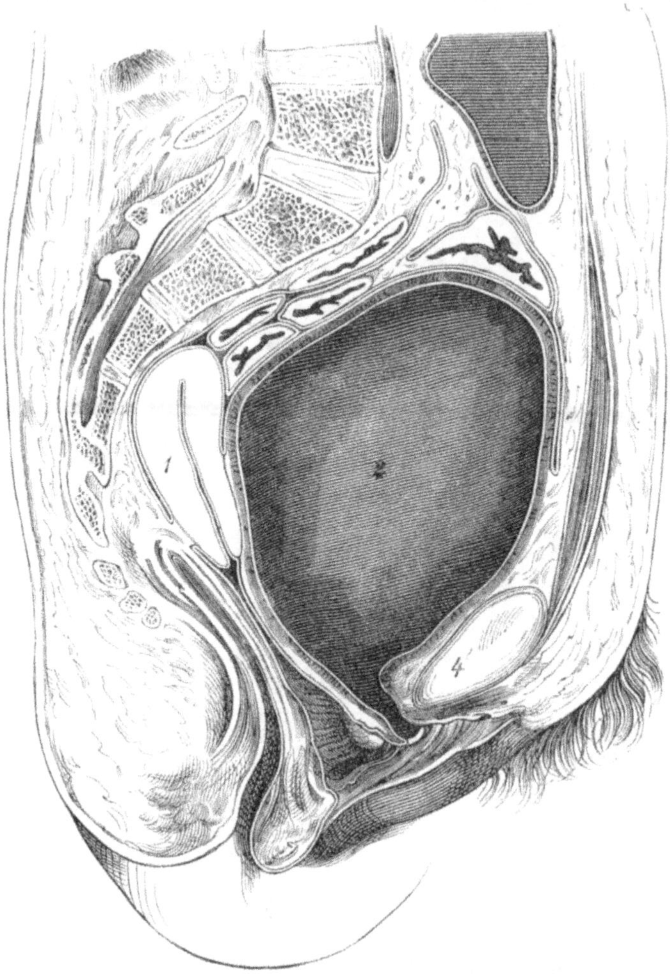

Fig. 2. *Cadaver mulieris. Vesica urinaria et urethra liquore congelato extensae. Pirogoff, III. A. 32, Fig. 20.* $^1/_2$.

1. *uterus.* 2. *vesica.* 3. *rectum.* 4. *symphysis.*

physe abgehoben, und unter Ausdehnung der vorderen Wand der *vagina* den *uterus* nach aufwärts und rückwärts gedrängt. Die *conjugata* misst 102 mm. Das *rectum* ist leer und contrahirt. Wie beträchtlich der *uterus* mit der Anfüllung und Entleerung der Blase seine Lage ändert, ist an der 2. und 3. Figur gut zu sehen.

Der Schnitt bei Fig. 3 ist zwar nicht genau durch die Mitte des Skelets gegangen, hat auch nicht die Aftermündung und *urethra* getroffen, dafür aber den *uterus* halbirt.

Man hat hier das Gegenstück zu Fig. 2, nämlich eine leere Blase bei stark ausgedehntem Mastdarm. In Folge davon nimmt auch der *uterus* mit der

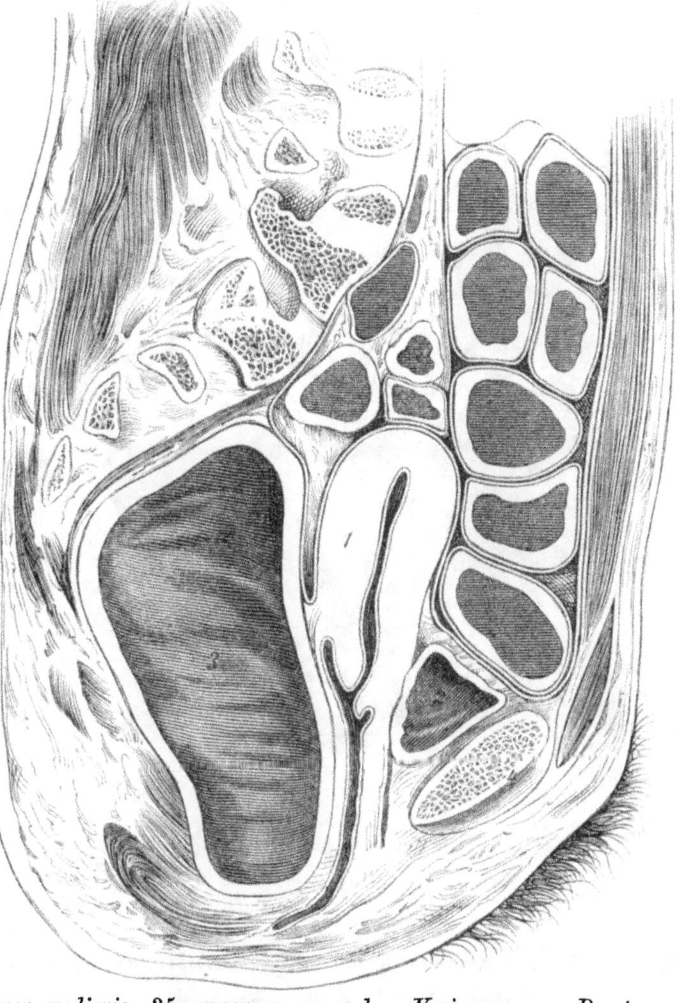

Fig. 3. *Cadaver mulieris*, 35 *annorum, normale. Vesica vacua. Rectum extensum. Pirogoff, III. A.* 21, *Fig.* 3. $^1/_2$.

1. *uterus*. 2. *vesica*. 3. *rectum*. 4. *symphysis*.

vagina eine andere Stellung ein. Während er in Fig. 2 mit seiner Richtung der Achse der *vagina* folgte, bildet er hier mit derselben einen stumpfen Winkel, ohne jedoch antevertirt zu sein. Zwischen *uterus* und *rectum* lagen keine Dünndarmschlingen. Die *conjugata* betrug 110 mm.

Der *uterus* (Fig. 4) mit den dazu gehörigen Theilen war normal, und lag zwischen mässig ausgedehntem *rectum* und Blase. Auch hier fanden sich keine Dünndarmschlingen hinter dem *uterus*. Man sieht daher, dass bei den verschiedensten Füllungsgraden von Blase und Mastdarm der *uterus* stets von beiden

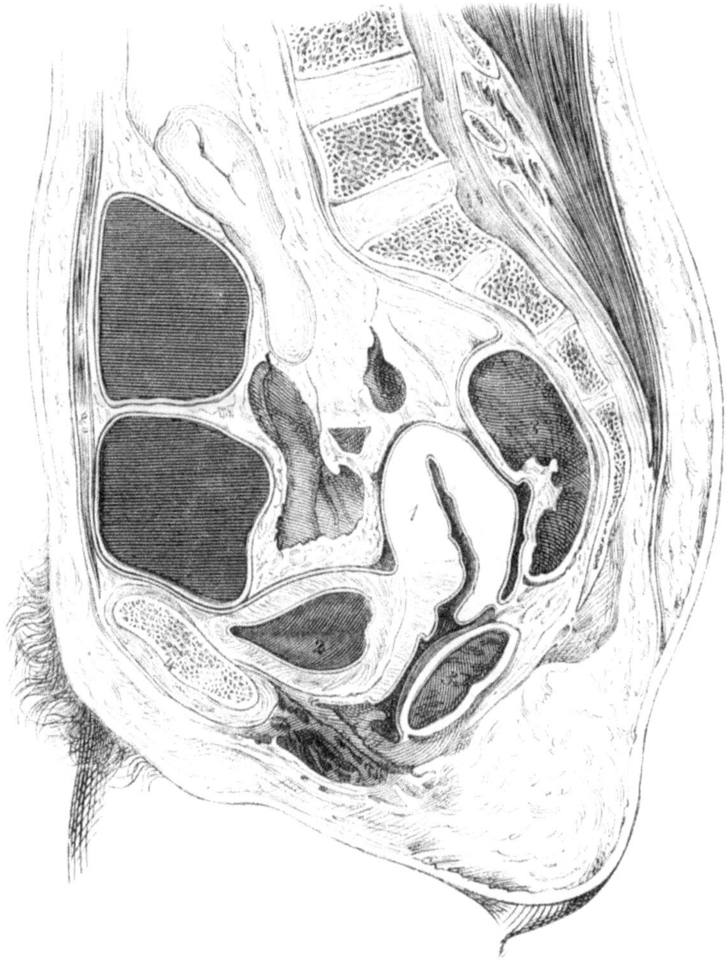

Fig. 4. *Cadaver mulieris mediae aetatis, multiparae, normale.* *Pirogoff, III. A.* 22, *Fig.* 1. $^1/_2$.

1. *uterus.* 2. *vesica.* 3. *rectum.* 4. *symphysis.*

Organen in die Mitte genommen wird, und seine Lage auch ziemlich beträchtlich ändert, je nach dem Volum derselben.

Der *uterus* selbst liegt auf dieser Abbildung bedeutend tiefer als bei den vorhergehenden. Die *conjugata* betrug 105 mm.

In Fig. 5 ist in halber Grösse eine Abbildung von *Legendre* wiedergegeben, welche den Sagittalschnitt eines gefrorenen weiblichen Körpers mit anteflectirtem *uterus* darstellt. Auch aus dieser Abbildung lässt sich schliessen, dass das Praeparat nach vorausgegangener Entfernung der Dünndärme gewonnen wurde.

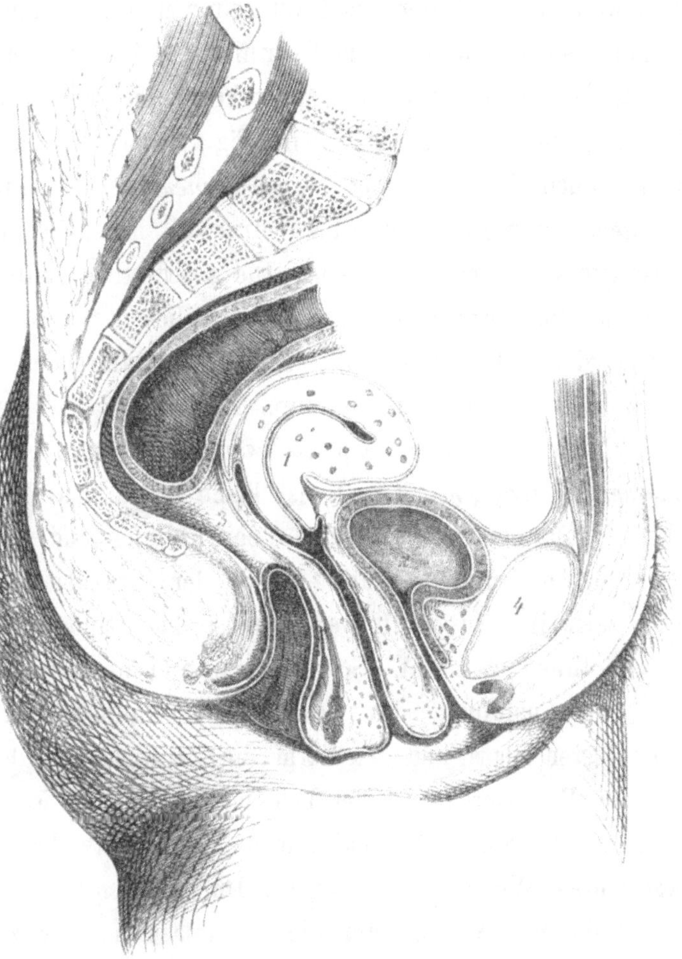

Fig. 5. *Cadaver mulieris, 30 annorum, multiparae. Anteflexio uteri. Le Gendre, XVIII.* $^1/_2$.

1. *uterus.* 2. *vesica.* 3. *rectum.* 4. *symphysis.*

Der *uterus* zeigt eine ausgesprochene Anteflexion. Der Winkel, unter dem Körper und Hals zusammenstossen, trifft gerade auf das *rectum.* Es scheinen jedoch die Wandungen des *uterus* überall von gleichmässiger Stärke und *rectum* sowohl wie Blase verhältnissmässig wenig beeinträchtigt zu sein. Bei höheren Graden hat man eine Compression der Blase in der Mittellinie schon in der Weise beobachtet, dass dieselbe zwei getrennte Ausbuchtungen bildete, deren eine noch den Urin zurückhielt, nachdem die andere durch den Katheter entleert war, und erst abliess, als der Katheter nach der anderen Seite hin geführt wurde. Die vordere Muttermundslippe setzt sich ohne deutlichen Vorsprung in die vordere Vaginalwand fort, während die hintere stark vorspringt und eine Länge von 25 mm. hatte. Die Höhlung der *vagina* hält die Richtung des Cervicalkanales ein. Die *vagina* selbst hatte eine Länge von 75 mm., während die in Fig. 4 nur 40 mm. und selbst die lang ausgedehnte *vagina* in Fig. 2 nur 70 mm. mass. In gleicher Weise war auch die Entfernung des *peritonaeum* an der hinteren Vaginalwand vom *perinaeum* vergrössert; dieselbe betrug 86 mm.; in Fig. 1, 52 mm. Die *conjugata* ist gross, sie mass 107 mm. Die anteflectirte Stellung des *uterus* ist von *Schultze* als die normale für den jungfräulichen *uterus* bei entleerter Blase bezeichnet worden. Der *uterus* soll sich, der contrahirenden Blase folgend, mit seinem Körper auf dieselbe legen, und durch Zug am *Courty*'schen *ligamentum uterovesicale* den Grund der Blase nach rückwärts verlängern, (cfr. *Volkmann, Sammlung klinischer Vorträge, no.* 50). Es ist keine Frage, dass bei der Gestaltsveränderung des Mastdarms und der Blase, bei Füllung und Entleerung, ein Raum im Becken neben dem *uterus* übrig bleibt, der entweder von nachrückenden Dünndärmen zeitweilig ausgefüllt werden muss oder eine grosse Lageveränderung des *uterus* nothwendig macht. Schliesst man nun mit *Claudius* und *Hennig* die Möglichkeit einer Ausfüllung des *Douglas*'schen Raumes durch Dünndärme aus, so wird bei leerer Blase uud Mastdarm die Schwierigkeit der Darstellung der Topographie der Beckenorgane namentlich des *uterus*, wie jeder Anatom aus Erfahrung weiss, enorm gross. Man hat nur die Wahl, entweder mit *Henke* den *uterus* unter bestimmtem Winkel zur *vagina*, von Dünndärmen umspült, aufgerichtet zu zeichnen, oder ihn mit *Schultze* auf die Harnblase herüber zu biegen. So dringend nun auch die Aufgabe ist, diese Verhältnisse festzustellen, so glaube ich doch nicht, dass sie schon jetzt lösbar ist, namentlich möchte ich mich nicht dem *Schultze*'schen Darstellungen vollständig anschliessen. Die Ausdehnung des Blasengrundes erscheint mir in *Schultze's* Zeichnung nicht richtig, ebensowenig die Annahme einer Zerrung desselben durch ein Ligament, wie es *Courty* beschrieben. Das lockere Zellgewebe, mit sehr zahlreichen dünnwandigen Venen untermischt, welches zwischen *uterus* und Blasengrund liegt, kann nicht für ein Ligament im gebräuchlichen Sinne des Wortes angesehen werden und wurde deshalb auch auf meinen Abbildungen nicht als Bandmasse bezeichnet. Es wird nöthig sein, noch eine Reihe schöner jungfräulicher Körper zu gewinnen, um an gut gehärteten Präparaten die Verhältnisse der Lagerung studieren zu können.

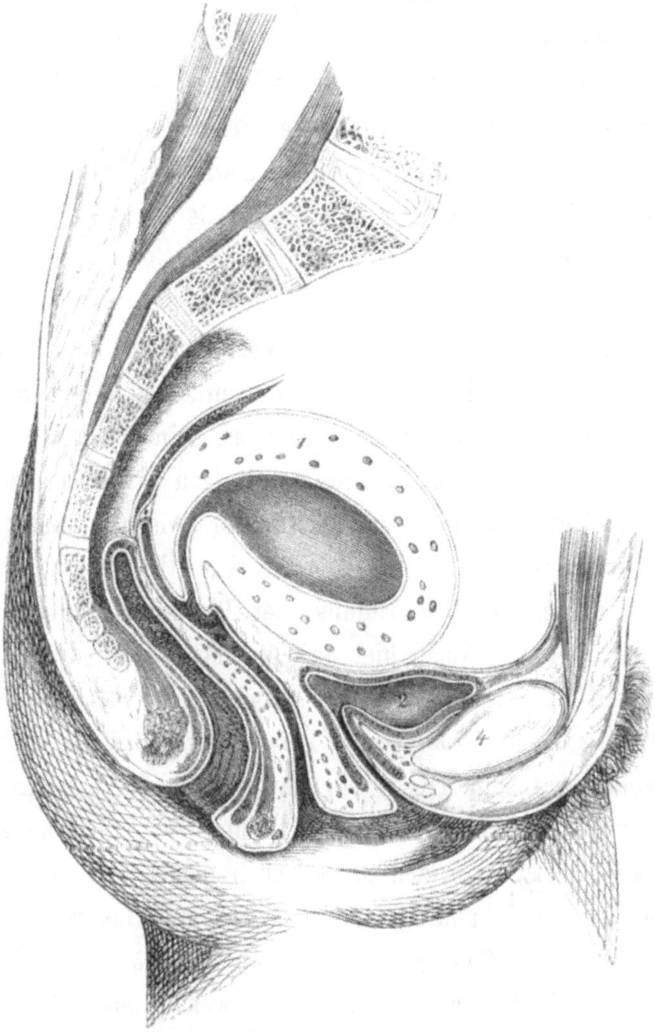

Fig. 6. *Cadaver mulieris*, 35 *annorum*, *puerperae. Anteflexio uteri. Le Gendre, XIX.* $^1/_2$.

1. *uterus*. 2. *vesica*. 3. *rectum*. 4. *symphysis*.

Die Frau (Fig. 6) war unmittelbar nach der Geburt gestorben, die Anteflexion war also eine ganz frisch entstandene, hervorgebracht durch die Last des schweren *corpus uteri*, dessen Höhlung noch eine Capacität von 127 Cubikcentimeter hatte. Die Knickung ist eine so bedeutende, dass *corpus* und *collum uteri* nahezu unter einem rechten Winkel aufeinander stossen, und an der vorderen Wand eine deutliche Knickungsfalte gebildet ist. Die hintere Wand des *uterus* ruht auf dem *rectum* und drückt auf dessen Lichtung. Die *vagina* ist lang ausgezogen und misst 90 mm. Die Entfernung des *peritonaeum* an der hinteren Wand des *uterus* vom *perinaeum* beträgt 95 mm. Diese Zahlen übertreffen somit noch bedeutend die gleichen Masse bei der vorhergehenden Figur.

Bemerkenswerth ist auch die Lage des *fundus uteri* auf der Blase, welche dadurch stark zusammengedrückt erscheint, sowie die Stellung des *peritonaeum* zwischen *uterus* und Blase zur vorderen Wand der *vagina.* Während bei normalem Stande des *uterus* das Ende derselben dem *peritonaeum* am nächsten liegt, ist es hier die Mitte.

Man erkennt ferner, dass eine feste Verwachsung des Blasenhintergrundes mit dem *collum uteri,* die wie schon oben erwähnt, von *Courty* angenommen wird, bei diesem Präparate ebenfalls nicht vorhanden sein konnte; denn sonst hätte Blase und Harnröhre fest am *uterus* anliegend nach aufwärts gezerrt sein müssen. Jedoch ist das lockere Zellgewebe und die Fascie zwischen beiden nicht so dehnbar, dass Lageveränderungen des *uterus* ohne allen Einfluss auf die Blase bleiben, sowie oben auch der umgekehrte Einfluss der Blasenausdehnung auf den *uterus* schon besprochen wurde. Auch hier erkennt man, dass der Blasenhintergrund ein Stück weit mit nach aufwärts gezerrt worden ist, was eine Behinderung der Sphinkteraktion, also eine *incontinentia urinae* zur Folge haben musste.

Die *conjugata* war sehr gross, sie hatte 125 mm., übertraf also noch die an sich schon grosse *conjugata* auf Tafel II um einige Millimeter.

Die anteflectirte Lage für den *uterus* nach der Geburt ist von *Legendre* sehr gut wiedergegeben worden, und findet sich auch im Atlas von *Pirogoff* sowie in dem schönen Werke von *Rüdinger* (*topogr.-chirurgische Anatomie, I. II. Abtheilung, Tafel* VII). Die hier abgebildete Frau, welche nach Ausführung des *Accouchement forcé* starb, wurde bald nach ihrem Tode *Rüdinger* übergeben, welcher durch Frost die Theile härtete, um einen guten Sagittalsehnitt zu gewinnen. Der dickwandige *uterus* drängt die Dünndärme nach aufwärts und steht mit seinem *fundus* weit über der Schaamfuge. Auch hier ist der Blasengrund nicht dem Zuge des anteflectirten *uterus* gefolgt, so dass auch diese Abbildung gegen die *Courty*'sche Annahme spricht.

Fig. 7 zeigt eine *retroflexio uteri.* Der stark hyperämische *uterus* enthielt in seiner Höhle, die nur an einer kleinen Stelle, bei 1, eröffnet ist, coagulirte Blutmassen, und zeigte ausser der retroflectirten Stellung noch eine seitliche Deviation. Der Körper lag mehr in der linken Beckenhälfte, während der in ganzer Länge halbirte Hals die ursprüngliche Stellung behalten hatte. Auch bei dieser Lage des *uterus* findet ein Druck auf den Mastdarm statt, der sich bei noch weiter gehender Knickung bis zur vollständigen Compression desselben steigern

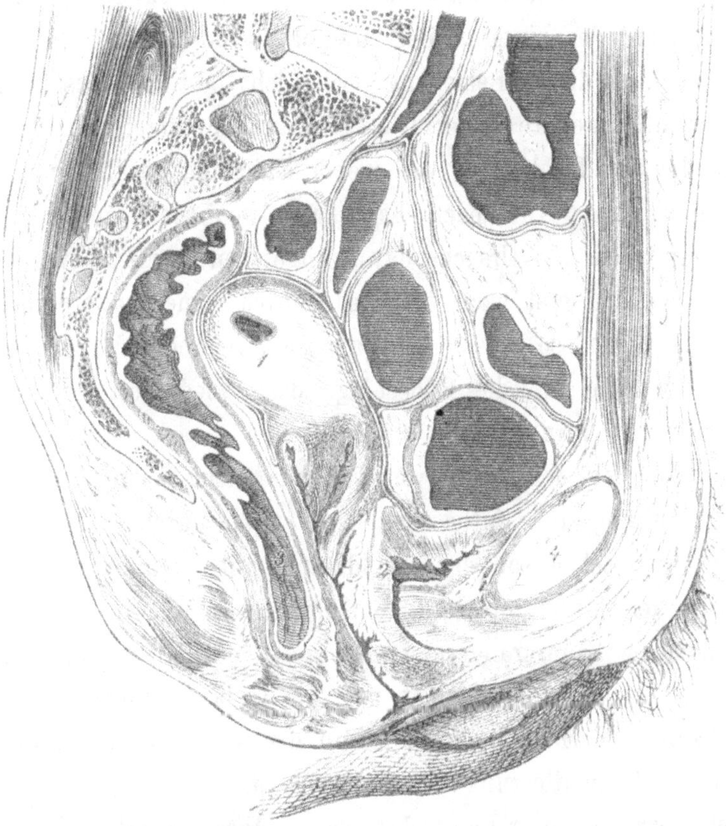

Fig. 7. *Cadaver mulieris. Retroflexio uteri.*
Pirogoff, III. A. 31, 14. 1/2.
1. *uterus.* 2. *vesica.* 3. *rectum.* 4. *symphysis.*

kann. Man wird daher bei hochgradigen Retroflexionen jedesmal eine intensive Stuhlverstopfung zu erwarten haben, mehr noch als bei den Anteflexionen, die, wie die vorhergehende Figur zeigt, ähnliche Erscheinungen hervorzubringen vermögen.

Die *conjugata* hielt 110 mm.

Vergleicht man zum Schlusse die gegebenen Abbildungen miteinander, so findet man zunächst eine Uebereinstimmung mit den Angaben von *Claudius* (*Bericht über die Naturforscherversammlung zu Giessen*, 1865. *Zeitschrift für rationelle Medizin, III. Reihe*, 23. *Band, p.* 249), wonach der normale *uterus* nicht so beweglich in seiner Lage, und nicht so allseitig von Darmschlingen umspült sein soll, wie man gewöhnlich angibt. Er liegt vielmehr so zwischen Blase und Mastdarm, dass der *Douglas*'sche Raum frei von Därmen bleibt. Dem entsprechend zeigt sich auch der schwangere *uterus* auf Tafel II, A. B. in genauer Berührung mit der hinteren Beckenwand. Jedoch möchte ich, wie schon oben erwähnt, mich in dieser Beziehung noch nicht bestimmt aussprechen.

Es wäre wichtig, weitere Untersuchungen an Schwangeren anzustellen, um zu eruiren, ob die auf Tafel II B vorliegende Knickung wirklich nur eine cadaveröse Erscheinung ist. Auf jeden Fall kann wenigstens nicht die Rückenlage des Cadavers allein als Ursache davon angesehen werden. Wäre der *uterus* antevertirt gewesen, und erst nach dem Tode durch seine Schwere in die Retroflexionsstellung gesunken, so müsste man auch während des Lebens solche Lageveränderungen erwarten, wo die Rückenlage doch wiederholt und längere Zeit hindurch eingenommen wird.

Dagegen kann ich dem Satze von *Claudius* nicht beistimmen, wonach die Blase bei ihrer Füllung und Entleerung dem *uterus* durchaus keine Bewegung mittheilen soll. Abgesehen von den Abbildungen mit gefüllter und leerer Blase, welche durch die verschieden grosse Länge der *vagina* schon eine damit in Zusammenhang stehende Lageveränderung des *uterus* erschliessen lassen, habe ich schon oben erwähnt, dass man nicht nur am Cadaver einen solchen Einfluss demonstriren kann, sondern dass sich auch an der Lebenden die Lageveränderung des *uterus* bei der Urinentleerung constatiren lässt.

Eine becherförmige Einsenkung der oberen Wand zeigt sich übrigens bei entleerten Blasen nur dann, wenn die Leichen nicht mehr frisch sind, und der Urin erst nach dem Tode abgenommen wurde. Die kuglige fest contrahirte leere Blase mit ihren dicken Wandungen auf der zweiten Tafel zeigt das normale Verhältniss einer durch eigene Contraktion entleerten Urinblase.

Tab. II A.

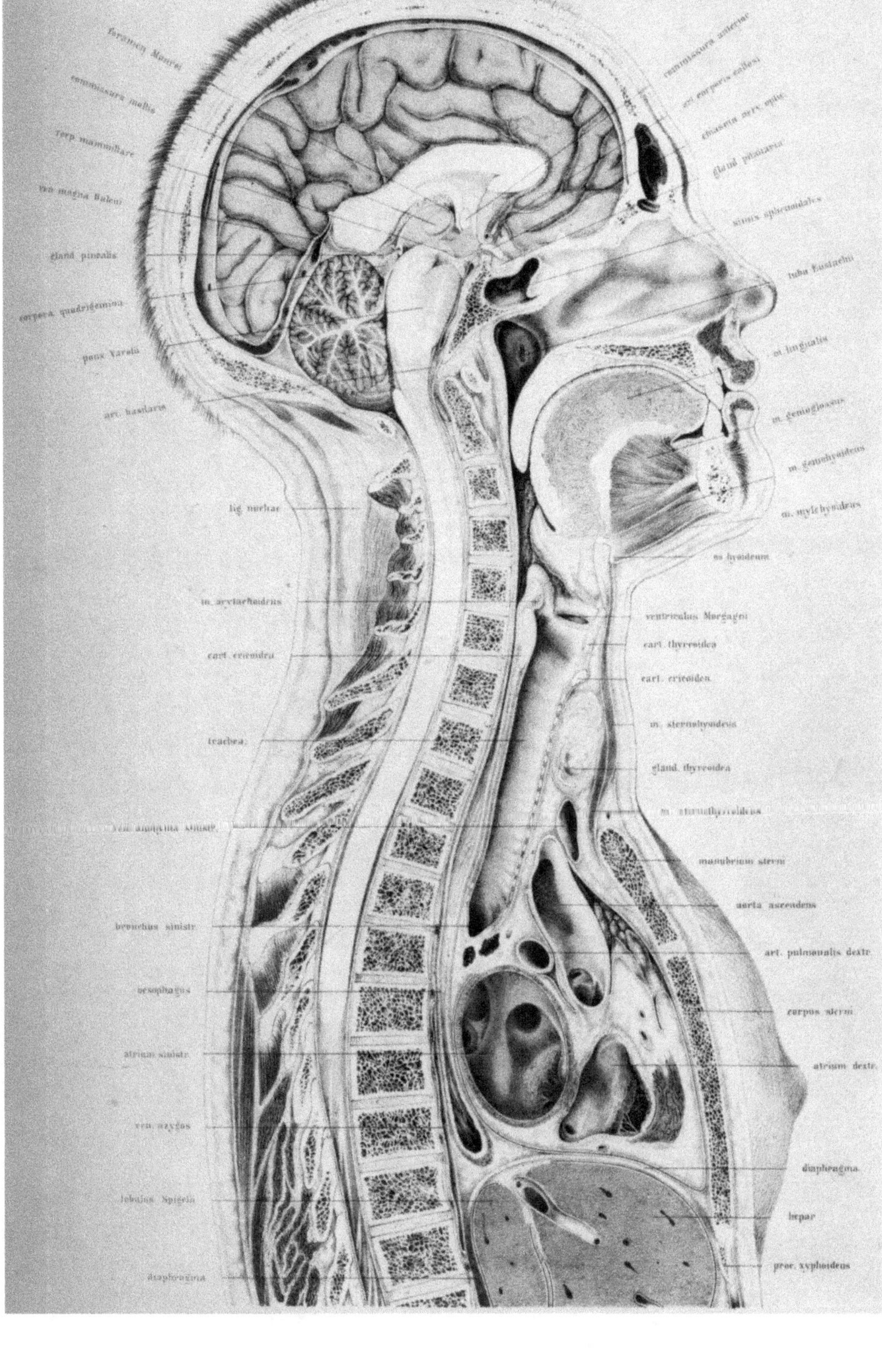
foramen Monroi
commissura mollis
corp. mammillare
ven magna Galeni
gland. pinealis
corpora quadrigemina
pons Varolii
art. basilaris
lig. nuchae
m. arytaenoideus
cart. cricoidea
trachea.
bronchus sinistr.
oesophagus
atrium sinistr.
ven. azygos
lobulus Spigelii
diaphragma
commissura anterior
gland. pituitaria
sinus sphenoidales
tuba Eustachii
os linguale
m. genioglossus
m. geniohyoideus
m. mylohyoideus
os hyoideum
ventriculus Morgagni
cart. thyreoidea
cart. cricoidea
m. sternohyoideus
gland. thyreoidea
m. sternothyreoideus
manubrium sterni
aorta ascendens
art. pulmonalis dextr.
corpus sterni
atrium dextr.
diaphragma
hepar
proc. xyphoideus

Tab. II B.

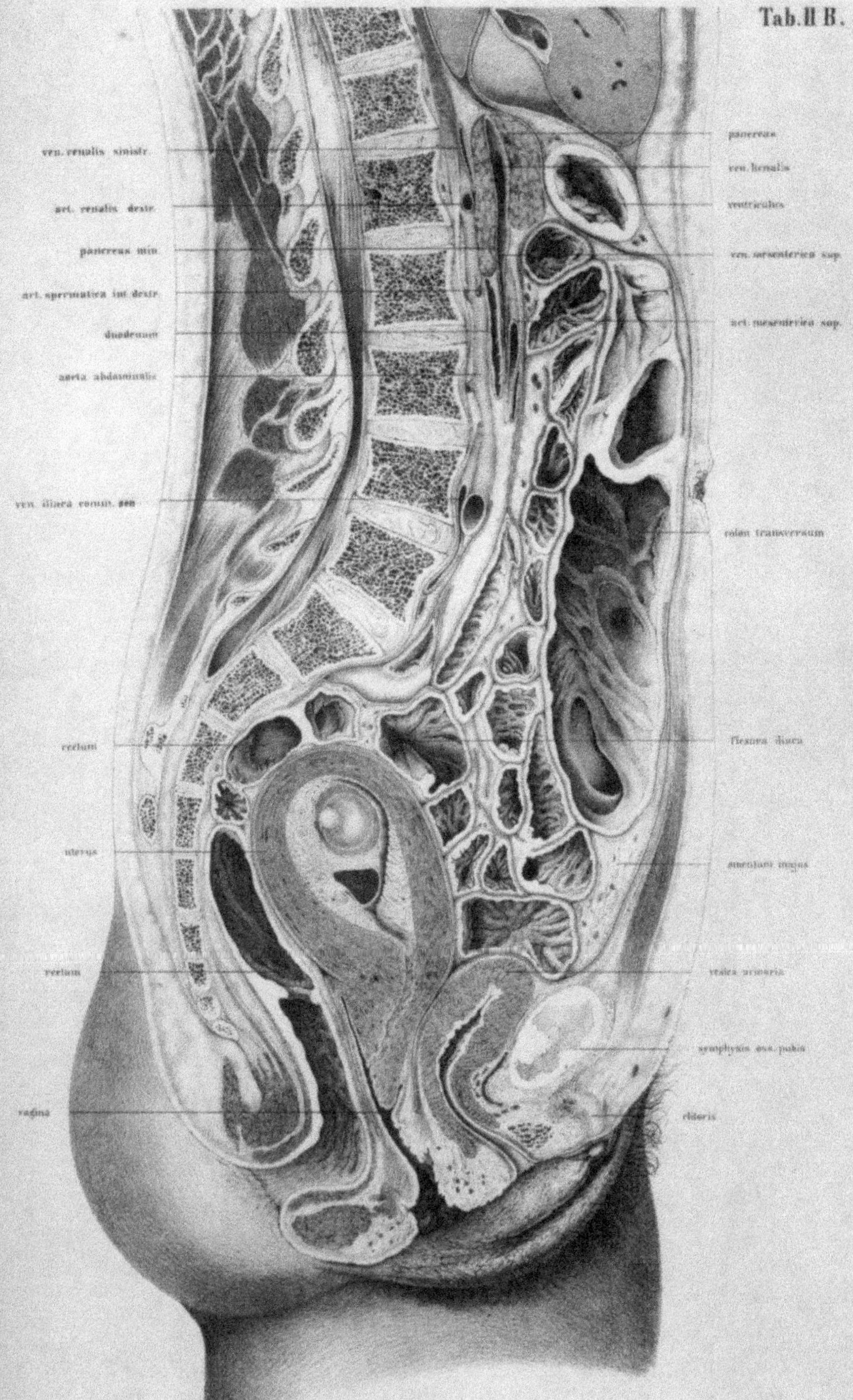
ven. renalis sinistr.
art. renalis dextr.
pancreas min.
art. spermatica int. dextr.
duodenum
aorta abdominalis
ven. iliaca comm. sen
rectum
uterus
rectum
vagina
pancreas
ven. lienalis
ventriculus
ven. mesenterica sup.
art. mesenterica sup.
colon transversum
flexura iliaca
omentum majus
vesica urinaria
symphysis oss. pubis
clitoris

TAFEL III.

Pirogoff hat in seinem schon wiederholt citirten Werke nach den drei Richtungen des Raumes Schnitte durch den menschlichen Körper geführt, und danach versucht, die Gestaltung desselben festzustellen. Man kann gleich von vornherein erwarten, dass ein solches Verfahren bei geometrischen Körpern wohl genügt, den organisirten gegenüber aber nicht ausreichend ist, auch wenn man durch möglichst zahlreiche Schnitte den Körper in sehr dünne Scheiben zerlegen würde. Bei Organismen leisten gerade Schrägschnitte an einzelnen Stellen viel mehr als reine Sagittal-, Frontal- und Transversalschnitte.

Dieser Fall tritt ganz besonders beim Auge ein. Will man hier nicht blos die Verhältnisse des *bulbus* geben, sondern die Nachbarschaft mit berücksichtigen, so muss man darauf ausgehen, den Zusammenhang des Auges mit dem Sehnerven möglichst weit nach dem Gehirn hinauf zur Darstellung zu bringen. Es ist nur von untergeordnetem Interesse, zu bestimmen, in welcher Horizontalebene hinter der Augenhöhle die einzelnen Theile des Schläfenlappens liegen.

Um nun dem Verlaufe des Sehnerven zu folgen, muss man, wie schon die Verhältnisse am Skelett zeigen, von der Mitte des Augapfels schräg nach aufwärts schneiden. Diesen Weg hat denn auch bereits früher schon Sömmering eingeschlagen, und in seiner Monographie (*De oculorum hominis etc. sectione horizontali commentatio. Göttingae*, 1818) eine viel brauchbarere Abbildung gegeben, als solche im Pirogoff'schen Atlas (*fasc.* I. Tab. 3. 4. 5.) vorliegen. Wie aus dem Werke Sömmering's hervorgeht, nimmt letzterer die Bezeichnung horizontal nur im Allgemeinen als Gegensatz zu Längsschnitten, ohne damit sagen zu wollen, dass er sich wirklich mathematisch genau in einer Horizontalebene gehalten habe.

Ich habe es für erspriesslich gehalten, in ähnlicher Weise wie Sömmering zu verfahren, und meinen Schnitt ziemlich stark nach hinten zu ansteigen lassen. Ich überzeugte mich aber durch eine grosse Reihe von Schnitten, dass man durchaus nicht im Stande ist, von vorn herein genau anzugeben, in welcher Lage der *nervus* und *tractus opticus* durch die Säge zu treffen ist. Die individuellen Verschiedenheiten der Schädelbasis sind zu gross, um solche Bestimmungen zu gestatten. Nur soviel liess sich feststellen, dass vom *chiasma* ab der *tractus opticus* noch bedeutend steiler zu den Vierhügeln hin aufsteigt, als dies der Sehnerv nach dem *foramen opticum* schon thut.

Ich war daher nicht im Stande, den *tractus opticus* in seiner Gesammtlänge mit dem *nervus opticus* zugleich freizulegen, sondern habe mir dadurch helfen müssen, dass ich nachträglich noch eine flache Scheibe von den vorderen Hirnlappen hinwegnahm, um das *chiasma* vollständig freizulegen. Ebenso musste eine dünne Fettschicht aus der Augenhöhle noch entfernt werden, um den Sehnerven in seiner ganzen Breite sichtbar zu machen, da der Schnitt an seiner oberen Grenze verlaufen war.

Es muss ferner erwähnt werden, dass, wenn auch die äussere Form des *bulbus* festgehalten wurde, doch das Verhältniss der Linse zur Iris nach weiteren Schnitten eingetragen ward. Die feinen Spähne, die jede auch noch so dünne Säge erzeugt, lassen sich nur schwer entfernen, ohne an einzelnen Organen des Auges Lageveränderungen hervorzurufen. Ich liess daher frische Augen mit der *orbita* frieren, sägte die Knochenlinien vor und vollendete dann den Schnitt durch den *bulbus* mit einem Rasirmesser. In allen Fällen war vorher das Auge mit der von Thiersch angegebenen Leim- und Carminmasse vollständig injicirt worden, um dadurch dem *bulbus* seine Spannung wieder zu geben. Und zwar ward die Injektion von der *ophthalmica* aus vorgenommen, während bei dem Schädel, der im Ganzen zerschnitten ward und Tafel III zu Grunde liegt, von der *carotis* aus die Arterien und von der *jugularis* aus die Venen mit verschieden gefärbter Masse vollständig injicirt worden waren.

Der Kopf gehörte zum Leichnam eines 16jährigen Mädchens, welches sich erhenkt hatte. Es fanden sich nirgends pathologische Veränderungen; auch kam der Leichnam noch im frischesten Zustande auf die Anatomie.

Man erkennt schon aus den Verhältnissen des Gehirns die schräg nach hinten aufsteigende Richtung des Schnittes. Während vorn durch die Entfernung der dünnen Scheiben vom vorderen Lappen, ein Stückchen vom Boden der vorderen Schädelgrube bis zur Gegend der *crista galli* zu sehen ist, und dahinter das *chiasma nervorum opticorum* mit noch einem Stück der schräg abgeschnittenen *tractus n. optici*, erblickt man hinten den Balken in der Nähe seines Wulstes durchschnitten. Die oberen Ausläufer desselben, die sich in die weisse Marksubstanz des Gehirns verlieren, stellen die kleine Zange dar; die schnabelförmigen Ansätze nach unten zu gehören dem *fornix* an. Nach aussen zwischen beiden zeigen sich dunkler gefärbt die nach den unteren Hörnern ziehenden *plexus choroidei.* Unter der weissen Masse des Balkens liegt ein mit Gefässen angefüllter Spalt, welcher in der Mitte die *glandula pinealis,* seitlich davon die Sehhügel abgrenzt. In diesem Spalte zieht die gefässtragende *pia mater* unter dem Balken weg nach den Centraltheilen des Gehirns. Man erkennt in der Mitte zwei starke Venenlumina, den grossen inneren Hirnvenen (*Vena magna Galeni*) angehörig, die sich mit der Sonde unter dem *splenium corporis callosi* hinweg zu der grossen Vene hinter dem Balken verfolgen liessen, dem Anfange des *sinus quartus*, und dort mit den beiden sichtbaren Oeffnungen einmündeten. Die grosse Hirnsichel verbindet den in den *sinus quartus* mündenden *sinus longitudinalis inferior* mit dem weiter nach hinten liegenden *sinus longitudinalis superior*. Die Einmündung der *vena magna Galeni* in den *sinus quartus* erfolgt gerade an der Stelle, wo vom Raume des Kleinhirnzeltes der Uebergang stattfindet zu dem Raume, den die Dura für das Grosshirn bildet, eine Stelle die mit dem *foramen magnum* des Schädels verglichen werden kann. Die Einmündung erfolgt aber nicht in der directen Fortsetzung des *sinus quartus,* sondern unter starker Winkelbildung. Die *vena magna Galeni* biegt erst nach oben um, und geht dann wie geknickt nach abwärts in den *sinus quartus.* Es wäre wünschenswerth zu untersuchen, ob an dieser Stelle durch die Bewegungen des Gehirns bei der Respiration ein Einfluss auf die Venencirculation ausgeübt werden könnte, da gerade hier der Uebergang der compressiblen innern Hirnvenen in die mit starren Wänden versehenen *sinus* stattfindet.

Nach vorn zu präsentirt sich das freigelegte *chiasma nerv. opticorum* und die durch den Schnitt schräg getrennten *tractus optici*, die demnach noch steiler anstiegen als die Schnittebene. Innen an sie grenzen die grau markirten *nuclei lentiformes*, hinter denselben liegen die leicht grauen, mit weisser Masse durchsetzten Schnittflächen der Sehhügel. Zwischen ihnen in der Mittellinie befindet sich ein Spalt, der unterste Theil des dritten Ventrikels.

Zu beiden Seiten des *chiasma* steigen die Enden der *arteriae carotides internae* auf; die *ophthalmicae* sind nicht sichtbar; sie treten unter den Sehnerven in das *foramen opticum* ein. Den Abgang der *arteria corporis callosi* kann man auf der einen Seite noch wahrnehmen, auf der anderen ist er mit hinweggenommen; die *lumina* gehören somit den *arteriae fossae Sylvii* an.

Die Augenhöhlen wurden von der Mitte ihrer Basis an nach rückwärts so geschnitten, dass die Säge über dem *foramen opticum* hinweglief, dasselbe mithin nicht eröffnete. Die Augenlider waren ziemlich vollständig geschlossen, so dass von den oberen an beiden Enden nur ein Stück in die Schnittfläche fiel; und das untere vollständig unberührt blieb. Der *bulbus* ward fast genau in der Mitte getroffen. Die Säge trat an beiden Augen an der oberen Grenze der Sehnervenpapille aus. In der *orbita* brauchte nur eine dünne Schicht von Zellgewebe und Fett nachträglich durch vorsichtig geführte Schnitte mit dem Messer entfernt zu werden, um die Sehnerven sichtbar zu machen. Dieselben liegen somit nicht im Durchschnitte vor uns. Sie zeigen eine schwache Krümmung, die, wie die weitere Untersuchung zeigte, auch mit einer Abbiegung nach abwärts verbunden war, so dass sich eine schwach S-förmige Gestalt herausstellte, die Form der Erschlaffung beim ruhenden Auge. Letztere macht es möglich, dass die ziemlich ausgiebigen Drehungen des *bulbus* stattfinden können, ohne den Sehnerven in schädlicher Weise anzuspannen. Eine Zerrung des Sehnerven würde unbedingt eintreten müssen bei einer Reihe von Augenbewegungen, wenn die Sehnerven ohne Schlängelung zum *foramen opticum* sich hinzögen, so wie dies in vielen Abbildungen wiedergegeben ist. Es mag dahin gestellt bleiben und späteren Untersuchungen überlassen sein, ob durch eine Spannung der Sehnervenscheide eine Lymphbewegung eingeleitet werden kann in den Bahnen, wie sie durch die Untersuchungen von *Schwalbe* festgestellt worden sind; ebenso möchte ich hier nur darauf hindeuten, dass die verschiedenen Anspannungen der *Tenon*'schen Kapsel bei der Action der Augenmuskeln vielleicht in gleichem Sinne wirken können.

Sicher ist diese relative Länge der Sehnerven, die sich bei der Ruhe der Augen durch den geschlängelten Verlauf ausspricht, nothwendig, um die Lage des *bulbus* zu sichern. Wären die Sehnerven straff vom *foramen opticum* zum *bulbus* angelegt, so würde der *bulbus* bei gewissen Bewegungen aus seiner ursprünglichen Lage herausgedrängt werden müssen.

Die Sehnerven, welche in der Zeichnung etwas zu breit wiedergegeben worden sind, haben eine Breite von 4 mm., sind also beträchtlich schmäler als ihr in der Schädelhöhle liegender Theil, welcher eine Breite von 5 und 6 mm. hat. Gleichwohl erscheinen sie auf den ersten Anblick von gleicher Stärke. Es mag zu dieser Täuschung ihre geringe Länge mit beitragen. Die *orbita* war nicht völlig bis zu ihrem hinteren Ende geöffnet, und ausserdem dem jugendlichen Schädel entsprechend verhältnissmässig klein. Ihre Länge von *foramen opticum* bis zum Eintritt in den *bulbus* beträgt nach Henle etwa 30 mm., nach der Abbildung von Sömmering (*De oculorum sectione horizontali*, *Göttingae* 1818) 35 mm. Auf der dieser Tafel zu Grunde liegenden Originalpause mass man nur 28 mm.

Dagegen zeigt sich völlige Uebereinstimmung mit der Angabe von Henle, wonach das Centrum der Eintrittsstelle des Sehnerven vom hinteren Pole der Augenachse medianwärts 4 mm. weit entfernt liegt.

Die Theile des *bulbus* selbst, welche genau nach dem Präparate abgezeichnet wurden, bedürfen keiner weiteren Erläuterung. Auffallend erscheint an demselben die symmetrische Gestalt, während nach den Angaben von Brücke eine nicht unbedeutende Asymmetrie vorhanden ist, welche sich dadurch charakterisirt, dass die durch Iris, Linse und *ora serrata* gelegten Aequatorialebenen nach der Nasenseite zu convergiren. Davon war bei dem hier abgebildeten Präparate nichts zu sehen, wurde von mir auch nicht an anderweiten Präparaten gefunden. Der *bulbus* stellte vielmehr sammt *cornea* auf dem Durchschnitte in dem horizontalliegenden Meridiane nahezu einen Kreis dar, bei welchem der Längsdurchmesser nur unmerklich den Querdurchmesser an Länge übertrifft.

Es ist aber nicht ausser Acht zu lassen, dass Präparate, wie das vorliegende, in dieser Beziehung nicht maassgebende Bestimmungen liefern können. Die zahlreichen Gefässe des Auges in der *choroidea* haben bekanntlich einen nicht unbedeutenden Einfluss auf die Gestalt des *bulbus*. Da nun der Injektionsdruck von mir nicht genau bemessen werden konnte und vornehmlich darauf berechnet war, an dem vorher unverletzten Schädel die Flüssigkeiten möglichst weit in die Augengefässe vorzutreiben, so ist es leicht möglich, dass er ein die natürlichen Verhältnisse beträchtlich übersteigender war. Starke Drücke in den Augengefässen nähern aber die Gestalt des *bulbus* immer mehr der einer Kugel.

Hierzu ist ferner zu bemerken, dass das Gefrieren gerade bei dem Auge nicht der zweckmässigste Erhärtungsmodus zu sein scheint. Es werden hierbei Einflüsse zur Geltung gebracht, welche bei dem wasserreichen Inhalt des *bulbus* nicht unwesentliche Volumsänderungen bedingen können. Gleichwohl konnte ich nicht anders verfahren. Es kam ja hier nicht so sehr darauf an, die Formen und Lage der einzelnen Theile im *bulbus* festzustellen, als vielmehr das Verhältniss des Auges zur *orbita* und den übrigen Theilen des Schädels im Durchschnitte wiederzugeben.

Vor dem *bulbus* erkennt man den schwarzen Spalt, welcher die Ausdehnung und Faltung des Conjunctivalsackes naturgetreu wiedergibt. Dahinter liegen die Ansätze der beiden *recti*, *externus* und *internus*, die ziemlich weit vorn am *bulbus*, jenseits der Drehungsachse, sich inseriren; Verhältnisse, die in der Sömmering'schen Abbildung nicht richtig wiedergegeben sind. Es ist auch ersichtlich, dass der innere der Augenmuskeln noch weiter vorwärts sich ansetzt, als der äussere oder laterale.

In der inneren Ecke, am Thränenbeine, liegt der weiss gehaltene Durchschnitt des Thränensackes. Im äusseren Winkel, zwischen Muskel und Knochen ein kleiner Abschnitt der Thränendrüse. Beides ohne besondere Bezeichnung, um nicht durch zuviel eingetragene Linien die Zeichnung zu schädigen.

Die Verhältnisse der *Tenon*'schen Kapsel konnten bei der Kleinheit der Abbildungen nicht berücksichtigt werden. Es hätte durch die Menge der eingetragenen Linien die Klarheit des Gesammtbildes leiden müssen. Zudem sind auch die Verhältnisse dieser Membran noch nicht endgültig festgestellt. Es lässt sich zwar nachweisen, dass diese Membran in Zusammenhang steht mit der *membrana tarsea* und eine Pfanne bildet, sammt den dahinter liegenden Fettmassen, in der sich der *bulbus*, durch die darauf lastende äussere Luft angedrückt, bewegt wie der Schenkelkopf in seiner Pfanne, wobei die Flüssigkeiten in den Lymphräumen die Rolle der *synovia* spielen. Es ist aber noch nicht gezeigt, wie die *Tenon*'sche Kapsel sich fortsetzt an den Stellen, wo die Sehnen der Augenmuskeln durch sie hindurch hintreten, ebensowenig wie die Zellgewebshüllen der Augenmuskeln damit in Verbindung stehen. Namentlich würde eine solche Darstellung ausser Anderem auch für die Frage der Ausbreitung der Blutergüsse in der *orbita* von praktischer Wichtigkeit sein.

Tab. III.

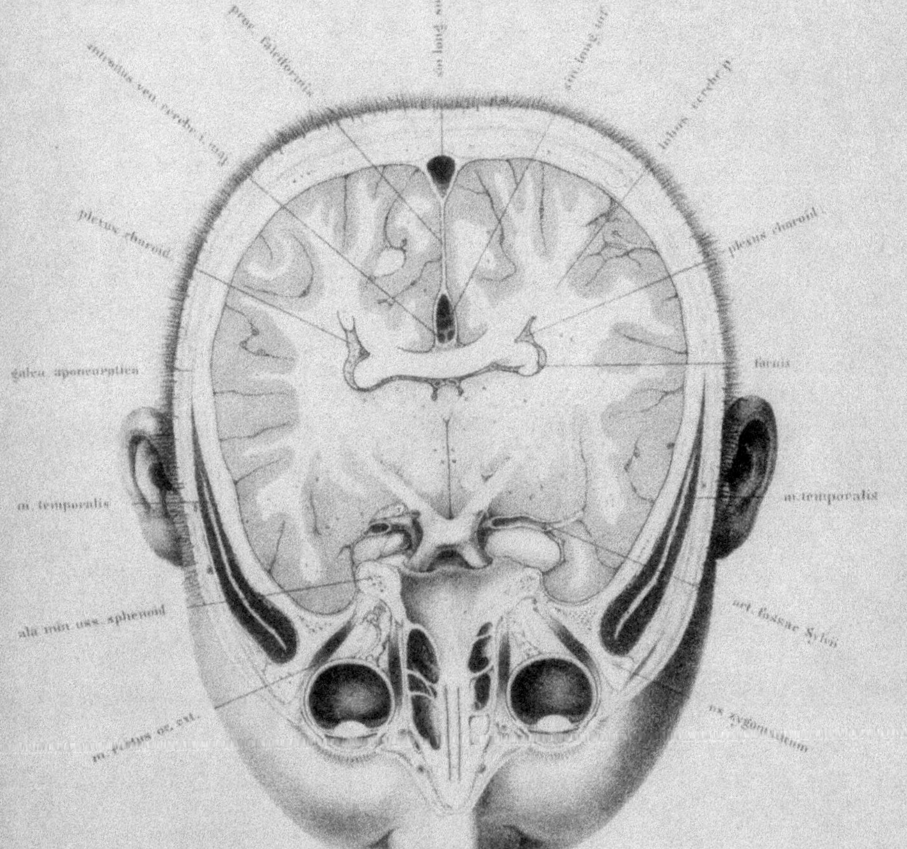

proc. falciformis
sin. long. sup.
sin. long. inf.
plexus choroid.
plexus choroid.
galea aponeurotica
fornix
m. temporalis
m. temporalis
ala min. oss. sphenoid
art. fossae Sylvii
os zygomaticum

TAFEL IV.

Der auf der vorliegenden Tafel abgezeichnete Durchschnitt ist nicht ein reiner Transversalschnitt, wie die übrigen, sondern ein Schrägschnitt. Er verlief, um die Verhältnisse des Gehörorgans möglichst gut zur Ansicht zu bringen, in schräger Richtung nach hinten und oben. Er begann hart unter der Nase und traf auf seinem Wege nach der äusseren Ohröffnung die unteren Muscheln, den obersten Theil des Schlundkopfes, die rechte *tuba Eustachii,* die Paukenhöhle und den äusseren Gehörgang, schnitt die Brücke und die obere Hälfte des Kleinhirns und trat oberhalb der *protuberantia occipitalis externa* durch die hinteren Lappen des Grosshirns aus. Der Kopf war von dem frischen Cadaver eines jungen Mannes genommen, der sich erhängt hatte, und zeigte keine Abnormitäten. Dass der Schnitt in der hinteren Hälfte links höher verlief als rechts, so dass er nahe an der Decke der linken Paukenhöhle durchging, während er sich rechts dem Boden derselben näherte, hatte seinen Grund mit in der Sägeführung, jedoch überzeugte ich mich bei weiteren Schnitten, dass man, wenn man auch jedes Abweichen der Säge aus der Richtungslinie vermeidet, doch nicht im Stande ist, ein vollständig symmetrisches Bild zu erhalten.

Von hauptsächlicher Wichtigkeit auf dieser Tafel sind die Verhältnisse des rechten Gehörorganes, welches so glücklich getroffen wurde, dass nicht nur der äussere Gehörgang mit der Paukenhöhle, sondern auch der Anfangstheil des Eustachischen Kanales in die Schnittfläche fiel. Es gelang mir nicht wieder die Theile in dieser Ausdehnung zu treffen, trotzdem dass ich mehr als 12 Durchschnitte in gleicher Richtung anfertigte, da bei der individuellen Verschiedenheit der Schädelbasis auch die Richtung des Eustachischen Kanales variirt, sich daher auch keine absolut sicheren Orientirungspunkte für das Durchschneiden angeben lassen.

Da das Hauptsächliche oberhalb des Schnittes lag, so wurde abweichend von dem in den übrigen Abbildungen herrschenden Prinzipe die obere Schnitthälfte abgezeichnet, so dass man von unten nach oben in den Schädel hinein sieht; daher denn auch die vom Beschauer rechts liegenden Theile der linken Körperhälfte angehören, und umgedreht. Bei der Besprechung der einzelnen Organe werden daher das linke Ohr, die linke Nasenhöhle u. s. w. auf der rechten Seite der Abbildung aufgesucht werden müssen.

Bei der Betrachtung des rechten Gehörorganes sieht man die obere Halbrinne des äusseren Ganges, und erkennt seine Zusammensetzung aus einem knorpligen, häutigen und knöchernen Theile. Man sieht ferner den Zusammenhang des knorpligen Theiles mit dem Knorpel der Ohrmuschel, sowie die Spalten im Knorpel des Ganges selbst als Lücken zwischen einzelnen Knorpelstückchen. Durch diese Anordnung ist dem Eingangstheile eine grosse passive Beweglichkeit gegeben, die sowohl bei Kaubewegungen als beim Anziehen der Ohrmuschel kenntlich wird. Die flache nach vorn zu offene Krümmung des Ganges lässt sich daher durch Rückwärtsziehen der Ohrmuschel verringern und somit das Trommelfell der Untersuchung zugänglicher machen.

Bemerkenswerth erscheint, dass die Krümmung des äusseren Gehörganges sich geringer darstellt und nicht die stark winklige Knickung zeigt, als man sie bei Durchschnitten an weichen Präparaten erhält, und abgebildet hat. Bei der Untersuchung am Lebenden sowie in den *Pirogoff*'schen Abbildungen, die gleichfalls nach gefrorenen Präparaten angefertigt wurden, (*a. a. O. fasc. I. Tab. VI.*) zeigt sich dasselbe, so dass ich, trotz der mannigfachen individuellen Verschiedenheiten die in dieser Beziehung der *meatus externus* darbietet, annehmen muss, dass die Theile beim Durchschnitt eines nicht vollständig erhärteten Cadavers ihre ursprüngliche Lage nicht unwesentlich verändern.

Es ist bekannt, dass der Kanal ausser dieser Krümmung von vorn nach hinten, auch noch eine von oben nach unten zu zeigt, so dass eine gewundene Gestalt herauskommt. Natürlich liess sich dies Verhältniss bei dem vorliegenden Schnitte nicht in hinreichender Deutlichkeit darstellen, wenn auch durch die stärkere Schattirung des inneren Theiles angedeutet wird, dass die obere Wand des Kanales nach hinten zu etwas in die Höhe steigt, somit die Halbrinne in der Gegend des Trommelfells tiefer ist als weiter nach aussen zu.

Das Trommelfell wurde in seiner unteren Hälfte zerschnitten, daher die Gehörknöchelchen unverletzt erhalten. Man erkennt die Richtung und Lage dieser Membran in einer Ebene, die mit der horizontalen einen sehr spitzen Winkel bildet, ebenso die nabelförmige Einziehung nach der Paukenhöhle hin und einen Theil des daran liegenden Hammerhandgriffes. Die Gehörknöchelchen liessen sich bei der verkleinerten Abbildung, die noch dazu erst von dem lithographischen Drucke abgenommen werden musste, nur sehr schwer wiedergeben; es wurde daher in 3 mal vergrössertem Maassstabe eine genaue Zeichnung angefertigt, und dieselbe im Holzschnitte am Schlusse hinzugefügt.

In der Tiefe der Paukenhöhle sieht man von vorn nach hinten einen knöchernen Wulst verlaufen der dem *semicanalis* und *canalis Fallopiae* angehört; nach hinten zu vom Steigbügel sieht man im Knochen den Durchschnitt des letzteren Kanales und darin den *nervus facialis*. Dieses starke Vorspringen des Kanales an der Decke der Paukenhöhle ist ein charakteristisches Merkmal für jugendliche Individuen, die sich überhaupt für die Untersuchung des Gehörorganes besonders gut eignen.

Medianwärts vom Steigbügel liegt das geöffnete *vestibulum*. Von der Schnecke war auf dieser Seite nichts zu erkennen; sie lag oberhalb des Schnittes.

Nach innen und vorn von der geöffneten Paukenhöhle liegt die *arteria carotis interna*, vor dem Uebergang zur ersten Krümmung getroffen, daher auch quer geschnitten. Vor der *carotis* zeigt sich der Eustachische Kanal; vorn flach beginnend, nach hinten zu in die Tiefe gehend. Er verlief demnach noch steiler nach hinten zu aufwärts als die vom Naseneingange nach dem Ohrloche schräg angelegte Schnittebene. Der Schnitt traf sein *ostium pharyngeum*, legte seine Höhlung eine Strecke weit frei, traf aber nicht mehr seinen knöchernen Antheil. Daher ist von dem lateralen Tubenknorpel, dem *Rüdinger*'schen Haken, nur ganz vorn ein Stückchen geschnitten, während der grössere Medianknorpel eine längere Strecke weit frei liegt. Die laterale Begrenzung des Kanales bildet daher auch zum grössten Theile nur die drüsenreiche mächtige Schleimhaut, Zellgewebe, und ein Theil des *musculus tensor veli palatini*, dessen Ansatz nach hinten zu bis zur *spina angularis* des Keilbeins verfolgt werden konnte. Von dem *m. levator veli palatini* war nichts zu sehen. Der Schnitt war oberhalb desselben durch den Tubenknorpel hindurchgegangen.

Dass der *m. tensor veli palatini* auch zugleich ein *dilatator tubae* ist, und beim Schlingen jedesmal den lateralen Knorpel abhebt und dadurch den Kanal öffnet, ist wiederholt nachgewiesen worden.

Sehr schöne Darstellungen der *tuba* verdanken wir *Rüdinger*, dessen Atlas des menschlichen Gehörorganes (München 1867) hierbei verglichen werden muss.

An der Medianseite der *tuba*, die etwa 15 mm. von der hinteren Wand des Schlundkopfes nach vorn zu vorspringt, erkennt man deutlich die nach innen zu vorspringende Lippe, den Tubenwulst, und hinter derselben die *Rosenmüller*'sche Grube (*recessus infundibuliformis, Tourtual*). Die an Drüsen reiche Schleimhaut des Schlundkopfes hängt continuirlich mit der Schleimhaut der *tuba* sowie der Nasenhöhle zusammen, und zeigt vor dem Hinterhauptsbeine oft zahlreiche blinde Aussackungen und Vertiefungen, die auf der Zeichnung nur angedeutet werden konnten. Die Schleimhaut wurde beim Uebergange zur Decke des Schlundkopfes getroffen, oberhalb der *musculi recti capitis antici*.

Aus der Lage der *tuba* zu dem *proc. pterygoideus* und der unteren Muschel ist ersichtlich, dass Anschwellungen der Schleimhaut daselbst den Eingang zur *tuba* leicht verlegen können. Schleimhautanschwellungen wie sie beim Schnupfen vorkommen können, auch Nasenpolypen sind daher im Stande Schwerhörigkeit hervorzurufen.

Von dem linken Gehörorgan ist bei dem vorliegenden Durchschnitte nicht viel zu sagen, da die Säge hier beträchtlich höher durchging als auf der anderen Seite. Die Paukenhöhle ist nahe ihrer Decke frei gelegt und nach vorn zu ihr Zusammenhang mit dem hinteren Theile des Eustachischen Kanales ersichtlich, an dessen medialer Seite eine eingebrachte Sonde den *semicanalis* des *musculus tensor tympani* markirt. Weiter nach vorn zu liegt der oberhalb des Kanales durchschnittene Knorpel.

Dagegen erkennt man durch das Freilegen des linken *meatus auditorius internus* sehr gut den *nervus acusticus*, dessen nach der Schnecke zu gehender Theil, *nervus cochleae*, abgeschnitten ist, während der *nervus vestibuli* durch das obere Grübchen mit dem *nervus facialis* eindringt, auf der Abbildung also in der Tiefe verschwindet. Die durchschnittene Schnecke, die Richtung ihrer Basis zum *meatus*, sowie das freigelegte *vestibulum* sind deutlich zu sehen, und stimmen mit den Angaben von *Rüdinger* überein.

Ueber das Gehirn ist wenig hinzuzufügen. Man erkennt die durchschnittene Brücke mit den durchtretenden Pyramidenfasern. Vom 4. Ventrikel ist der vordere, zum *aquaeductus Sylvii* führende Theil getroffen, dahinter ein Stück des Wurms.

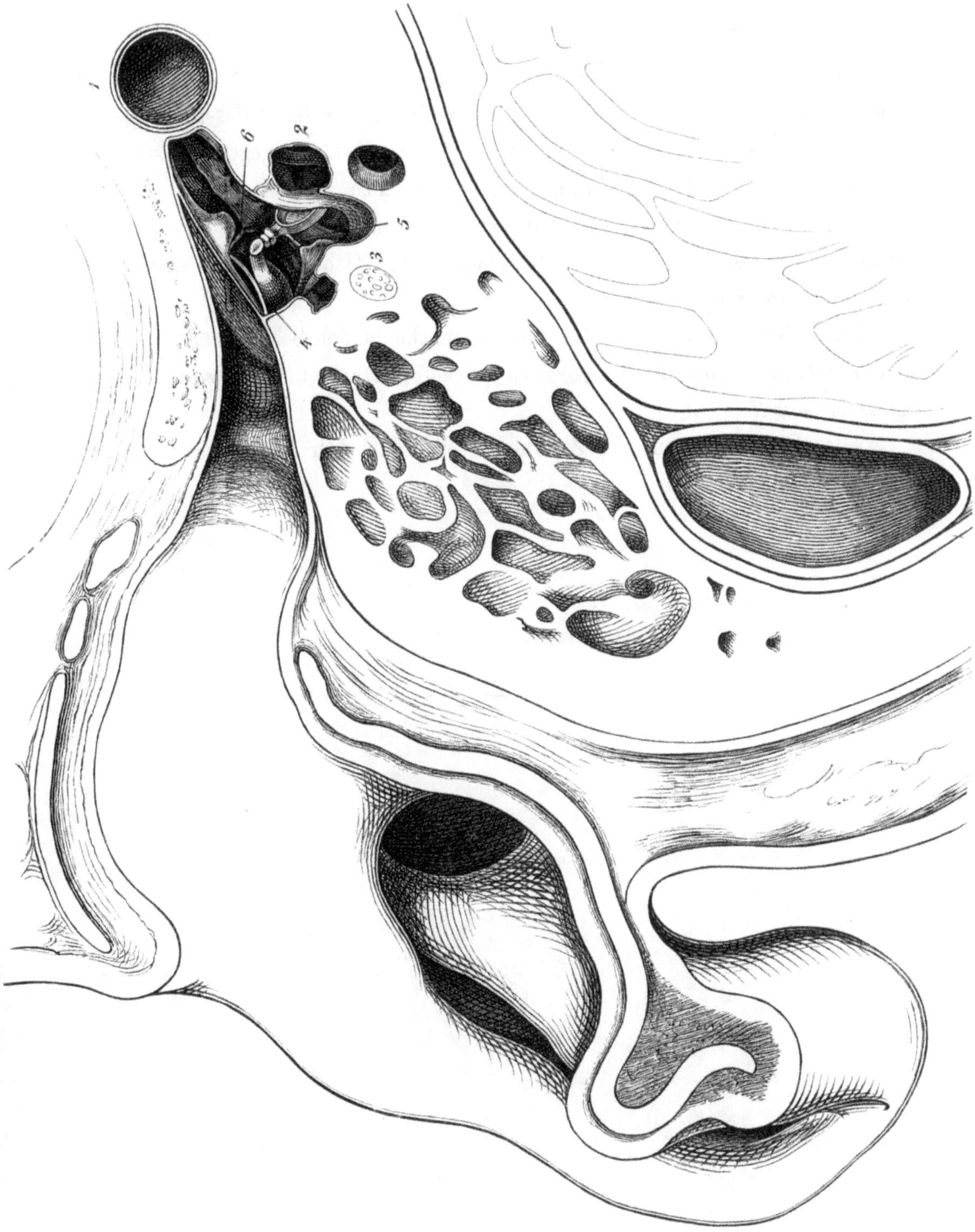

Rechtes Gehörorgan, in dreimaliger Vergrösserung, von unten.

1. *Arteria carotis cerebralis*, 2. *vestibulum*, 3. *nervus facialis*, 4. *chorda tympani*, 5. *musculus stapedius*, 6. *musculus tensor tympani*.

Da der Schnitt oberhalb des *foramen jugulare* durch den Schädel ging, so kamen auch die *vena jugularis interna* so wenig als die Nervenfasern des *glossopharyngeus, vagus, accessorius, hypoglossus* zu Gesicht. Dagegen erkennt man am vorderen Rande der Brücke die durchschnittenen Bündel des *n. abducens.* Vom *nervus quintus* wurde beiderseits der 3. Ast nahe unter dem *foramen ovale* getroffen. Von seinen weiteren Verzweigungen zeigt sich der *ramus massetericus* und *auriculo-temporalis.*

Die Zweige des 2. Astes des *quintus*, welche in den Schnitt fielen, sind der *nervus palatinus* unterhalb des *foramen spheno-palatinum* und der *ramus dentalis* am *tuber maxillae.*

Alles Uebrige ist aus der Zeichnung selbst und den beigegebenen Bezeichnungen gut zu erkennen.

Tab. IV.

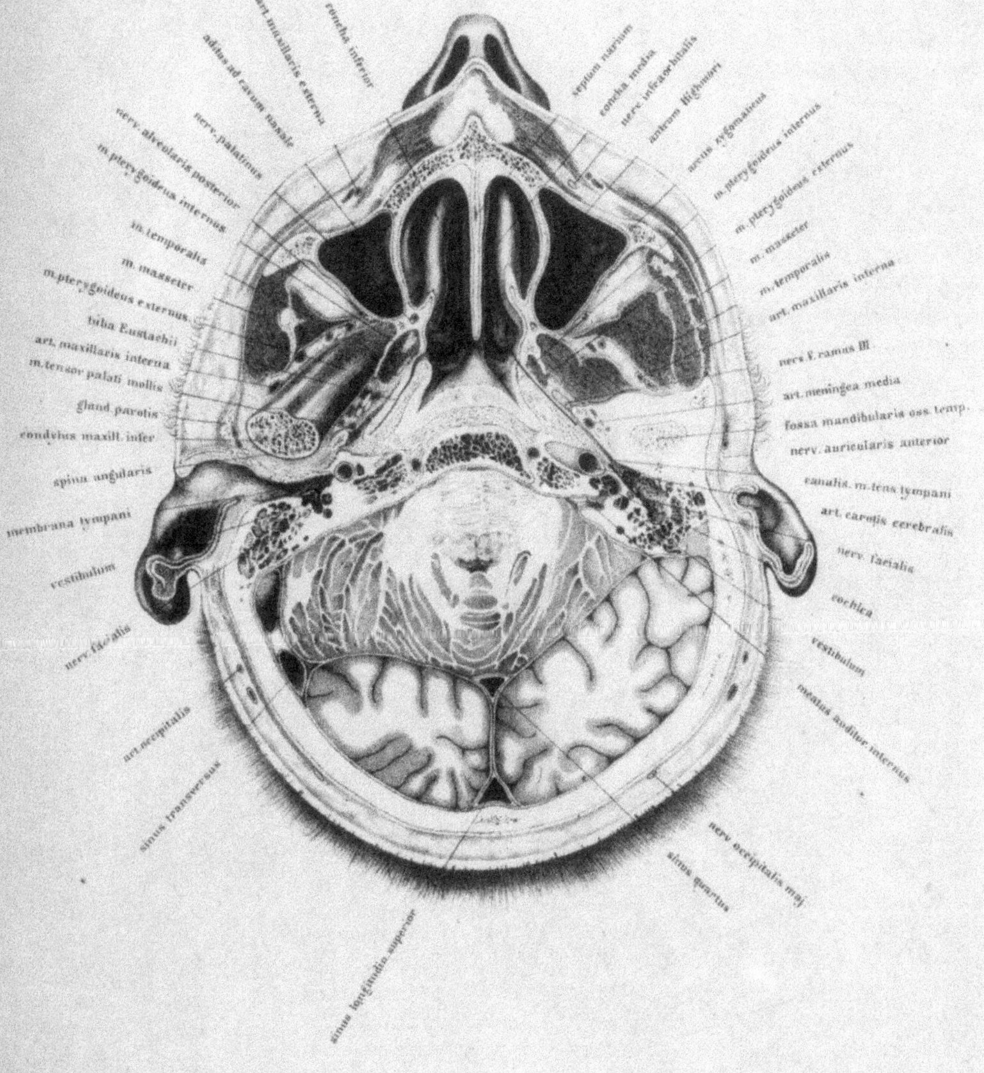

concha inferior
art. maxillaris externa
aditus ad cavum nasale
nerv. palatinus
nerv. alveolaris posterior
m. pterygoideus internus
m. temporalis
m. masseter
m. pterygoideus externus
tuba Eustachii
art. maxillaris interna
m. tensor palati mollis
gland. parotis
condylus maxill. infer.
spina angularis
membrana tympani
vestibulum
nerv. facialis
art. occipitalis
sinus transversus
sinus longitudin. superior
septum narium
concha media
nerv. infraorbitalis
antrum Highmori
arcus zygomaticus
m. pterygoideus internus
m. pterygoideus externus
m. masseter
m. temporalis
art. maxillaris interna
nerv. V. ramus III
art. meningea media
fossa mandibularis oss. temp.
nerv. auricularis anterior
canalis. m. tens. tympani
art. carotis cerebralis
nerv. facialis
cochlea
vestibulum
meatus auditor. internus
nerv. occipitalis maj.
sinus quartus

TAFEL V.

Die vorliegende Tafel sowie die folgenden, No. VI., VII., VIII., enthält Abbildungen, welche die Durchschnitte eines und desselben Cadavers wiedergeben. Die Halsgegend wurde in 5 Scheiben zerlegt, von denen die obere Seite abgebildet und analysirt worden ist, so dass man von oben nach unten in den Körper hineinsieht und zur rechten Seite der Abbildung auch die rechte Seite des Präparates hat. Durch dieses Zerlegen in Scheiben war allerdings die Deutung der einzelnen Umrisse bedeutend schwerer geworden, als wenn man an verschiedenen Cadavern die Schnitte gemacht hätte. Bei sehr dünnen Scheiben namentlich liess sich die Nackenmuskulatur schwer verfolgen und bestimmen. Dagegen gewährt dieses Verfahren den grossen Vortheil, dass die untere Fläche jeder Scheibe stets auf die obere der nächst folgenden passt, und dass auch die einzelnen Organe, wie Schilddrüse und Kehlkopf, welche ziemlich grosse individuelle Verschiedenheiten in Bezug auf Grösse und Lage zeigen, in entsprechende und auf einander passende Querschnitte zerlegt werden konnten.

Der Cadaver war ganz frisch, zeigte keinerlei Abnormitäten, hatte vielmehr die schönsten Proportionen und eine prachtvoll entwickelte Muskulatur. Der Mann stand im Alter von 25 Jahren, als er sich durch Ertränken selbst den Tod gab. Nachdem die Arterien injicirt worden waren, ward der Rumpf, von dem nur die unteren Extremitäten abgenommen wurden, in möglichst horizontaler Lage mit glatt an die Seiten gelegten Armen, in den Eiskasten gebracht, und 3 Tage und Nächte lang einer Temperatur von —18° R. ausgesetzt. Darauf wurden die Scheiben mit einer feinen Blattsäge geschnitten und so lange im hartgefrornen Zustande erhalten, bis die Auszeichnung vollendet war. Die Ausführung ward in gleicher Weise durchgeführt, wie oben beschrieben worden ist.

Da das Individuum in Folge der kräftigen Muskulatur einen sehr hohen Stand der Schultern hatte, so war dem entsprechend der Hals verhältnissmässig kurz. Man wird sich daher nicht wundern, dass die Durchschnitte bei gleicher Wirbelhöhe ganz andere Bilder in Beziehung auf die Schultergegend zeigen, als die Abbildungen von *Pirogoff, fasc. I, Tab.* 11, denen weniger kräftige Individuen zu Grunde lagen.

Figur 1 entspricht ungefähr den Abbildungen von *Pirogoff, fasc. I, Tab.* 9. *Fig.* 1; und Henke Tafel 70, Fig. 2. Der Schnitt ging durch den Mund, verlief etwas oberhalb der Kaufläche, traf den weichen Gaumen und dann den *processus odontoideus* des zweiten, sowie die Seitenmassen des ersten Halswirbels, und trennte am hinteren Rande des *foramen magnum* ganz dünne Platten vom Kleinhirn ab. Man sieht bei Vergleichung mit Tafel I, dass der Schnitt ein wenig schräg nach hinten und oben verlief, was dadurch zu Stande kam, dass der Kopf durch die Lagerung des Rumpfes etwas nach hinten übergebeugt war. Man wird demnach diese Verhältnisse bei Uebertragung auf den Lebenden zu berücksichtigen haben. Bei gewöhnlicher aufrechter Haltung führt eine durch die Kaufläche gelegte Horizontalebene durch den 2. Halswirbel und trifft gar nichts vom Schädel.

Nach Reinigung des Präparates, wobei auch die abgesägten Kronen der oberen Zahnreihe mit entfernt wurden, zeigte sich, dass von dem Zungenrücken ein flacher Bogen entfernt worden war. Die Zungenspitze war vorn hinter den Zähnen liegen geblieben. Nach hinten war der Schnitt $1^1/_2$ Zoll vor dem *foramen coecum* ausgetreten. Die Papillen, welche an der hinteren Schnittfläche zu sehen sind, gehören demnach dem mittleren Theile der Zunge an. In der Mittellinie verläuft von vorn nach hinten in Form eines Streifens das *septum linguae*, von dem nach beiden Seiten hin die Faserzüge des queren Zungenmuskels gehen; in dem hinteren Drittel präsentiren sich die Fasern des oberen Längsmuskels. In die Furche, welche auf dem Zungenrücken nach abwärts in die Tiefe führt, lagerte sich das Zäpfchen ein, welches in seiner ganzen Länge erhalten blieb, da der Schnitt oberhalb seiner Wurzel den weichen Gaumen $^1/_4$ Zoll über der Stelle traf, wo sich *arcus glossopalatinus* und *arcus pharyngopalatinus* mit einander vereinigen. Von den Mandeln ist nur der oberste Theil getroffen worden. Vor ihnen und hinter der starken Drüsenschichte der Gaumenschleimhaut liegt ein quer herüber gehender Muskelstreifen, der dem oberen Rande der im *arcus glossopalatinus* eingebetteten Muskelmasse (*m. glossopalatinus*) sowie dem *m. azygos uvulae* angehört. Hinter den Mandeln hing damit eine Parthie zusammen, welche als *musculus palatopharyngeus* den gleichnamigen Schleimhautbogen ausfüllt. Von einer genauen Trennung der Muskeln konnte natürlich nicht die Rede sein, jedoch schien es, als ob die quergeschnittenen Fasern hinter den Mandeln, namentlich hinter der linken, dem *m. petrostaphylinus* (*levator palati mollis*) angehörten. Vom *m. sphenostaphylinus* (*tensor palati mollis*) war nichts zu erkennen, da der Schnitt unterhalb des *hamulus processus pterygoidei* verlief. Dagegen zeigte sich sehr gut der Theil des *m. constrictor pharyngis superior*, welcher mit dem Unterkiefer und dem *musculus buccinator* zusammenhängt, und demgemäss als *m. mylopharyngeus* und *buccopharyngeus* bezeichnet wird. Innerhalb dieser Muskelzüge befindet sich die nach abwärts enger werdende Lichtung des Schlundkopfs. Man ist gewohnt, sich diesen Raum grösser vorzustellen, weil man ihn am Lebenden im schrägen Durchschnitt, der durch die hinteren Gaumenbogen gebildet wird, betrachtet, und weil bei den Sagittalschnitten, nach weichen Präparaten angefertigt, der Abstand des Zäpfchens von der hinteren Schlundwand meistens viel zu gross abgebildet wird. Man wird deshalb bei der *Staphylorraphie* durch die Engigkeit der Lokalität oft sehr unangenehm überrascht, und muss enttäuscht die kunstreichen Nähapparate von *de Pierris* u. A. wegen Mangel an Spielraum wieder bei Seite legen.

Hinter der Muskulatur des Schlundes, durch lockeres Zellgewebe davon getrennt, welches sich auf der Abbildung nur durch eine weisse Linie wiedergeben liess, liegen die Muskeln *longus colli, rectus capitis anticus major*, und weiter nach aussen an den *processus transversi* des *atlas* die sehnigen Ansätze der *recti capitis laterales*.

Von besonderer Wichtigkeit für die Operationen an Mandeln und Schlundkopf erscheint die Lage der *arteria carotis interna*. Man sieht, dass dieses grosse arterielle Gefäss in unmittelbarer Nähe der Schlundkopfmuskulatur liegt, ebenso wie man am Lebenden leicht die Pulsation dieser Arterie vom Schlund aus fühlen kann. Man wird daher nur mit besonderer Vorsicht tiefere Incisionen dieser Stelle vornehmen.

Die Lage der Arterie zu den Tonsillen dagegen erlaubt schon grössere Freiheit bei der Exstirpation dieser Drüsen, und es haben auch die zahlreichen Operationen daselbst gezeigt, dass die Besorgniss *Hyrtls* (*top. Anatomie I*, 380) in dieser Beziehung übertrieben ist. Jedoch ist namentlich bei dem gewaltsamen Hervorziehen der Drüsen aus ihrer Nische stets die Nähe der *carotis* im Auge zu behalten, und bei der Gutartigkeit der meisten Tonsilargeschwülste gar nicht darauf hinzuarbeiten, möglichst tief und möglichst vollständig diese Drüse zu entfernen, sondern vollständig Genüge leistet, wenn nur die Hauptmasse der Geschwulst entfernt worden ist. Da die meisten der hier gebräuchlichen Instrumente nur eine Abtragung, keine Ausrottung der Tonsillen erlauben, so liegt schon darin eine Art Garantie gegen die Verletzung der *carotis*.

Die Lage des *nervus mandibularis* zum Unterkiefer und die des *nervus lingualis*, zwischen Kiefer und Mundhöhle, ist auf der Abbildung gut ersichtlich. Ueber letzteren ist hierbei zu bemerken, dass Verletzungen desselben bei rohen Zahnextractionen durch das Ausgleiten des scharfen Hakens bereits mehrfach beobachtet worden sind. Die Aufsuchung und Zerschneidung von der Mundhöhle aus bei Neuralgie, wie sie Roser empfohlen hat, ist gut ausführbar, aber auch selbst ohne Durchtrennung der Wange. Man kann nach Extraction des letzten oberen Backzahns den Nerven mit Sicherheit auf dem Aste des Unterkiefers mit einem Tenotom zerschneiden, ohne dass man nöthig hat, ihn erst durch Präparation frei zu legen.

Das Gelenk zwischen *epistropheus* und *atlas* ist so getroffen worden, dass die Säge unter dem vorderen Bogen des *atlas* eintrat, den Zahnfortsatz und die Seitenmassen des *atlas* schnitt und in schräger Richtung nach hinten zu aufsteigend, über dem hinteren Bogen des *atlas* das Hinterhauptsbein traf. Dem entsprechend macht sich hinter dem Zahnfortsatz das starke quer herüberziehende *ligamentum transversum Atlantis* geltend, vom Knochen durch einen Schleimbeutel getrennt, und hinter diesem, nach dem Spinalkanale zu, die breite Bandmasse des *apparatus ligamentosus* (*lig. epistr. lat.*), welches am Körper des *epistropheus* endigt, zum Theil aber auch in das hintere Längsband übergeht. Den von *Luschka* erwähnten Schleimbeutel zwischen beiden Bändern habe ich an dem vorliegenden Präparate nicht auffinden können.

Leider sind in der Zeichnung die beiden Bänder nicht deutlich genug von einander abgegrenzt worden, namentlich sind die Seitenparthieen des *lig. latum* etwas zu streifig wiedergegeben worden.

An der Vorderseite des Zahnfortsatzes liegt die ausfüllende Bandmasse zwischen Körper des *epistropheus* und vorderem Bogen des *atlas*, *ligamentum epistrophico-atlant. ant. prof.* (*Barkow*). Da dieses Band ein Stück unterhalb des vorderen Bogens des *atlas* getroffen wurde und die vordere Gelenkhöhle nach oberhalb des Schnittes liegt, so erscheint auch dieselbe fest mit dem Knochen verwachsen.

Man sieht aus der Breite der Bandmasse, dass die Lage des Zahnfortsatzes eine gesicherte ist selbst gegen gewaltige Einwirkungen, und dass die Seitenmassen des *atlas* solche Ausbreitung haben müssen, um so starken Bändern genügende Ansatzpunkte zu gewähren. Bedeutend lockerer ist dagegen die Zellgewebsmasse, welche den Raum zwischen hinterem Bogen des *atlas* und Hinterhauptsbeine verschliesst, und welche hier, weil unter sehr spitzem Winkel getroffen, einen so grossen Platz einnimmt, *lig. obturatorium post. atlanto-occipitale.* Unmittelbar darunter liess sich der hintere Bogen des *atlas* durchfühlen. Diese Stelle ist es auch, wo die *arteria vertebralis* durchdringt, um dann weiter nach innen auch die *dura mater* zu durchbrechen und an die Basis der *medulla oblongata* zu gelangen. Die Arterie ist dreimal getroffen worden, entsprechend ihren Krümmungen. Der erste Durchschnitt liegt im Seitenkanale des *atlas* da, wo die Arterie noch senkrecht aufsteigt; das 2. Mal wurde sie da getroffen, wo sie nach ausgeführter Krümmung nach hinten unter einer flachen Bogenbildung quer nach der Mitte zu umbiegt.

Vom Schädelabschnitte und den dünnen Platten des Kleinhirns ist nichts Besonderes zu bemerken. Da der Schädel ganz flach getroffen wurde, so treten auch die Hervorragungen in grösserer Ausdehnung hervor und geben demselben, ohne dass Abnormitäten vorhanden waren, eine so bizarre Form.

Die Muskeln, Arterien und Nerven dieser Gegend sind nach den Bezeichnungen leicht zu erkennen, und bieten nichts, was besonders bemerkenswerth wäre. Nur ist die *arteria occipitalis* zu erwähnen, von der rechts der Verlauf in ziemlicher Länge zu sehen ist. Die Arterie geht vom hinteren Umfange der *carotis externa* aus, geht anfangs steil in die Höhe, kreuzt sich mit der *v. jugularis interna,* um an die innere Seite des hinteren Bauches des *m. digastricus* zu gelangen, und läuft von da horizontal nach hinten in die obere seitliche Nackenregion, bedeckt von *trachelomastoideus* und *splenius.* Am medialen Rande des *splenius* angekommen, durchbohrt sie den oberen Ansatz des *cucullaris* und verläuft nun ganz oberflächlich am Schädel. Auf der linken Seite war von der Arterie nur wenig zu sehen. Zwischen *splenius* und Hinterhauptsbein kam ein Muskelast zum Vorschein, der in der Tiefe auf den horizontal verlaufenden Hauptstamm führte.

Nervus glossopharyngeus, vagus, accessorius, hypoglossus sind an der Bezeichnung zu erkennen.

Von chirurgischem Interesse ist besonders die *glandula parotis*, eingehüllt in eine straffe Fascienschicht, welche sie nach allen Seiten hin umgibt, und in das Innere der Drüsensubstanz eine Menge von Scheidewänden entsendet, die auf dem Schnitt das gelappte Aussehen der Drüse bedingen. Da die Fascie die ganze Nische, in welcher die *parotis* eingebettet liegt, austapeziert, so ist dadurch nicht nur eine Abgrenzung gegen die *vena jugularis interna* gegeben, welche vorzugsweise bei den Exstirpationen der Drüsentumoren zu berücksichtigen ist, sondern es finden auch dadurch die Nervenbündel des *vagus*, *accessorius* und *hypoglossus* einen Schutz, welche sich in unmittelbarer Nähe der grossen Vene befinden. Besonders stark ist der Theil der Fascie entwickelt, welcher die Aussenfläche der *parotis* überzieht. Seines Zusammenhanges wegen mit der Fascie des *masseter* heisst dieser Theil *fascia masseterico-parotidea*. Er ist es vorzugsweise, der die Anschwellung der Drüse bei Entzündungen nach aussen hin beschränkt und die Geschwulst gegen die Nerven und Gefässe presst. Da die *parotis* von dem Endstück der *a. carotis externa* und der *vena facialis posterior* durchbohrt wird, so ist auch eine Exstirpation derselben ohne gleichzeitige Verletzung dieser Gefässe nicht ausführbar, es müsste denn, wie auf der rechten Seite des vorliegenden Präparates, die *carotis* so peripherisch gelagert sein, dass sie sich aus der Drüsenmasse herausgraben lässt. Bei den vielfachen Anastomosen der Arterien am Schädel wird wenig darauf ankommen, die *carotis externa* zu erhalten; jedenfalls wird es besser sein, die Aufmerksamkeit bei einer vollständigen Exstirpation vorzugsweise auf die Erhaltung der *vena jugularis interna* zu richten.

Figur 2 bildet die obere Fläche einer 2 Centimeter starken Scheibe ab, welche mit der unteren Fläche auf Tafel VI passt. Der Schnitt, welchen die Abbildung wiedergibt, ging durch die *incisura thyreoidea* horizontal nach hinten und traf den 5. Halswirbel hart an seinem unteren Rande. Da der Schnitt unmittelbar unter dem Kinn und Unterkiefer nach hinten verlief, so musste er den Hals an seinem sogenannten cylindrischen Theile treffen. Man sieht aber, dass bei gut entwickelter Muskulatur selbst in dieser Höhe die natürliche Form des Halses keine eigentlich cylindrische ist, da der Durchschnitt keinem Kreise entspricht, sondern einem Fünfeck ähnelt. Unmittelbar unter diesem Durchschnitt beginnt die seitliche Ausbreitung des *m. cucullaris*, wodurch die Durchschnittsfläche vergrössert wird.

Entsprechend der Krümmung der Halswirbelsäule nach vorn, die hier noch durch die horizontale Lagerung eine Vergrösserung erfuhr, liegt der Durchschnitt des 5. Halswirbels viel mehr von der Nackenseite entfernt, als man erwartet hatte. Ebenso wie bei der folgenden Abbildung liegt der Wirbelkörper in der vorderen Hälfte der Figur. Von dem Wirbel ist gerade die Stelle getroffen, wo der Bogen sich rechts mit dem Körper verbindet, so dass man die Lichtung des knöchernen Spinalkanales im Durchschnitte sieht. Auf der linken Seite erkennt man den obersten Theil des *processus obliquus* des 6. Halswirbels, und kann an dieser Stelle den Verlauf des 6. Halsnerven eine Strecke weit nach aussen hinter der *arteria vertebralis* verfolgen. Die Nervendurchschnitte, welche in die Gabel des *processus transversus* hineingelagert erscheinen, gehören dem 5. Halsnerven an.

Der Kehlkopf ist so getroffen worden, dass man gerade die beiden Stimmbänder mit dem dazwischen liegenden *ventriculus Morgagni* erkennt. Die Schleimhaut, welche nach hinten zu sich an die durchschnittenen Giessbeckenknorpel anlegt, ist hier ausserordentlich drüsenreich. Man hat auf dem Durchschnitt die *glandulae arytaenoideae*, welche so massenhaft auf der inneren Seite der *plica aryepiglottica* eingelagert sind. Von den Muskeln wurden der *thyreo-arytaenoideus* und der *arytaenoideus proprius* unmittelbar an ihrem oberen Ende getroffen. Ob bei ersterem auch noch Theile des *thyreo-epiglotticus, ary-syndesmicus, thyreo-arytaenoideus superior* lagen, liess sich nicht feststellen. Man erkennt deutlich aus der Anlage der Muskeln die Zusammensetzung zu einem *sphincter*. Hinter dieser Muskelschicht liegt der mächtige Drüsenwall des *pharynx*, die *glandula arytaenoidea media* (*Luschka*).

Von besonderer Wichtigkeit ist die *arteria carotis communis*, welche gerade an der Stelle freiliegt, welche sich vorzugsweise für ihre Unterbindung eignet. Es ist dies die Stelle, wo nach oben zu der *m. omohyoideus* und *sternocleidomastoideus* von einander abweichen und so den Weg zur Gefässscheide freilegen. So mangelhaft sich auch die Fascienverhältnisse auf solchen Abbildungen wiedergeben lassen, so erkennt man doch deutlich, dass man sich bei der Aufsuchung der Arterie an den vorderen Rand des *sternocleidomastoideus* zu halten hat, und dass man nach Durchtrennung der hinteren Scheide dieses Muskels sogleich in den Raum der grossen Gefässe und Nerven eingedrungen ist. Vor der Arterie sieht man den *ramus descendens n. hypoglossi* herablaufen; lateralwärts von ihr und etwas nach hinten liegt die zusammengefallene grosse Jugularvene. Zwischen Vene und Arterie der *vagus*, hinter der Arterie der *sympathicus*. Da innerhalb der Gefässscheide nach Zellschichten die Arterie von der Vene und dem *vagus* isoliren, so kommt Alles darauf an, nur die Loge der Arterie zu eröffnen, die unmittelbar vor dem *m. scalenus anticus* liegt. Geschieht dies recht genau, so entgeht man nicht nur der Gefahr einer Verletzung des *vagus*, sondern es wird auch die Vene ferngehalten, welche nach Verletzung ihrer Scheide oft colossale Ausdehnungen erhält und das ganze Operationsfeld überlagert.

Fig. I

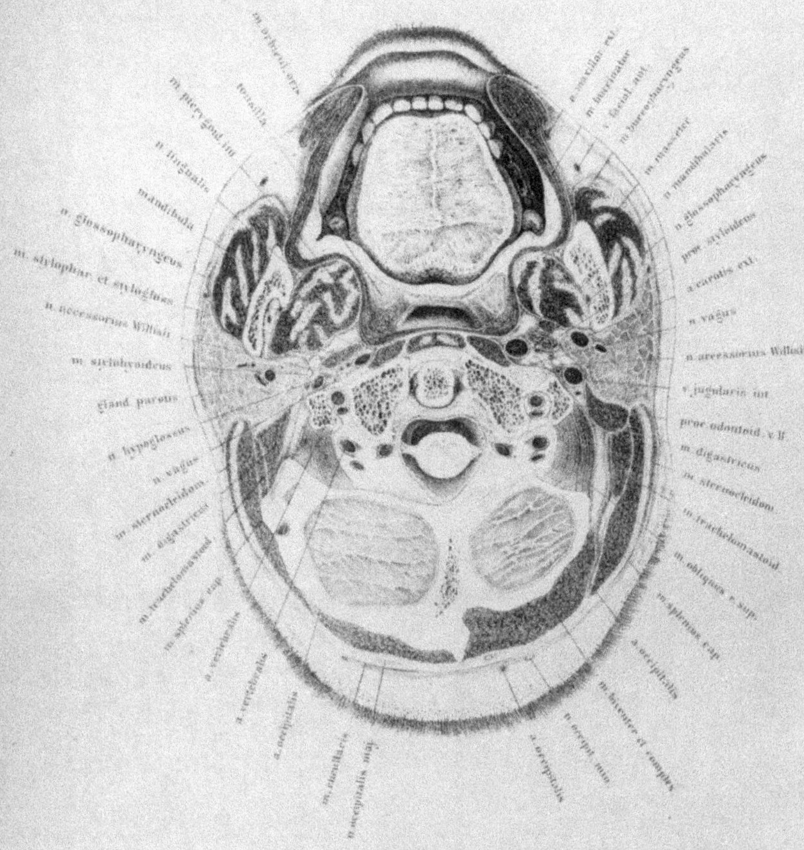
mandibula
n. glossopharyngeus
m. stylophar. et styloglos.
n. accessorius Willisii
gland. parotis
n. hypoglossus
n. vagus
m. masseter
proc. styloideus
a. carotis ext.
n. vagus
n. accessorius Willisii
v. jugularis int.
proc. odontoid. v. II.
m. digastricus
m. sternocleidom.
m. splenius cap.

Fig. II

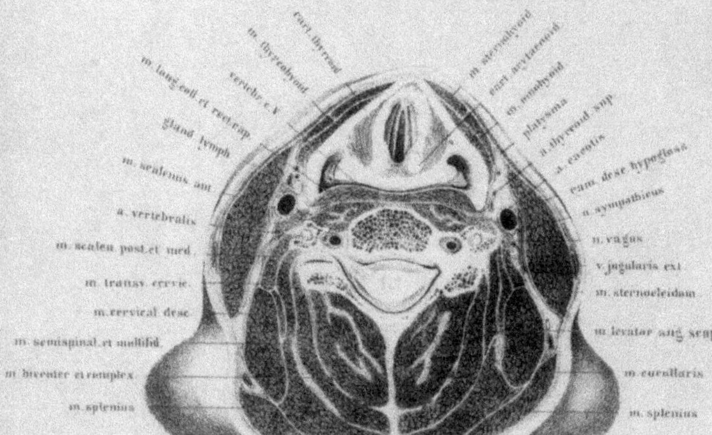
cart. thyreoid
m. thyreohyoid
m. long. coll. et rect. cap.
vertebr. c. V
gland. lymph
m. scalenus ant.
a. vertebralis
m. scalen. post. et med.
m. transv. cervic.
m. cervical. desc.
m. semispinal. et multifid.
m. biventer et complex.
m. splenius
m. sternohyoid
cart. arytaenoid
m. omohyoid
platysma
a. thyreoid. sup.
a. carotis
ram. desc. hypogloss.
n. sympathicus
n. vagus
v. jugularis ext.
m. sternocleidom.
m. levator ang. scap.
m. cucullaris
m. splenius

TAFEL VI.

Der hier abgebildete Durchschnitt wurde an demselben Cadaver des jungen, kräftig gebauten, völlig normalen Mannes gemacht, von dem die übrigen Halsdurchschnitte genommen wurden. Nach vorausgegangener Injection der Arterien war der Leichnam zum vollständigen Durchfrieren mittels künstlicher Kältemischung gebracht worden und blieb in dem gleichen Härtungsgrade erhalten, bis die Zeichnung in der früher schon erwähnten Weise vollendet war.

Der Schnitt verlief durch den Kehlkopf, sollte eigentlich die Ebene der unteren Stimmbänder einhalten, ging aber etwas unterhalb derselben in horizontaler Richtung nach hinten und traf den 6. Halswirbel in seiner unteren Hälfte.

Da der Cadaver einen vorzüglich gut gewölbten *thorax*, und bei der sehr kräftig entwickelten Muskulatur einen hohen Stand der Schultern darbot, so erschien die Länge des Halses trotz der normalen Anzahl von Wirbeln gering, entsprach somit in hohem Grade dem männlichen Typus der Halsformation. Deshalb findet sich auch weder bei diesem noch bei dem höher oben angelegten Durchschnitte eine kreisförmige Contur, sondern es ähnelt derselbe mehr der Querschnittsfläche eines prismatischen Körpers. Man erkennt leicht, dass diese Form vornehmlich durch die starke Muskulatur bedingt wird; vorn besonders durch die *musculi sternocleidomastoidei*, hinten durch die *cucullares*.

Da der nächst folgende Schnitt nicht durch den Kopf des *humerus*, sondern höher oben durch das Gelenk des *acromion* und der *clavicula* ging, so traf er auch nicht die Schultern an der Stelle ihrer grössten Breite, sondern löste eine Scheibe ab, die den Uebergang der Halsregion zur Schulter bildet. Daher stellen die Seitenparthieen der vorliegenden Zeichnung auch nur den obersten Theil der Schulterwölbung dar und finden erst durch die folgenden Abbildungen ihre Ergänzung. Man kann die vorliegende Zeichnung aus dem Papiere ausschneiden und auf die nächst folgende wie einen Deckel legen; man bekommt dann eine bessere Ansicht des Rumpfes von oben, die weiter noch durch Zusammenlegen mit Tafel VIII vervollständigt werden kann. Die geringe Incongruenz der Ränder, welche man dabei finden wird, rührt von dem Substanzverlust durch das Sägen her.

Hat man weibliche Individuen oder schwach gebaute männliche Cadaver vor sich, so zeigt auch die Scheibe, wenn sie wie die hier vorliegende ebenfalls nur die Stärke von 1 Centimeter erhält, eine total andere Form; sie fällt bei dem tieferen Schulterstande noch in den sogenannten cylindrischen Theil des Halses und bietet daher nicht die seitlichen Ausbreitungen zur Schultergegend dar. Aber auch die obere Schnittfläche an sich zeigt dann eine andere Gestalt; sie nähert sich mehr der Kreisform. Man braucht nur in dem Atlas von *Pirogoff*, *fasc. I, Tab. X, Fig.* 5 und 6 zu betrachten, um sich davon zu überzeugen; und wird dabei bemerken, dass eben die schwach entwickelte Muskulatur es ist, welche die Kreisform möglich macht. Auch gibt *Pirogoff* im Texte an, dass der Durchschnitt einem *juvenis macilentus* angehörte. Ebenso erhielt ich bei früheren Durchschnitten an einem 50jährigen Manne, demselben, von dem *Tab. IX* im ersten Hefte genommen ist, in der Höhe des 6. Halswirbels noch ziemlich kreisrunde Scheiben.

Demnach wird man die hier vorliegende Gestalt als typisch für den Hals eines jugendlichen kräftigen Mannes ansehen müssen, und Abweichungen davon nach der Kreisform zu bei Lebenden auf Muskelschwäche zu beziehen haben.

Durchschnitte an weichen, nicht erhärteten Cadavern geben natürlich keine festen, den ursprünglichen Verhältnissen entsprechende Formen. Bei ihnen geben die Theile so weit nach, dass sie ebenso, wie man dies beim Aufthauen der gefrornen Scheiben beobachten kann, eine Kreisform allmälig annehmen. Dies mag wohl auch der Grund sein, warum die Abbildungen von *Béraud* und *Nuhn*, die fast gleiche Regionen des Halses im Durchschnitte wiedergeben, so wesentlich von der meinigen in Beziehung auf die äussere Form abweichen. Wenigstens ist daselbst von einer Abnormität wie bei *Pirogoff* nichts erwähnt. Die Abbildung von *Béraud* findet sich in dessen *Atlas d'anatomie chirurgicale, Paris*, 1862, *planche* 37. Die Zeichnung von *Nuhn* ist von *Henle*, in seiner Muskellehre *pag.* 131 und von *Henke*, Atlas der topographischen Anatomie, Tafel 69, wiedergegeben worden.

Was die einzelnen Theile auf der vorliegenden Abbildung betrifft, so ist zunächst der Kehlkopf zu betrachten, welcher nahe unter den Stimmbändern getroffen wurde. Man sieht vorn den Bogen, welchen die Durchschnittsfläche des

Schildknorpels bildet, und nach hinten zu ihm gegenüber die durchschnittene Platte des Ringknorpels. Von den Giessbeckenknorpeln sind nur die Muskelfortsätze getroffen worden; von den Stimmfortsätzen ist nichts mehr zu sehen. Dieselben lagen höher oben. Der Raum zwischen Schild- und Ringknorpel ist so ziemlich ausgefüllt durch das Muskelfleisch des *m. thyreo-arytaenoideus* und *m. crico-arytaenoideus lateralis*. Lateralwärts von beiden liegen Streifen vom *m. thyreo-aryepiglotticus*. Hinter diesem, an der Vorderfläche der *musculi crico-arytaenoidei postici* zeigt sich der *nervus laryngeus inferior* und die *arteria laryngea inferior*.

Aus der Form des quergeschnittenen Luftweges erkennt man ebenfalls, dass man sich nicht weit unterhalb der Stimmritze befindet. Man erkennt noch die schräg nach vorn abwärtsgehende Fläche der Ringknorpelplatte. Weiter nach abwärts erweitert sich der Raum immer mehr, geht aus einer seitlich comprimirten Form in die eines Cylinders über, da wo der Ringknorpel ihn allseitig einschliesst, und nimmt endlich in der *trachea* auf dem Durchschnitte die Gestalt eines Kreissegmentes an.

Da der vorliegende Schnitt für die Verhältnisse des Kehlkopfes kein grosses Interesse bietet, so habe ich an einem in Alkohol gehärteten Präparate einen Schnitt genau in der Ebene der Stimmbänder angelegt und dessen Abbildung noch hier beigefügt. Man erkennt daran, dass die *processus vocales* sich unmittelbar in die elastischen Fasern der Stimmbänder fortsetzen. Es lässt sich leicht nachweisen, dass an der Uebergangsstelle, die sich makroskopisch nicht scharf begrenzt, Netzknorpel liegt. Nach vorn zu gehen die Stimmbänder in einen Bindegewebswulst über, von welchem auch die *musculi thyreo-arytaenoidei* ihren Ausgangspunkt nehmen. Die Schleimhaut, welche an den Stimmbändern kein Flimmerepithel zeigt, überzieht dieselben straff und fest angeheftet.

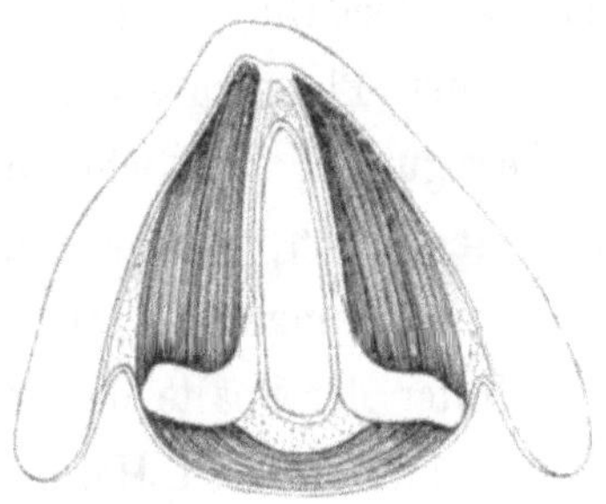

Drüsen finden sich unter derselben in dieser Ebene nur vorn im Winkel zwischen den vorderen Enden der Stimmbänder, und hinten zwischen den Giessbeckenknorpeln. Lateralwärts von den Stimmbändern liegen die 2 Schichten der *musculi thyreo-arytaenoidei*, von denen der mediale als *internus*, der laterale als *externus* bezeichnet wird. Weiter nach aussen von ihnen liegen die durchschnittenen Fasern des Muskels, welcher theils vom Schildknorpel zum Kehldeckel, theils vom Giessbeckenknorpel dahin geht, *m. thyreo-ary-epiglotticus* (*Henle*). Hinter den Durchschnittsflächen der Giessbeckenknorpel liegt quer von dem einen zum andern hinuntergehend der *musculus arytaenoideus* im Durchschnitte vor.

Auf der grossen Abbildung zeigt sich hinter dem Ringknorpel und hinter dem Querschnitte des *m. crico-arytaenoideus posticus* der quere Spalt des *pharynx*, angehängt an den Schildknorpel, wie die Sehne an einen Bogen. Da er sich im leeren Zustande beim Durchschneiden befand, so berühren sich seine vordere und hintere Wand. Hinter ihm sieht man die mittlere Parthie des unteren Schlundschnürers, vom *m. constrictor pharyngis infimus* den *m. thyreo-pharyngeus*.

Da der Schlund nach hinten zu unmittelbar an die Wirbelsäule, und die auf derselben liegenden *m. longus colli* und *m. rectus capitis anticus major* angelegt ist, so muss der Raum, welchen der hinabgleitende Bissen beim Passiren an dieser Stelle erfordert, durch Vordrängen der vorderen Wand des Schlundes geschafft werden und dadurch der Kehlkopf nach vorn rücken. Da derselbe beim Schlucken ausserdem noch gehoben wird, so resultirt aus beiden Richtungen eine Bewegung nach dem Kinne zu, welche leicht beim Schlingen beobachtet werden kann. Das lockere Zellgewebe, welches zwischen Schlund und Wirbelsäule liegt, bildet auf dem Durchschnitte einen ganz schmalen Saum, ist daher nicht im Stande, genügenden Platz zu schaffen. Es macht aber seine ausserordentliche Lockerheit die Bewegungen des Schlundes an der Wirbelsäule möglich. Diese Lockerheit ist es aber auch, welche Blutungen daselbst eine grosse Ausdehnung verschafft und Eitersenkungen so sehr begünstigt.

Hinter der Spalte des Schlundes liegt der Durchschnitt des 6. **Halswirbels**, der in seiner unteren Hälfte getroffen wurde. Da derselbe auf der rechten Seite an der Stelle gerade in den Schnitt fiel, wo der Wirbelkörper mit dem Bogen zusammenhängt, so bekommt man ein deutliches Bild von der Lichtung des Wirbelkanales. Dieselbe stellt sich als ein gleichschenkliges Dreieck dar, und ist so geräumig, dass bei der grossen Beweglichkeit der Halswirbelsäule doch das Rückenmark freien Spielraum behält, um Zerrungen gut ausweichen zu können.

Bemerkenswerth erscheint die Lage des Wirbels zu den umgebenden Weichtheilen insofern, als derselbe auffallend weit nach vorn gerückt erscheint. Nimmt man nämlich die Hälfte des Durchmessers von vorn nach hinten, so zeigt es sich, dass der Wirbelkörper vollständig in die vordere Hälfte des Schnittes zu liegen kommt. Man wird bei vergleichenden Messungen an dem auf Tafel I gegebenen Durchschnitte, so wie an anderen Abbildungen erkennen, dass diese Lage des Wirbels eine normale und zwar durch die Halskrümmung der Wirbelsäule bedingte ist, und dass für gewöhnlich die Bestimmung der *medulla* in ihrer Entfernung von der Nackenoberfläche am Lebenden viel zu gering ausfällt. Ein fast ganz gleiches Verhältniss wie bei der vorliegenden Zeichnung findet sich bei *Pirogoff, fasc. I. Tab.* 3. *Fig.* 2.; *Tab.* 2. *Fig.* 1. — *Fasc.* 1. *Tab.* 10. *Fig.* 6.

Da der Wirbelkörper nahe an seinem unteren Ende durchschnitten wurde, so ist auch der Zusammenhang desselben mit dem *processus transversus* gut ersichtlich. Man erkennt die durch Injectionsmasse ausgefüllte *arteria vertebralis* mit der daranliegenden zusammengefallenen Vene im Knochenkanale auf beiden Seiten. Da auf der linken Seite der Schnitt etwas tiefer fiel, so ist hier der *canalis transversalis* nach hinten zu nur durch Bandmasse geschlossen, und es ragt der *processus obliquus* des 7. Halswirbels mit seiner Gelenkspalte in die Schnittfläche hinein. Da ferner gerade der 6. Halswirbelkörper im Zusammenhange mit dem *processus transversus* getroffen ward, so ist diese Abbildung vorzugsweise geeignet, das von *Chassaignac* sogenannte *tubercule carotidien* in seiner Lage zur *arteria carotis communis* zu beleuchten. Es ist dieser Knochenvorsprung unter den Chirurgen auch geradezu als *Chassaignac*'scher Tuberkel bekannt, und gilt nach den Angaben des Autors für einen vorzugsweise guten Wegweiser bei Aufsuchung der Arterie, wenn deren Unterbindung durch Anschwellung der Gewebe oder durch Tumoren erschwert ist.

Man sieht nun auch ganz deutlich, dass die vordere Zinke der Knochengabel, welche von der Seite des Wirbelkörpers ausgeht und den 6. Halsnerven in sich fasst, diesen von *Chassaignac* angegebenen Vorsprung darstellt, und wie ein Wegweiser direkt auf die unmittelbar daran liegende *arteria carotis communis* hinführt. Da ferner dieser Vorsprung, der die morphologische Bedeutung einer rudimentären Rippe hat und richtiger *eminentia costaria* heisst, am 6. Wirbel stärker vorspringt als an den oberen Wirbeln und besonders am 7., so kann er auch am Lebenden sehr leicht gefühlt werden, wenn man von unten her unter leichtem Drucke an der Seite der Wirbelkörper bis zur Kehlkopfshöhe hinauf geht.

Wenn es nun aber auch erlaubt ist, zur Demonstration und Orientirung für Anfänger diesen Knochenvorsprung bei Aufsuchung der Arterie zu benutzen, so erscheint es nicht zweckmässig für Chirurgen von Fach, solche Hülfsmittel zu gebrauchen, ganz besonders in complicirten Fällen. Ganz abgesehen von der Frage über die Zweckmässigkeit der Carotisunterbindung gerade an dieser Stelle, ist es entschieden besser, den sicheren Weg, den die Muskeln und Fascien bestimmen, Schicht für Schicht zu durchschreiten. Man läuft dabei weniger Gefahr, Theile zu verletzen, die geschont werden müssen, und wird auch sicherer auf die Arterie geführt. Die Arterien sind in ihrer Lage durch Muskeln und Fascien bestimmt, und können aus ihrer Lage zu solchen Knochenpunkten leicht verdrängt werden. Liegen sie dagegen so fest und unabänderlich in Knochenkanäle eingeschlossen wie die *a. vertebralis*, so ist dadurch allerdings die Bestimmung ihrer Lage erleichtert, aber der Weg zu ihnen im gleichen Grade verbaut. Dass aber die *arteria carotis* aus ihrer Lage vom *Chassaignac*'schen Tuberkel leicht weggedrängt werden kann, also dieses Unterstützungsmittel gerade für eine Reihe von Fällen nicht passt, ergibt sich schon aus der Betrachtung der normalen Schilddrüse, welche auf der Abbildung mit ihren oberen Lappen zwischen Arterie und Schildknorpel eingelagert ist. Anschwellungen derselben müssen die Arterie von diesem Knochenvorsprunge seitlich abdrängen, vermögen sie dagegen nicht aus der fibrösen festen Scheide zu lösen, die von den Hüllen des *m. sternocleidomastoideus*, *scalenus* und der Schilddrüse selbst gebildet werden. Bei einem Schnitte, den ich in gleicher Höhe des Halses an einem festgefrorenen, mit Kropf behafteten Cadaver machte, zeigte sich denn auch die *carotis* 1 Centimeter weit nach auswärts von dem *Chassaignac*'schen Tuberkel entfernt, das Verhältniss zu den Muskeln und Fascien aber natürlicherweise unverändert.

Betrachtet man die Abbildung näher, so wird man auch das Verhältniss der Fascien zur Arterie erkennen. Freilich reichen solche Darstellungen nicht aus, um das Verhältniss sämmtlicher Fascien klar zur Darstellung zu bringen. Man ist gezwungen, dieselben als weisse Linien einzuzeichnen und dabei nicht im Stande, das Zusammentreten von mehreren Blättern genügend zu markiren. Ausserdem lassen sich dadurch nicht wirkliche Fascien von einfachen Zellgewebslagen gehörig unterscheiden. Ich verweise deshalb für das genauere Verständniss dieser Theile auf die Arbeiten von *Dittl* und *Pirogoff*, ebenso auf die reichhaltige Anatomie von *Henle*, und füge nur noch hinzu, dass die Conturen der Muskeln, welche die Fascienlagen hauptsächlich bestimmen, ganz genau nach dem Präparate wiedergegeben sind und deshalb doch auch in dieser Beziehung sichere Anhaltspunkte abgeben.

Nach aussen und etwas nach hinten von der Arterie liegt die zusammengefallene mächtige *vena jugularis interna*, zwischen beiden der *nervus vagus*, der bei der Unterbindung besondere Vorsicht erfordert. Man vermeidet ihn am sichersten, wenn man nach Spaltung der fibrösen Scheide mit einer feinen Sonde durch das Zellgewebe hart um die Arterie den Weg bahnt und dann erst unter Anspannung der Fascienränder mittels 2 Pincetten die Unterbindungsnadel herumführt. Man kann dabei sowohl von innen wie von aussen eingehen. Hinter und nahe an der Arterie liegt der *nervus sympathicus*, der bei diesem Verfahren ebenfalls geschont wird, was kaum möglich sein wird, wenn man nur die alte Regel befolgt, mit Rücksicht auf den *vagus* von aussen nach innen um die Arterie den Haken zu führen und dann mit der im Zellgewebe gefangenen Spitze gewaltsam durchbricht. Hinter dem *vagus*, auf dem *m. scalenus*, liegt der *nervus phrenicus*.

Hinter der *vena jugularis*, zwischen *m. sternocleidomastoideus* und *scalenus medius* fanden sich *nervi supraclaviculares* vom 4. Halsnerven. Zwischen *m. scalenus anticus* und *medius* erkennt man ferner die Durchschnitte des 5. und 6. Halsnerven, welche gemeinsam auf der Abbildung als *plexus brachialis* bezeichnet wurden, um nicht durch zu viele Einzelnheiten die Klarheit des Bildes zu stören. Der 7. Halsnerv geht von der *medulla spinalis* im Kanale der Wirbelsäule ab und schlägt eine Richtung nach aussen und abwärts ein, hinter der *arteria vertebralis*.

Tab. VI.

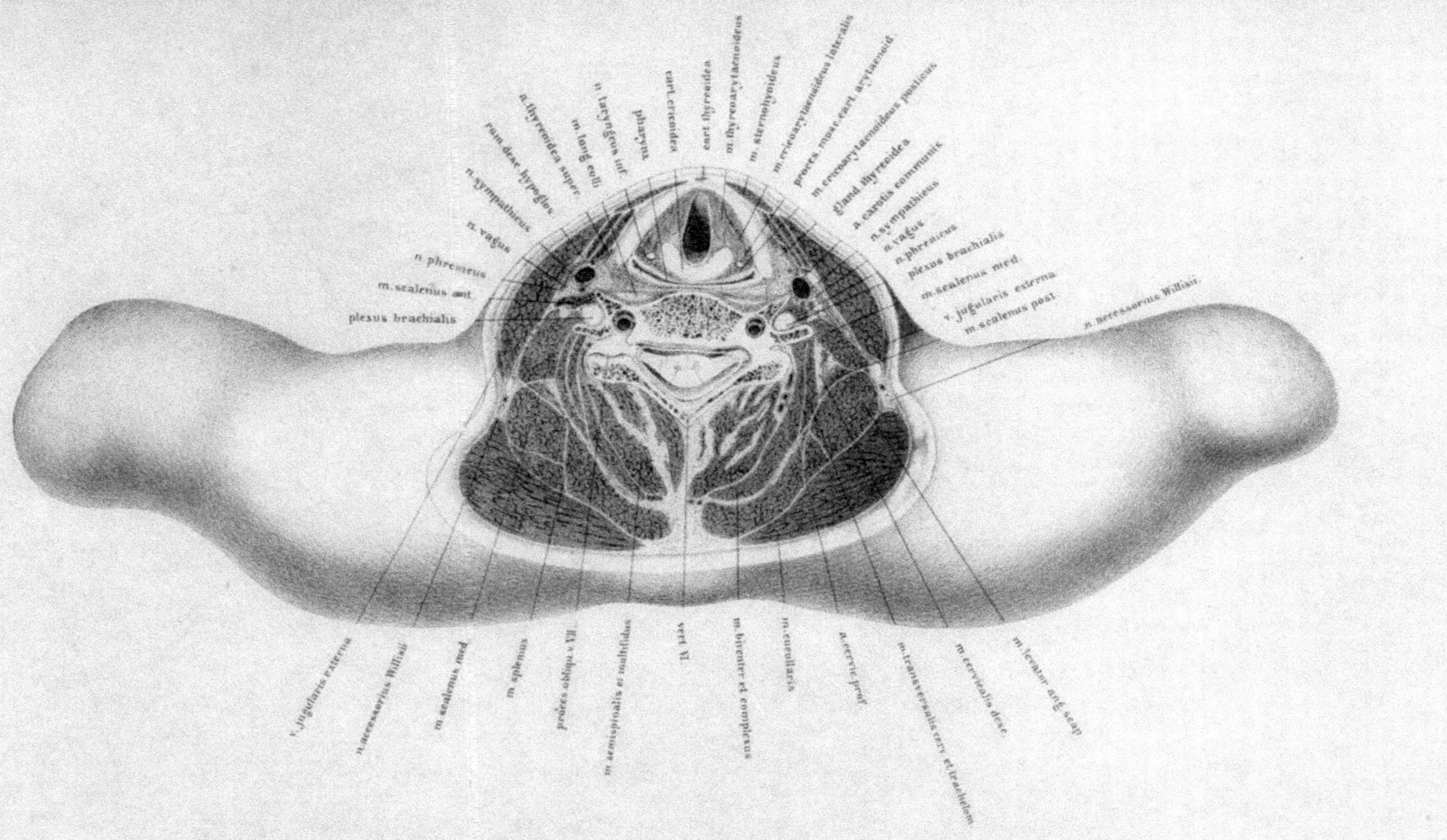

n. phrenicus
m. scalenus ant.
plexus brachialis
n. vagus
n. sympathicus
ram. desc. hypoglos
a. thyreoidea super.
m. long. colli
n. laryngeus inf.
pharynx
cart. cricoidea
cart. thyreoidea
m. thyreoarytaenoideus
m. sternohyoideus
m. cricoarytaenoideus lateralis
process. musc. cart. arytaenoid.
m. cricoarytaenoideus posticus
gland. thyreoidea
a. carotis communis
n. sympathicus
n. vagus
n. phrenicus
plexus brachialis
m. scalenus med.
v. jugularis externa
m. scalenus post.
n. accessorius Willisii.
v. jugularis externa
n. accessorius Willisii
m. scalenus med.
m. splenius
procès obliqu. v. VII.
m. semispinalis et multifidus
vert. VI.
m. biventer et complexus
m. cucullaris
a. cervic. prof.
m. transversalis cerv. et trachelom.
m. cervicalis desc.
m. levator ang. scap.

TAFEL VII.

Die hier abgebildete Scheibe gehört demselben Cadaver an wie die vorhergehenden und folgenden Abbildungen, und besass eine Stärke von 2 Centimeter. Da, wie aus der Configuration und der Bezeichnung ersichtlich ist, die obere Fläche abgezeichnet wurde, und der äussere Contur nach dem Umfange der unteren Fläche gezogen ward, so kann man die Zeichnung auf die Schnittfläche der nächst folgenden Abbildung einpassen und bekommt dann eine vollkommnere Ansicht von oben her auf Schultern und Anfangstheil des *thorax*.

Der Schnitt ging durch den unteren Rand des Ringknorpels, begann also unmittelbar unter dem Kehlkopf, traf die Seitenlappen der Schilddrüse, die untere Fläche des 7. Halswirbelkörpers sowie ein Stück der darunter liegenden Bandscheibe und hielt sich seitlich in der Höhe des Gelenkes zwischen *acromion* und *clavicula*. Wie man sich durch Messung überzeugen kann, sind die beiden Seitenhälften von gleicher Länge, ebenso zeigen dieselben eine grosse Symmetrie in der Anordnung der einzelnen Theile, so dass die genau horizontale Sägeführung schon hieraus ersichtlich ist; und doch finden sich manche Differenzen beider Seitenhälften. Während rechts das Gelenk zwischen *clavicula* und *acromion* geöffnet ward, ein Stückchen vom Schulterblatte im Muskelfleische des *serratus antic. major* hervorragt, und selbst das Köpfchen der ersten Rippe bereits sichtbar wird, ist links der Schnitt unterhalb der Gelenkverbindung zwischen *clavicula* und *acromion* durchgegangen, und weder von Rippe noch vom *angulus scapulae* daselbst etwas zu sehen. Man erkennt daraus, dass selbst bei normalen und untadelhaft gebauten Körpern Abweichungen von der seitlichen Symmetrie vorkommen, welche es nicht gestatten, bei Durchschnittszeichnungen nur die eine Hälfte aufzunehmen und auf die andere Seite einfach zu übertragen.

Da der Schnitt durch die Verbindungsstelle der Hals- und Brustwirbelsäule ging, so gibt er die Grenzfläche zwischen Nacken und Rücken wieder, hält sich dagegen vorn, vor der Wirbelsäule, noch vollständig im Bereiche des Halses, der viel weiter hinunter geht als hinten der Nacken, und erst seine Begrenzung durch die Schlüsselbeine findet, die sich in ziemlicher Länge noch durch die Bedeckungen hindurch erkennen lassen. Man wird daher dies Verhältniss im Auge behalten müssen, wenn es sich darum handelt, tief gehende Schuss- und Stichwunden in dieser Gegend zu untersuchen. Namentlich Anfänger suchen den Beginn der Brustwirbelsäule viel tiefer am Halse als am unteren Rande des Kehlkopfes.

Von den Knochentheilen der Wirbelsäule, welche hier vorliegen, hat man zunächst, wie schon oben erwähnt, den untersten Theil des 7. Halswirbelkörpers vor sich. Zu diesem Wirbel gehören ferner der lange durchschnittene *proc. spinosus*, der von aussen leicht durchgefühlt werden kann und als Ausgangspunkt für das Auszählen der Brustwirbel benutzt wird. Zum 7. Halswirbel gehören ferner noch die unteren Abschnitte der *proc. obliqui*, die in ihrer Gelenkverbindung getroffen wurden. Vor diesen liegen die *processus obliqui* und *transversi* des 1. Brustwirbels, und auf der rechten Seite sieht man auch bereits das Köpfchen der ersten Rippe vorragen.

Vor der Wirbelsäule liegt beiderseits das Fleisch des *musculus longus colli*, und neben demselben im Bogen nach dem *processus transversus* zu das Muskelfleisch der *scaleni*. Der *scalenus anticus* wird vom *scalenus medius* abgetrennt durch die Querschnitte des *plexus brachialis*, von den vorderen Aesten der unteren Halsnerven und des ersten Brustnervens gebildet. Von den hinteren Aesten der Halsnerven konnte im Präparate nichts Deutliches dargestellt werden. Dagegen zeigte sich ganz deutlich auf der vorderen Fläche des *scalenus anticus* der Durchschnitt des *nervus phrenicus*.

Zwischen *m. longus colli* und *scalenus anticus* liegt die *arteria vertebralis* mit ihrer Vene, welche auf dem Wege nach dem *canalis vertebralis* getroffen worden war. Unmittelbar vor ihr befindet sich auf der rechten Seite das untere Halsganglion des *nervus sympathicus*. Auf der linken Seite liegt der *sympathicus* weiter nach aussen, zwischen *scalenus* und *carotis*, ausserdem macht sich aber noch ein Ast auf der innern Seite der *arteria thyreoidea inferior* bemerkbar, der sich auch auf der rechten Seite findet, und dem *nervus cardiacus longus* entspricht.

In der Mitte, vor der Wirbelsäule, sieht man die Luftröhre schräg nach abwärts und hinten gehend, an ihrer Schnittfläche noch Reste des Ringknorpels und des *constrictor pharyngis inferior* (*crico-pharyngeus*); hinter ihr der Anfangstheil des *oesophagus* im leeren zusammengefallenen Zustande, so dass vordere und hintere Wand sich berühren und die Lichtung einen Querspalt darstellt. Im weiteren Verlaufe weicht derselbe von der Mittellinie nicht unbedeutend ab und schon auf Tafel VIII., welche sich noch in der Höhe des ersten Brustwirbels hält, findet man ihn mehr auf der linken Seite herüber gezogen, auf die er sich weiter abwärts eine Strecke weit vollkommen hinüber begibt. Zwischen *trachea* und *oesophagus* zeigen sich zu beiden Seiten die Durchschnitte des *nervus laryngeus recurrens* vom *vagus*, und weiter nach aussen die Seitenlappen der völlig normalen Schilddrüse. Gerade an dieser Stelle kann man sämmtliche 4 Arterien dieser Drüse und die Schwierigkeit einer Unterbindung derselben erkennen. Während die *a. thyreoidea superior* bereits in die vordere Drüsenparthie eingetreten ist, zeigt sich die *a. thyreoidea inferior* beiderseits nach ausserhalb derselben. Man findet auf der rechten Seite zwischen *carotis* und tiefer Halsmuskulatur 2 starke Arterienlumina, welche dieser Arterie angehören. Sie entspringt bekanntlich von der *arteria subclavia*, steigt eine Zeitlang aufwärts, um dann mit einem Bogen hinter die *carotis* und dann wieder nach abwärts zur Schilddrüse zu gelangen. Gerade unterhalb des Bogens ist die Arterie getroffen worden, so dass sowohl der aufsteigende wie der absteigende Theil zu Gesicht kam. Auf der linken Seite hatte sich der absteigende Theil der Arterie bereits in 2 Aeste getheilt.

Es wurde schon früher erwähnt, dass auf solchen Durchschnittszeichnungen die Wiedergabe der Fascien grosse Schwierigkeit findet, und dass deshalb alle die feineren Blätter, welche sich noch zwischen die einzelnen Gefässe hineinschieben, weggelassen worden sind. Es erscheint daher der Raum, in welchem *carotis*, *vena jugularis interna*, *nervus vagus* eingeschlossen sind, einfach, mit Zellgewebe zwischen den einzelnen Theilen ausgefüllt. Die Begrenzungen desselben im Ganzen sind aber genau wiedergegeben worden, und so erkennt man, dass nach vorn die Gefässscheide von der mittleren Halsfascie mit dem *omohyoideus*, nach innen durch die Hülle der Schilddrüse, nach hinten durch das Fascienblatt der tiefen Halsmuskeln und nach aussen durch die Scheide des *sternocleidomastoideus* gebildet wird. Innerhalb derselben nach aussen und etwas nach hinten von der Arterie liegt die Vene, zwischen beiden der *vagus*, vor ihnen der *ramus descendens n. hypoglossi*. An dieser Stelle beginnt bereits der *m. omohyoideus* die grossen Gefässe zu kreuzen und sehnig zu werden, was namentlich links gut ersichtlich ist.

Es ist bekannt, dass die Ausführung der Tracheotomie oberhalb der

Schilddrüse, zwischen dieser und dem Ringknorpel, vorzugsweise gern ausgeführt wird. Die Abbildung zeigt, wie ausserordentlich nahe die Luftröhre in dieser Gegend der Oberfläche liegt, und wie leicht eine Operation bei dem vorliegenden Körper wegen der völlig normalen Schilddrüse und der geringen Entwickelung ihres Mittelstückes auszuführen gewesen wäre. Man könnte durch die Verhältnisse auf der Abbildung verführt werden, die Ausführung der Operation in einem Tempo für empfehlenswerth zu halten. Jedoch ist trotzdem vor dieser Methode zu warnen und das präparirmässige Einschneiden, Schicht für Schicht, als allein statthaft festzuhalten, weil sich nie im Voraus bestimmen lässt, in wie weit das Mittelstück der Schilddrüse das Operationsfeld verlegt und Blutungen derselben ausserordentlich schwer zu stillen sind.

Die Muskelmasse, welche die hintere Hälfte des Mittelstückes ausmacht, ist so genau wie möglich analysirt worden und durch die Bezeichnung hinreichend kenntlich. Es ist hierbei nur zu bemerken, dass auf der linken Seite der Schnitt oberhalb des *musc. serratus antic. major* hinwegging, während der obere Rand dieses Muskels auf der rechten Seite getroffen ward und mit dem *levator anguli scapulae* daselbst so zusammenhing, dass keine scharfe Grenzlinie zwischen beiden gezogen werden konnte. Auf der linken Seite ist daher auch in dem Zwischenraume zwischen *levator anguli scapulae* und *cucullaris* die über den oberen Rand des *serratus antic. major* nach hinten gehende *arteria transversa colli* gerade in ihrem Bogen getroffen worden. Man erkennt deutlich ihren Weg auf der äusseren Seite des *scalenus medius*, und ihre Lage zur oberflächlichen *arteria cervicalis superficialis*, bis sie sich nach hinten zum *cucullaris* und *levator ang. scap.* wendet, um in der Gegend des Schulterblattwinkels in ihre Endäste zu zerfallen. Auf der rechten Seite ist dieselbe Arterie nur auf dem Querschnitte zu erkennen.

Die grösste Schnittfläche bildet der *musculus cucullaris*, der gerade an der Stelle seiner fächerförmigen Ausbreitung getroffen wurde. Während die hinteren Faserbündel, die zum *acromion* und Akrominalende der *clavicula* gehen, mehr quer verlaufen und deshalb parallel den Faserzügen geschnitten wurden, verlaufen die am vorderen Rande liegenden Fleischbündel mehr senkrecht nach dem Mittelstücke der *clavicula* zu und zeigen auch daher mehr die querdurchschnittenen Fasern. In dem Muskelfleische selbst erkennt man beiderseits noch den *nervus accessorius Willisii*.

Tab. VII.

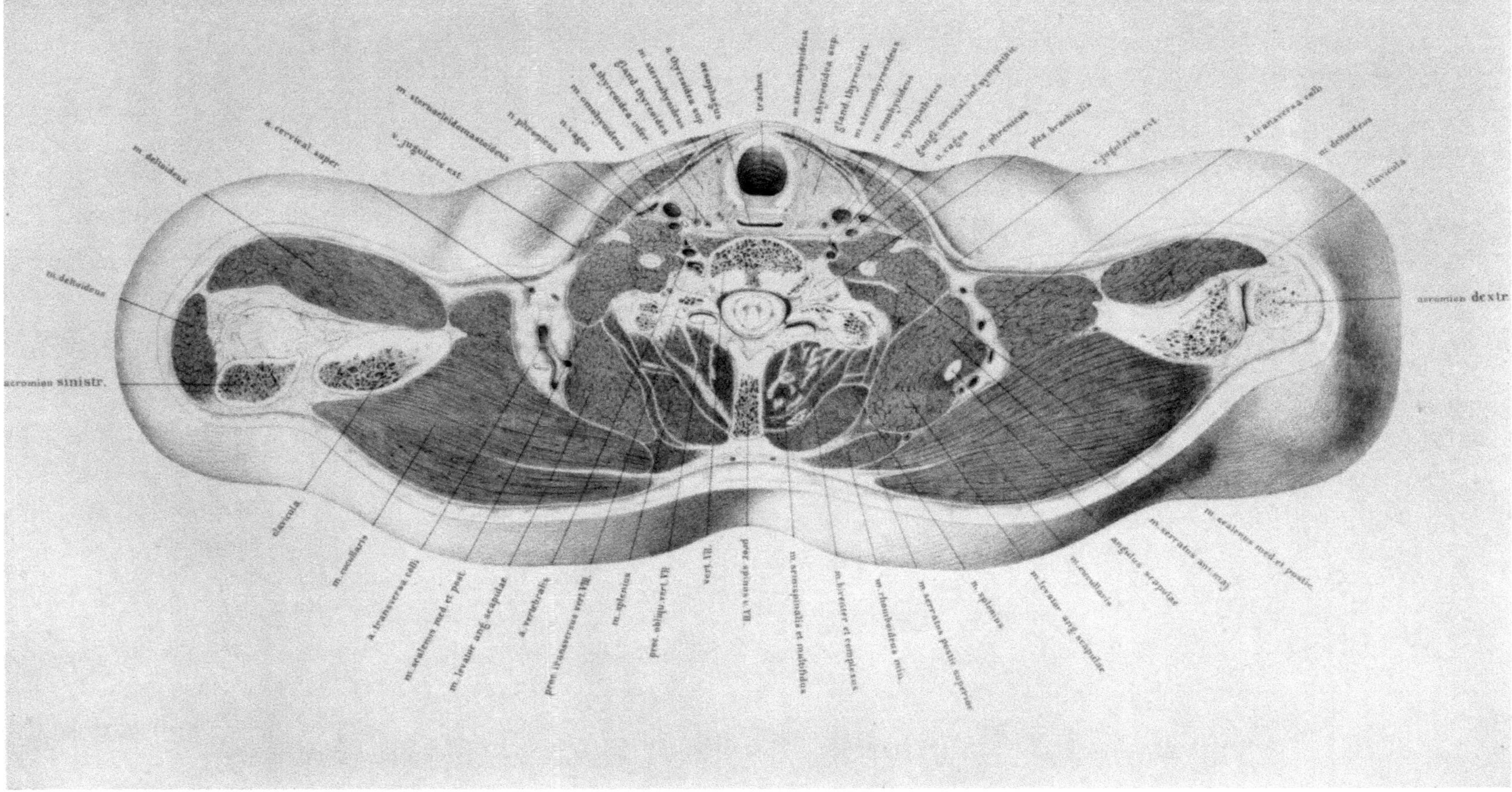
m. deltoideus
a. cervical. super.
v. jugularis ext.
m. sternocleidomastoideus
n. phrenicus
n. vagus
m. omohyoideus
a. thyreoidea infer.
gland. thyreoidea
m. sternohyoideus
a. thyreoidea sup.
oesophagus
trachea
m. sternohyoideus
a. thyreoidea sup.
gland. thyreoidea
m. sternothyreoideus
m. omohyoideus
n. sympathicus
gangl. cervical. inf. sympathic.
n. vagus
n. phrenicus
plex. brachialis
v. jugularis ext.
a. transversa colli
m. deltoideus
clavicula
acromion dextr.
m. scalenus med. et postic.
m. serratus ant. maj.
angulus scapulae
m. cucullaris
m. levator ang. scapulae
m. splenius
m. serratus postic. superior
m. rhomboideus min.
m. biventer et complexus
m. semispinalis et multifidus
proc. spinos. v. VII
vert. VII
proc. obliqu. vert. VII
m. splenius
proc. transversus vert. VII
a. vertebralis
m. levator ang. scapulae
m. scalenus med. et post.
a. transversa colli
m. cucullaris
clavicula
m. deltoideus
acromion sinistr.

TAFEL VIII.

Die Abbildung auf dieser Tafel stellt die obere Fläche der letzten Scheibe dar, die von dem injicirten Cadaver genommen wurde, welches auch den vorhergehenden Blättern zu Grunde lag. Es ist daher nicht nöthig, über das Cadaver selbst etwas zu erwähnen, da bereits bei Tafel V. das Wesentliche hierüber bemerkt worden ist.

Der Schnitt wurde so geführt, dass er gerade beide *arteriae subclaviae* in der Höhe ihres Bogens traf, den sie über die Lungenkuppel beschreiben, und war zufällig so glücklich ausgefallen, dass der Stamm der linken Schlüsselbeinarterie selbst unverletzt blieb, während derselbe auf der rechten Seite sammt der darunter liegenden Lunge angeschnitten wurde. Er hielt sich ausserdem in der Ebene des *isthmus glandulae thyreoideae*, des unteren Randes vom 1. Brustwirbel, sowie der *processus coracoidei* und der Oberarmköpfe oberhalb der Rollhügel. Eine Folge der hohen Schulterstellung ist es, dass die seitlichen Parthieen des Schultergelenkes schon auf diesem Schnitte sich zeigen, während sie bei minder kräftigen Körpern erst in der Höhe der Sternoclaviculargelenke gefunden werden.

Was zunächst die Verhältnisse der Wirbelsäule betrifft, so erkennt man an der vorderen Seite derselben ein Stückchen Wirbelkörper, welches der unteren Fläche des 1. Brustwirbels angehört, dahinter aber die Symphyse zum 2. Brustwirbel, welche in Folge der Wirbelsäulenkrümmung ebenso wie der Wirbelkörper bei der horizontalen Sägeführung schräg getroffen wurde. Hinter der Bandscheibe ragt ein kleines Stückchen des 2. Brustwirbels hervor, dem auch die beiden *processus transversi* angehören. Die beiden Rippen, welche sowohl an diesen Fortsätzen als auch an den Wirbelkörpern selbst sich inseriren, sind demnach die zweiten. Vor ihnen, in der Muskulatur, liegen die Durchschnitte der ersten Rippen. Vom Brustbeine und dem Sternalende der Schlüsselbeine ist nichts zu sehen. Beides liegt bedeutend tiefer, wie sich schon aus der Betrachtung der

Schilddrüse ergibt. Die Durchschnitte der Schlüsselbeine selbst betreffen so ziemlich deren Mitte und sind mit dem darunter liegenden *musculus subclavius* leicht zu finden. Man sieht also, dass der obere Theil des *thorax* durch den Schnitt bereits geöffnet ist, welcher sich nach vorn zu noch vollkommen in der Halsregion befindet. Man wird demnach die Halsregion von dem Brusttheile des Körpers nicht durch eine Horizontalebene abgrenzen können, sondern wird die Grenze schräg nach hinten hinaufführen müssen, so dass man auch sagen könnte, der Hals liege nicht nur über dem *thorax*, sondern zum Theil auch vor demselben. Man wird sich demnach nicht verwundern, wenn horizontal über den Schlüsselbeinen eindringende Halsverletzungen die Lungen treffen und wird ganz besonders in dieser Beziehung Stich- und Schusswunden der unteren Halsgegend zu untersuchen und zu beurtheilen haben.

Da die linke Lunge durch ihre zwar freigelegte, jedoch noch unverletzte *pleura* deutlich hindurchscheint, die rechte aber sammt der *arteria subclavia* durch den Schnitt getroffen wurde, so könnte man vielleicht glauben, dass die Säge überhaupt auf der rechten Seite weiter nach abwärts geführt worden sei. Allein dem ist nicht so. Abgesehen davon, dass bei ganz gleicher Schulterhaltung, soweit sich dieselbe herstellen liess, möglichst genau die Horizontalebene eingehalten wurde, findet sich sogar der rechte Oberarmkopf bedeutend höher getroffen als der linke. Man kann demnach annehmen, dass die rechte Lunge bei dem vorliegenden Cadaver höher hinaufgeragt habe, als die linke. Da diese Differenz, wie aus der Abbildung deutlich hervorgeht, nicht unbedeutend ist, und einen völlig normalen untadelhaften jugendlichen Cadaver betrifft, so erscheint dieses Verhältniss für die Untersuchung, namentlich für die Percussion der Lungenspitzen nicht unwichtig. Man wird sonach bei muskelkräftigen jungen Individuen oberhalb der Schlüsselbeine rechts einen volleren Percussionston erwarten können als links, und um so sicherer auf eine Anomalie schliessen, wenn sich das umgekehrte Verhältniss zeigen sollte.

Zu beiden Seiten des Muskelfleisches des *longus colli*, zwischen diesem und der Lunge, sieht man das 2. Brustganglion des *nervus sympathicus*; vor und über der Lungenkuppel die *arteria subclavia*, seitwärts von dieser die grosse Fläche des schräg getroffenen *plexus brachialis*. Während die Arterie nicht die höchste Höhe der Lungenspitzen überschreitet, sondern mehr auf dem vorderen Abhange der *pleura* aufliegt, bildet der *plexus brachialis* mit der Wirbelsäule eine Art Nische, welche die oberste Spitze der Lunge aufnimmt, überdacht dieselbe somit noch höher, als die vor ihm liegende grosse Arterie.

Namentlich auf der linken Seite lässt sich dieses Verhältniss recht gut erkennen.

Die linke *arteria subclavia*, im Stamme unverletzt, zeigt nach oben die Durchschnitte von 2 starken abgehenden Aesten. Von diesen gehört der innere der *arteria vertebralis*, der äussere dem *truncus thyreocervicalis*. Vorn, um den *scalenus anticus* und *nervus phrenicus* herum schlingt sich die *arteria cervicalis superficialis*, um schräg aufsteigend über den *plexus brachialis* nach aussen und hinten zum Nacken zu gelangen. Man sieht sie noch im Anfange ihres Verlaufes abgeschnitten, unmittelbar unter dem sie nach aussen bedeckenden hinteren Bauche des *m. omohyoideus*, von dem nur ein Stückchen abgeschnitten wurde. Fast der ganze Muskel fand sich in der nächst höheren Scheibe.

An der hinteren Wand der *subclavia* liegen 2 kleine Arterienöffnungen, die sich nicht genauer bestimmen liessen. Die *arteria transversa colli*, welche auf der vorhergehenden Tafel in ihrer Endtheilung zu sehen ist, entsprang von dem starken Stamme am *scalenus anticus*, gemeinsam mit der *a. thyreoidea inferior*. Man sieht die Fortsetzung ihres Stammes, die *dorsalis scapulae*, gedeckt vom *m. rhomboideus* in die Tiefe gehen.

Die *arteria transversa scapulae* liegt hinter dem *musculus subclavius;* man erkennt sie wieder hinter der Bandmasse des *lig. conoideum* und *trapezoideum*, am *proc. coracoideus*, da wo sich in der Tiefe die *incisura scapulae* fand. Sie ging über das *lig. transv. scapulae* hinweg zur *fossa supraspinata*, während der sie begleitende *nervus suprascapularis* unter demselben hindurchging.

Von der rechten *arteria subclavia* ist die obere Wand eine Strecke weit durch den Schnitt entfernt worden, so dass man bequem in ihre Lichtung hineinsehen kann. Man sieht an dem medialen Ende des Ausschnittes eine Ausbiegung der Wand, welche dem Abgange des *truncus thyreocervicalis* entsprach, und erkennt die Abgangsstelle der sich um den *m. scalenus anticus* herumwindenden *a. cervicalis superficialis*. Weiter nach aussen, zwischen *musc. subclavius* und *serratus anticus major* liegt die *a. transversa scapulae*, welche mit der gleichnamigen Vene und dem *nervus suprascapularis* nach der *incisura scapulae* sich hinzieht, um über das Ligament hinwegzugehen, während der Nerv unter demselben liegt.

Bei Vergleichung beider Schlüsselbeinarterien stellt sich heraus, dass ausser der höheren Lage der rechten, an ihrem Bogen über die Lungenkuppel, der Anfangstheil beider eine sehr verschiedene Richtung hat, bedingt durch den verschiedenen Ursprung. Während der aufsteigende Theil der linken *subclavia,* vom Aortenbogen kommend, weiter nach hinten sich befindet und ein beträchtliches Stück der *pleura* anliegt, wendet sich die rechte *subclavia,* wenn man sie in entgegengesetzter Richtung des Blutstromes betrachtet, nach vorn hin, um mit der *carotis communis* zum *truncus anonymus* zusammenzutreten.

Das hier vorliegende Stück beider Arterien gehört der inneren und zum Theil der mittleren Portion derselben an. Die direkte Nähe der Lungen und Pleuren sprechen schon deutlich genug, um vor einer Unterbindung an dieser Stelle zu warnen, die denn auch bis jetzt fast in allen Fällen mit unglücklichem Erfolge vorgenommen wurde.

Beiderseits vor der *subclavia* liegt die *carotis communis,* dazwischen der gemeinsame Stamm der *vena vertebralis* und *v. cervicalis profunda;* medianwärts von dieser der *n. cardiacus longus.*

Die *vena vertebralis* zeigt vielfache Abweichungen in ihrem Verlaufe. Abgesehen davon, dass sie im Vertebralkanale nicht immer einen einfachen Stamm besitzt, sondern sich oft in ein Geflecht auflöst; dass sie ferner in seltenen Fällen gemeinsam mit der *vena cervicalis profunda* einen langen, hinter den Gelenkfortsätzen herunterlaufenden, Stamm bildet, der das Blut aus den *sinus* des Kanales aufnimmt, zeigt ihre Einmündungsstelle mehrfache Veränderungen. Sie mündet meistens in den Anfangstheil der *vena anonyma* ein, kann aber dabei hinter oder vor der *arteria subclavia* herunter gehen.

In dem einen Falle an der linken Körperseite fand sich, dass sie als Stamm im Vertebralkanale vor der synonymen Arterie herunterlief und nach Austritt aus dem Kanale nach vorn abbog, um über die *arteria subclavia* hinweg an deren Vorderseite in den Anfang der *vena anonyma sinistra* unmittelbar unter dem Ende der *vena jugularis interna* einzumünden. Dadurch bildete sie mit dieser mächtigen Vene an der inneren Seite der *arteria vertebralis* eine Venengabel, in welche sich der *ductus thoracicus* wie auf eine Stütze hineinlegte, um nach Ueberschreitung des Anfangtheiles vom Bogen der *arteria subclavia* in die Schlüsselbeinvene einzumünden.

In einem zweiten Falle kam die *vena vertebralis sinistra* hinter der *arteria subclavia,* zwischen ihr und der *pleura,* nach vorn, um in die *vena jugularis* an ihrem unteren Ende einzumünden, so dass man vom Thoraxraume aus, nach Wegnahme der Pleura, das mit der Schlüsselbeinarterie kreuzende Gefäss von hinten nach vorn zu frei verlaufen sehen konnte. In diesen horizontalen Theil der *vena vertebralis* mündete von oben herabkommend, vor der *arteria subclavia* noch ein Venenstamm ein, der der *vena cervicalis profunda* entsprach.

In einem dritten Falle verlief sie auf der rechten Seite ebenfalls hinter der *arteria subclavia* zur Einmündungsstelle, während sie auf der linken Seite vor dieser Arterie herabging.

In einem vierten Präparate endlich gingen beiderseits beide Vertebralvenen vor der *arteria subclavia* herab.

Diese Verhältnisse sind insofern nicht unwichtig, als immer noch von der Unterbindung der aufsteigenden Parthie der *arteria subclavia* gesprochen wird und Methoden dazu aufgeführt werden. Man erwähnt dabei Nerven und Arterien, welche geschont werden müssen, berichtet aber nichts von der *vena vertebralis* und dem auf der linken Seite direkt an ihr liegenden *ductus thoracicus*.

An der äusseren Seite der *carotis*, dicht hinter dem *m. sternocleidomastoideus* hat man die *vena jugularis interna*, zwischen ihr und *carotis* den *nervus vagus*.

Die *vena jugularis externa* zeigt sich links zwischen *clavicula* und *m. omohoideus*. Rechts mündete sie in die aufgeschnittene *vena transversa scapulae* ein. Von der *vena subclavia* war beiderseits nichts zu sehen, dieselbe lag intakt noch unterhalb der Schnittfläche.

Trachea und *oesophagus* sind auch ohne Bezeichnung schon durch ihre Form leicht zu erkennen. Vor ersterer liegt die Schilddrüse, welche gerade in ihrem *isthmus* getroffen worden ist. Sie erwies sich als vollkommen normal sowohl in Beziehung auf Struktur als auf Grösse, eine Erscheinung, die hier zu Lande verhältnissmässig selten ist. Weitaus der grössere Theil der Leichen zeigt Vergrösserungen dieser Drüse.

Der *oesophagus* beginnt bereits in dieser Höhe die Mittellinie zu verlassen, um sich nach der linken Seite hinüberzuziehen.

Auf Tafel 10, welche in der Höhe des Sternoclaviculargelenkes die einzelnen Theile wiedergibt, liegt er bereits vollständig zur linken Seite der *trachea*. Wenn aber auch diese seitliche Abweichung des *oesophagus* Regel ist, so scheint doch die Höhe zu variiren, in welcher diese Abweichung den stärksten Grad erreicht. Wenigstens finde ich in *Pirogoff* diese vollkommen seitliche Lage bereits auf *Tab. I. fasc.* 2 abgebildet, wo der Schnitt zwischen 1. und 2. Brustwirbel durchging, also in gleicher Höhe wie bei der vorliegenden Abbildung, wo der *oesophagus* eben erst anfängt, die Mittellinie zu verlassen.

Der linke Oberarmkopf ist so ziemlich in seiner Mitte getroffen worden; man sieht vorn den Beginn des *tuberculum majus*, welches gleich unter dem Schnitte zu finden war. Auf dieses hin geht auch die Sehne des *m. infraspinatus*, welcher sich im Bogen ein Stück um den Kopf herumzieht. Unter dieser Sehne, in der Nähe ihres Ansatzes, zeigte die Kapsel sich am dünnsten. Der *m. supraspinatus*, dessen Fleischmasse zwischen den 2 Knochenstreifen der *scapula* liegt, ist an seinem vorderen Ende abgeschnitten, da wo er aufsteigt, um über den Kopf zum *tuberculum majus* zu gelangen. Seine Sehne liegt mit in der Bandmasse an der vorderen Seite des Gelenkkopfes.

Der *m. deltoideus* mit seinen inneren Sehnenmassen ist schön entwickelt und leicht zu erkennen. Zwischen ihm und den Ansätzen der Rollmuskeln am *tuberculum majus* fand sich ein Schleimbeutel, dessen Höhlung durch eine schwarze Linie bezeichnet worden ist.

Da die *cavitas glenoidea* so ziemlich in der Mitte geschnitten worden ist, so liegt auch die Sehne des langen Kopfes vom *biceps* frei auf dem Durchschnitte in der Gelenkhöhle. Unten fand sich noch ein dünnes *mesenterium* ihres Schleimbeutels; oben war die Sehne völlig frei. Auf der vorderen Seite des *proc. coracoideus* liegen die sehnigen Ansätze des *bicnps* und *coracobrachialis*, weiter nach innen zu sieht man das Muskelfleisch des *pectoralis minor*. An der hinteren und inneren Seite des *proc. coracoideus* dagegen liegt die durchschnittene starke Bandmasse, welche die Verbindung mit der *clavicula* vermittelt, das *ligamentum conoideum* und *trapezoideum*.

Der rechte Oberarmkopf ist bedeutend höher getroffen als der linke, nämlich in der Höhe des oberen Randes der *cavitas glenoidea*. Man sieht daher den Knorpelüberzug vollständig um den Knochen herumgehen und die Kapsel allseitig frei. Aus der Tiefe tritt die Sehne des *biceps* hervor, um sich in der sehnigen Masse an der Gelenkpfanne zu inseriren. Da an den Sehnentheilen die Faserung nur im Allgemeinen wiedergegeben werden konnte, so darf man in dieser Beziehung nicht zu viel von der Zeichnung erwarten. Man wird deshalb die Faserzüge der Sehne des *m. infraspinatus* nicht um den Oberarmkopf herum bis zur Sehne des *biceps* verfolgen dürfen, wie es auf der Zeichnung den Anschein hat; dieselben verloren sich vielmehr in die Tiefe nach dem *tuberculum majus* zu, und hingen innig zusammen mit dem Ansatze des auch hier abgetrennten *musc. supraspinatus*.

Unterhalb des *deltoideus* fand sich auch auf dieser Seite ein Schleimbeutel.

Vergleicht man die Configuration des hier vorliegenden Durchschnittes mit dem auf Tafel IX, im grossen colorirten Atlas gegebenen, also den Durchschnitt eines jungen, muskelkräftigen Mannes, mit dem eines 50jährigen, so fällt gleich die massivere Anlage des Ganzen in die Augen. Im einzelnen aber sind nur die Muskellagen durchgehends breiter, während die Skelettheile durchaus nicht grösser und stärker erscheinen. So zeigt sich daher auch der Unterschied der Längen- und Dickendurchmesser gar nicht in der Weise, als man bei oberflächlicher Betrachtung zu erwarten geneigt ist. Nimmt man nämlich die Maasse von dem unteren Contur der vorliegenden Zeichnung, welcher genau nach dem Umrisse der unteren Fläche der Scheibe geführt wurde, und somit fast derselben Ebene entspricht wie Tafel IX im grossen Atlas, so bekommt man die Schulterbreite nur um $2^1/_2$ Centimeter grösser als bei dem alten Manne, dagegen den dicken Durchmesser in der Mittellinie, von vorn nach hinten, beim alten um 1 Centimeter noch grösser als bei dem jungen Manne.

Tab.VIII.

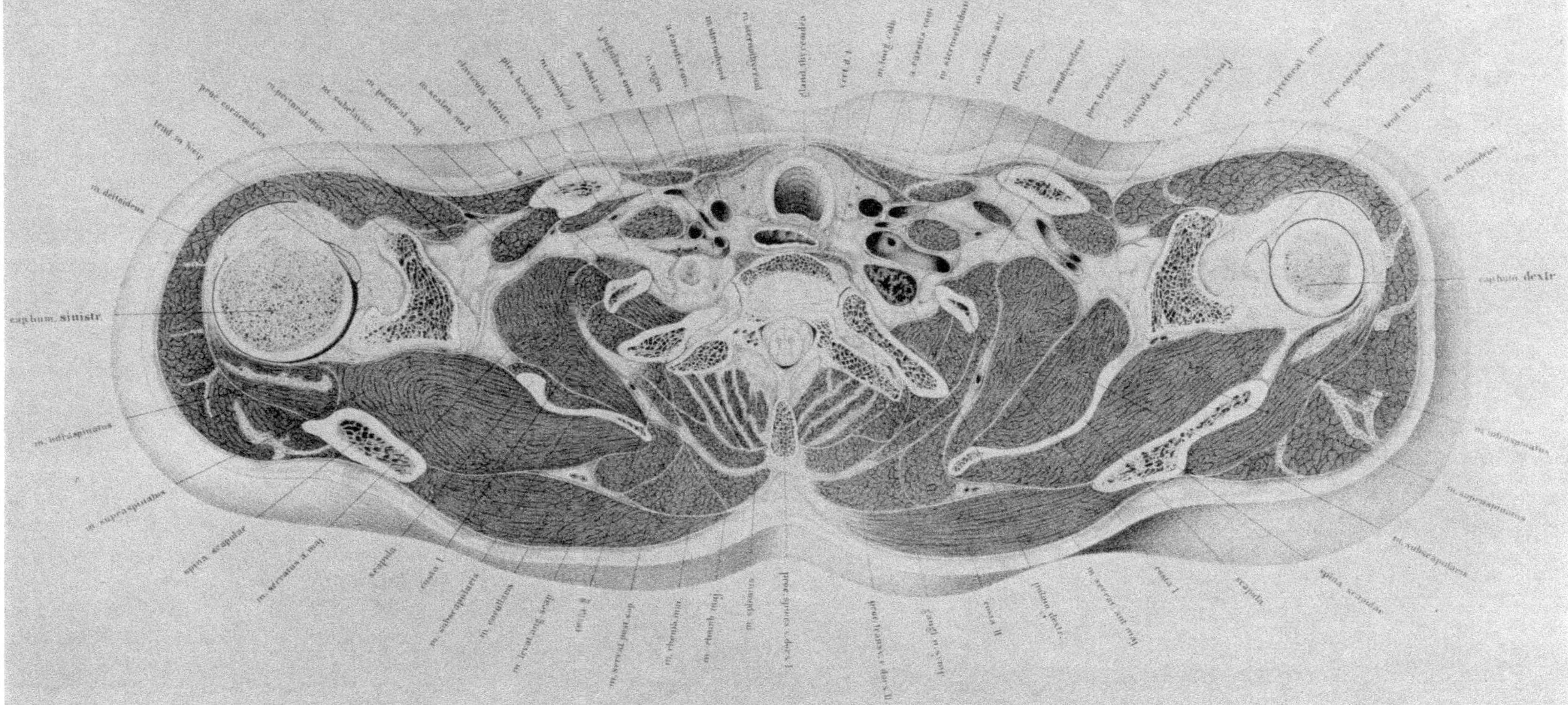
caput hum. sinistr.
caput hum. dextr.
m. deltoideus
tend. m. bicip.
proc. coracoideus
m. pectoral. min.
m. pectoral. maj.
m. subclavius
m. scalen. med.
m. scalen. ant.
plex. brachialis
clavicula sinistr.
clavicula dextr.
a. subclavia
n. vagus
a. carotis com.
m. sternohyoid.
m. sternothyreoid.
gland. thyreoidea
m. long. colli
platysma
m. infraspinatus
m. supraspinatus
spina scapulae
scapula
costa I
costa II
pulmo dextr.
proc. spinos. v. dors. I
proc. transv. v. dors. II

TAFEL IX.

Die vorliegende Tafel gibt einen Schnitt an der Grenze zwischen Brust und Hals von einem 22jährigen jugendlichen, kräftigen, völlig normalen Körper, der ganz frisch, noch in Todtenstarre, auf die Anatomie gebracht wurde. Von demselben Körper wurde auch die folgende Reihe der Durchschnitte bis zum Becken herab genommen.

Die hier vorliegende Scheibe hatte eine Stärke von $3\frac{1}{2}$ Centimeter und zeigt wie die übrigen die obere Fläche, so dass man von oben in den Körper hineinblickt. Die Arterien blieben uninjicirt. Der Schnitt traf vorn das *manubrium sterni*, hart unter seinem oberen Rande, und hinten den 3. Brustwirbel nahe seiner oberen Grenze, mit einem Theil der daraufliegenden Bandscheibe. Von den übrigen Knochentheilen sieht man vorn neben dem Brustbeine die Durchschnitte der Schlüsselbeinenden, und zwischen beiden den Gelenkapparat mit dem Zwischenknorpel. Seitlich von den Sternalenden der Schlüsselbeine liegen die Durchschnitte der ersten Rippen, hinter diesen die der zweiten, und weiter nach rückwärts und einwärts die der dritten. Letztere sind nicht ganz gleichmässig getroffen worden in Folge der etwas höheren Stellung der rechten Brusthälfte. Während nämlich auf der linken Seite die dritte Rippe ein zusammenhängendes Stück darstellt, im Gelenk am *processus transversus* und unmittelbar unter dem Gelenk am Wirbelkörper getroffen, ist von der rechten Rippe das mediale Ende fast vollständig entfernt worden, und nur noch ein Stückchen vom Köpfchen geblieben. Die Schulterblätter sind durch die Gelenkpfannen geschnitten. Die Oberarmköpfe zeigen beide Rollhügel und den unteren Theil der Gelenkflächen.

Vergleicht man Tafel IX, wie sie im grossen colorirten Atlas numerirt ist, mit der hier vorliegenden, also die Lage der Theile bei einem 50jährigen mit der an einem 22jährigen Manne, so hat man dort den 3. Brustwirbel an seinem unteren Ende, hier an seinem oberen Ende getroffen, also bei dem jungen Manne ziemlich um eine Wirbelhöhe höher geschnitten als bei dem alten, und trotzdem das Brustbein an einer tieferen Stelle erreicht. Dies zeigt, da der Schnitt genau horizontal verlief, dass bei dem jugendlichen Körper das Brustbein höher stand als bei dem alten. Vergleicht man die Quer- und Tiefendurchmesser beider Brustschnitte mit einander, so findet man bei dem alten Manne den Tiefendurchmesser grösser, dagegen den Querdurchmesser geringer als bei dem jüngeren. Es ist nicht unmöglich, dass die vergrösserte, bis in den Thoraxraum hineinragende Schilddrüse die Ursache dieser Verschiedenheit ist.

Ebenso fordert die Schulter zur Vergleichung auf, die in Folge der überaus kräftigen Muskulatur bei dem jüngeren Manne viel höher stand und deshalb bedeutend tiefer von der Säge getroffen worden ist. Man erkennt gleich an den grösseren Flächen, welche *m. pectoralis major, deltoideus, subscapularis* darbieten, dass hier ein stark entwickeltes Muskelfleisch vorlag. Zum Theil wird auch durch diese Fleischmassen die vordere Begrenzungslinie der Haut bedingt, die bei beiden so differirt; zum grossen Theile aber auch durch die verschiedene Schulterhaltung. Während nehmlich der alte Mann mit leicht erhobenen Armen gefroren ankam, wodurch die Schultern etwas nach vorn gerückt waren, lagen die Arme bei dem hier abgebildeten Cadaver gestreckt neben dem *thorax*.

Dagegen differirten auffallender Weise die Tiefen- und Querdurchmesser der Cadaver selbst in gleicher Höhe auffallend wenig, was sich auch schon durch Messung der hier vorliegenden Scheiben erkennen lässt. Der Querdurchmesser auf dieser Tafel beträgt 2 Centimeter mehr als der auf Tafel IX des colorirten Atlas, wenn man beide Tafeln auf gleiche Grösse bringt, was zum grossen Theil auf Rechnung der Muskulatur kommt, da die Knochencontouren grosse Uebereinstimmung zeigen.

Was den mittleren Theil auf der vorliegenden Tafel anbetrifft, so ist die Lage der Gefässe und Nerven viel einfacher und verständlicher als auf dem Schnitte durch den Körper des älteren Mannes, wo durch den bis in den *thorax* hineinragenden Kropf wichtige Lageveränderungen hervorgebracht worden waren.

Hinter dem *sternum* liegen die Durchschnitte der *musculi sternothyreoidei,* neben ihnen, hinter den Klavikeln, die der *sternohyoidei.* Vor dem *sternum* sieht man noch die sehnigen Ansätze der *mm. sternomastoidei.* Geht man weiter nach innen, so zeigt sich hinter dem Muskelstreifen, welcher sich hinter *sternum* und Klavikeln im Bogen quer von einer Seite zur andern zieht, durch die starke mittlere Halsfascie davon getrennt, der obere Theil der *thymus* und unmittelbar hinter dieser die sehr schräg von links nach rechts und unten verlaufende und deshalb sehr weit aufgeschnittene *vena anonyma sinistra.* Den Stamm dieser Vene kann man noch ein Stück nach rechts hin verfolgen, fast bis zu dem Venenlumen, welches der senkrecht in sie herabsteigenden *vena thyreoidea inferior* angehört. Jenseits dieser Vene lag der Stamm tiefer und schimmerte nicht mehr durch das Zellgewebe hindurch, daher erscheint auch die quergeschnittene *vena anonyma dextra* davon isolirt.

Bei genauerer Betrachtung erkennt man in der weit aufgeschlitzten *vena a. sin.* zwei kleine Oeffnungen. Die vordere davon gehört der linken *v. mammaria interna* an, die hintere dem *ductus thoracicus.* Der *ductus* mündete in diesem Falle etwas weiter nach innen als gewöhnlich, also in die *vena anonyma* anstatt in die *subclavia,* er konnte an der inneren Pleurawand der linken Lunge direkt nach hinten verfolgt werden, wo er dann nach abwärts umbog, um sich an die Wirbelsäule anzulegen.

Hinter der grossen Vene, die ziemlich mit Blut angefüllt war, und noch im erstarrten Zustand ihrer Wandungen, nach Wegnahme des Blutes, genau abgezeichnet wurde, liegen vier verschieden grosse Arterienöffnungen, eine Reihe einhaltend, die schräg nach vorn und rechts bis zur Mittellinie verläuft. Dieselben entsprechen, von links angefangen, der *a. subclavia sin., a. vertebralis sin.,* welche hier selbstständig aus dem Aortenbogen entsprang, der *a. carotis sin.,* und dem *truncus anonymus.* Der Aortenbogen fand sich unmittelbar unter der Schnittfläche.

Die *arteria anonyma* ist in Beziehung auf ihre Länge und ihre Ursprungsstelle vielfach variirend, jedoch stets so zur Mittellinie gelagert, dass sich zu ihrer Aufsuchung am meisten der von *Pirogoff* vorgeschlagene Schnitt in der Mittellinie der *excavatio jugulotrachealis* empfiehlt. Nach Versuchen an der Leiche habe ich mich überzeugt, dass das von ihm angegebene Verfahren am sichersten auf die Arterie führt.

Man wendet den Kopf nach links, drückt die rechte Schulter abwärts, und dringt mit dem Messer bis auf die vom Zungenbein und Kehlkopf herabgehende Muskelgruppe ein. Hier gilt es, genau in der Mittellinie zwischen beiden *musc. sternothyreoidei* einzuschneiden, und darauf die starke Halsfascie zu trennen, mit welcher die grossen Venen fest verwachsen sind. Ist dies geschehen, so kann man bereits den Arterienstamm in dem lockeren Zellgewebe auf der *trachea* isoliren und die Ligatur darum führen, nur hat man dabei zu bedenken, dass unmittelbar daneben die grosse *vena anonyma sinistra* liegt, und quer über den *truncus* verläuft; dass aber an der rechten Seite des *truncus*, von hinten her gerechnet, der *nervus vagus* herabzieht, wie auch aus der Abbildung ersichtlich ist. Der *vagus* war hier unterhalb seiner Abzweigung des *ramus recurrens* getroffen worden, liegt deshalb auch weiter nach rückwärts als höher oben; auf der linken Seite ist der *ramus recurrens* zwischen *oesophagus* und *trachea* zu finden, der Stamm des *vagus* aber vor der *arteria subclavia*.

Aus der Lage der *a. anonyma* ist ersichtlich, dass Eitersenkungen in das *mediastinum* nach einer solchen Operation sehr leicht eintreten können; ebenso müssen die relative Kürze des Arterienstammes und der starke Druck im Aortenbogen die Bildung eines resistenten *thrombus* ausserordentlich schwierig machen. Es ist daher vollkommen begreiflich, dass selbst kunstgerechte Ausführungen dieser Ligatur von schlechtem Erfolge begleitet sind. Die Lage der *a. anonyma* ist aber auch bei Ausführungen der Tracheotomie unterhalb der Schilddrüse zu berücksichtigen. Man wird sich darauf gefasst machen müssen, hierbei mitunter auf ein schräg über die *trachea* verlaufendes arterielles Gefäss zu stossen, wie es *Lücke* in einem Falle begegnete, und dies Gefäss auf die *anonyma* zu beziehen haben.

Ueber die Unterbindung des aufsteigenden Theiles der *arteria subclavia* und deren Gefahren ist schon oben gesprochen worden. Dagegen muss hier noch besonders hervorgehoben werden, dass auch bei normalen Verhältnissen, so wie sie hier vorliegen, die linke *subclavia* in einer Einbiegung der *pleura* liegt, dass somit dieselbe, so wie auf dem Schnitte durch den Körper des älteren Mannes (vergleiche Tafel IX in dem grossen colorirten Atlas) scheinen könnte, nicht erst durch den Druck der vergrösserten Schilddrüse gegen die *pleura* angedrängt wird, sondern regelmässig dieses Verhältniss einhält.

Dagegen zeigt sich auf dieser Abbildung recht deutlich, dass durch Anschwellungen der Schilddrüse der *oesophagus* sehr leicht aus seiner Lage gebracht und hinter die *trachea* verschoben werden kann. Normaler Weise weicht in der Gegend der oberen Brustapertur die Speiseröhre aus der Mittellinie nach links ab, und es erreicht diese Abweichung den höchsten Grad an der Gegend des 2. und 3. Brustwirbels. Ein ganz gleiches Verhalten fand ich bei Durchschnitten an einem anderen normalen männlichen Cadaver. Ebenso bildet auch *Pirogoff* auf *Tab. I., fasc.* 2, wo er einen Querschnitt in der Höhe zwischen 1.

und 2. Brustwirbel an einem erwachsenen kräftigen Manne gibt, den *oesophagus* seitlich zur Luftröhre ab. Daher kann auch nur bei stark ausgedehntem *oesophagus* ein Abschnitt desselben in die Mittellinie hineinragen, wie sich auf dem von mir gegebenen Längsschnitte auf Tafel I. zeigt. Bei zusammengezogener Speiseröhre lässt sich bei einem genauen Medianschnitte das *continuum* desselben nicht darstellen. Dieses Lagerungsverhältniss macht es deutlich, dass man bei Ausübung der *Oesophagotomie*, vorausgesetzt, dass sich nicht linksseitige Anschwellungen der Schilddrüse vorfinden, nach der linken Seite der *trachea* hin die Speiseröhre zu suchen hat, und aus der Abbildung allein schon ist es erklärlich, dass der Gang der Operation ähnlich sein muss, wie bei Aufsuchung der linken *a. carotis communis*, und *a. vertebralis*. Besondere Rücksicht ist hierbei auf den naheliegenden *ramus recurrens nervi vagi* zu nehmen.

Ausserhalb der Brusthöhle, unter dem *m. pectoralis major* und *minor* liegt der *plexus brachialis* und die *vena subclavia;* zwischen beiden die *arteria subclavia*. Nimmt man in dieser Gegend den *pectoralis major* weg mit den Muskelästen der *arteria thoracicoacromialis*, so kommt man auf eine dünne Fascie, welche über den kurzen Kopf des *m. biceps*, den *m. coracobrachialis* und *m. pectoralis minor* wegzieht, sich medianwärts bis zum Sternoclaviculargelenk erstreckt, und mit dem *musc. subclavius* verbindet.

Nach aufwärts zu, an der Verbindungsstelle mit der scharfrandigen nach der 1. Rippe sich hinziehenden *fascia coracoclavicularis*, hört sie mit sichelförmigem Rande auf, und bildet so eine Oeffnung nach aussen und oben zu, analog der *fossa ovalis* am Schenkel, wodurch der Eintritt der *vena cephalica* und *arteria thoracicoacromialis* in die Tiefe ermöglicht wird. Unterhalb dieser, in der *Mohrenheim*'schen Grube gelegenen Oeffnung, ist der Schnitt zu dieser Abbildung verlaufen, so dass die Continuität dieser Fascie auf der Abbildung nicht unterbrochen ist, sondern sich durch eine weisse Linie wiedergeben liess. Die Fascie bildet mit ihrer hinteren Wand eine Scheide für *pectoralis minor* und *coracobrachialis* und stellt damit sogleich das vordere Blatt der Gefässscheide für die Achselgefässe dar. Als solche heftet sie auch weiter oben die Vene an den *m. subclavius* und die *clavicula* und verhindert dadurch deren Zusammenfallen, was bei Verletzungen der Vene an dieser Stelle Veranlassung zu gefährlichem Lufteintritt geben kann.

Das hintere Blatt der Gefässscheide wird von der Fascie des *m. serratus an-*

ticus major und der Intercostalmuskeln, das äussere von der des *m. subscapularis* gebildet. Am Schultergelenk erkennt man durch schwarze Linien angedeutet die Höhle der Gelenkkapsel. Man sieht aber auch gut die Faltungen derselben, welche eine Drehung des Kopfes ermöglichen und sich dabei auf der einen Seite ausgleichen, während sie auf der entgegengesetzten noch weiter sich zusammenlegen müssen. Die Verstärkungen der Kapsel durch die Ansätze des *subscapularis* und *teres minor* sind auf der Abbildung gut zu sehen. Ebenso war der Schleimbeutel zwischen der Sehne des *subscapularis* und der Kapsel auf der rechten Seite gut erkennbar und durch eine schwarze Linie markirt worden. Auf der linken Seite war ein solcher nicht zu entdecken.

Um die Verhältnisse zu zeigen, wie sie hochgradige, pathologische Veränderungen der Lunge und Pleuren auf solchen Durchschnitten bedingen, habe ich aus dem grossen *Pirogoff*'schen Atlas 2 Abbildungen in linearen Umrissen copirt, und so umgedreht, dass sie mit meiner Tafel correspondirende Seiten zeigen, also ebenfalls von oben nach abwärts in den Körper hineinblicken lassen. Sie sind auf halbe Grösse reducirt, ebenso wie der Holzschnitt Fig. 1, welcher das Mittel-

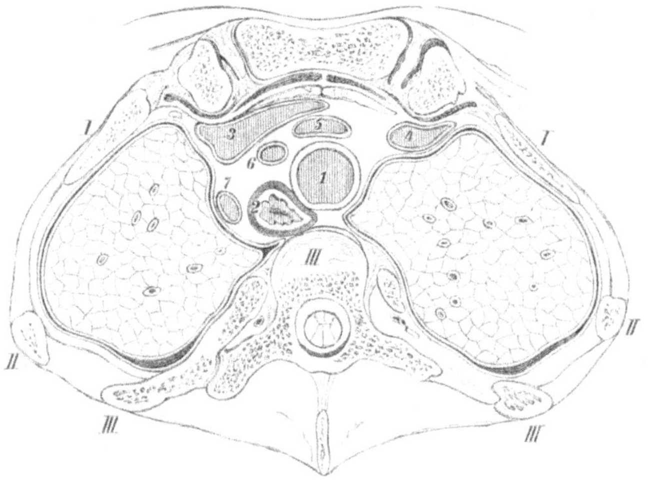

Fig. 1. *Cadaver A. thorax viri adulti,* 22 *annorum,* *normalis. Tab. X.* $^1/_2$.

1. *trachea.* 2. *oesophagus.* 3. *v. anonyma sin.* 4. *v. anonyma d.* 5. *arteria anonyma.* 6. *a. carotis sin.* 7. *a. subclavia sin.*

stück meiner Abbildung, der besseren Vergleichung halber, daneben zeigt. Die römischen Ziffern bezeichnen die Wirbel und Rippen; die arabischen die Gefässe, Luft- und Speiseröhre. Die umgebenden Muskeln und Abschnitte der oberen Extremitäten sind hinweggelassen worden, um die Holzschnitte vergleichbar zu machen.

Figur 2 betrifft ein tuberkulöses Individuum von 18 Jahren mit grossen Cavernen im oberen Lappen der linken Lunge, und ist aus dem Atlas von *Pirogoff* genommen, aus einer Reihe von Durchschnitten, welche auch die Dislocationen des Herzens erläutern, und durch die Bezeichnung, Cadaver B, als zusammengehörig erkennbar sind.

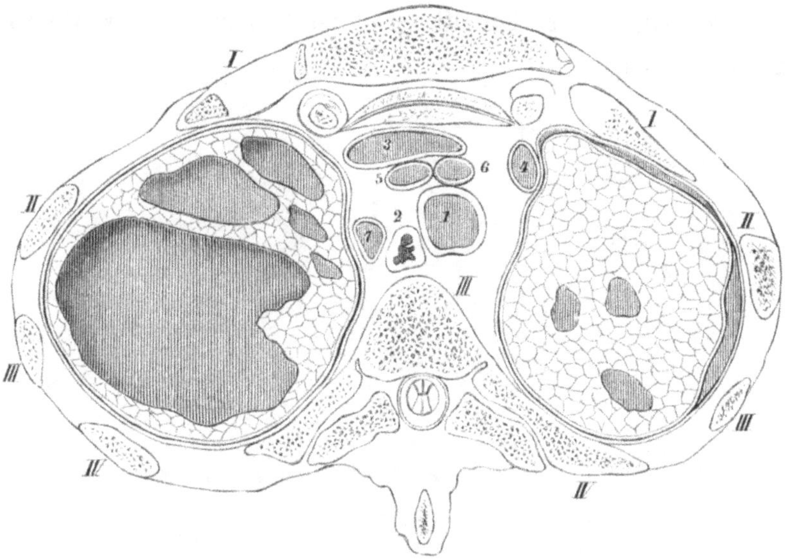

Fig. 2. *Cadaver B. thorax juvenis,* 18 *annorum. Cavernae tuberculosae. Pirogoff, II.* 2, 3. $^1/_2$.

1. *trachea.* 2. *oesophagus.* 3. *v. anonyma s.* 4. *v. anonyma d.* 5. *arteria anonyma.* 6. *a. carotis sin.* 7. *a. subclavia sin.*

Der Schnitt verlief ziemlich in gleicher Höhe wie der meinige, gibt also ein gut vergleichbares Bild. *Pirogoff* liess beide Schnittflächen abbilden, da die Säge so viel Masse hinweggenommen hatte, dass die Linien auf beiden Schnittflächen nicht unwesentlich von einander differirten. Von diesen wurde das passende Bild herausgenommen und genau auf halbe natürliche Grösse verkleinert. *Pirogoff* gibt im Texte, *fasc. II. p.* 10, an, dass nach dem Erhärten des Körpers die oberen Extremitäten mit den Schulterblättern hinweggenommen worden seien. Die Pulmonalpleura war mit der Costalplatte dicht verwachsen. Die Cavernen, welche durch Schraffirung im Lungenbezirke leicht erkennbar sind, besassen eine enorme Grösse. Die linke Seite des *thorax* war am Cadaver bedeutend eingesunken gegenüber der rechten. Betrachtet man aber die Durchschnittszeichnung, so fällt diese Einsenkung weniger auf. Nur zwischen dem I. und II. Rippendurchschnitt ist eine schwache Einbiegung des äusseren Conturs zu bemerken. Dagegen ist der quere Durchmesser des linken Thoraxraumes nicht unbeträchtlich grösser als der der rechten Hälfte. Es ist leider nicht von *Pirogoff* angegeben worden, ob weiter nach abwärts sich vielleicht ein abgesacktes pleuritisches Exsudat vorfand, welches die Ursache dieser Verbreiterung hätte sein können. Es lässt sich deshalb auch über die veränderte Form des Mediastinalraumes und deren Ursachen wenig Erhebliches sagen. Der Schnitt selbst ist fast um eine Wirbelhöhe tiefer gefallen als der meinige.

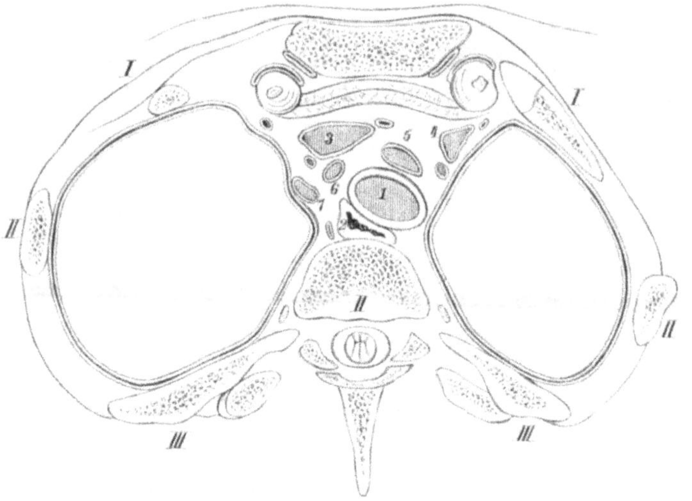

Fig. 3. *Cadaver C. thorax viri adulti Pneumothorax lateris sinistri. Pirogoff, II,* 2, 3. $^{1}/_{2}$.

1. *trachea.* 2. *oesophagus.* 3. *v. anonyma s.* 4. *v. anonyma d.* 5. *arteria anonyma.* 6. *a. carotis sin.* 7. *a. subclavia sin.*

Fig. 3 zeigt einen Schnitt, der genau in derselben Höhe geführt wurde, als der meinige. Er wurde an einem erwachsenen Manne gemacht, der einen linksseitigen *Pneumothorax* hatte, erst kurz vor dem Tode entstanden. Die linke Lungenspitze lag tiefer, comprimirt durch die Luft- und Eitermenge, und war deshalb auf diesem Schnitte gar nicht sichtbar. Auf der rechten Seite war die Lunge nahe an ihrer Kuppel durchschnitten worden.

Es ist deutlich ersichtlich, dass die Ausdehnung der linken Thoraxhälfte nicht nur durch Erhebung der Rippen zu Stande gekommen war, sondern auch durch Einwärtsdrängung des Mittelfells, wodurch die Theile im oberen Mediastinalraume ziemlich bedeutend aus ihrer Lage gerückt erscheinen.

Tab. IX.

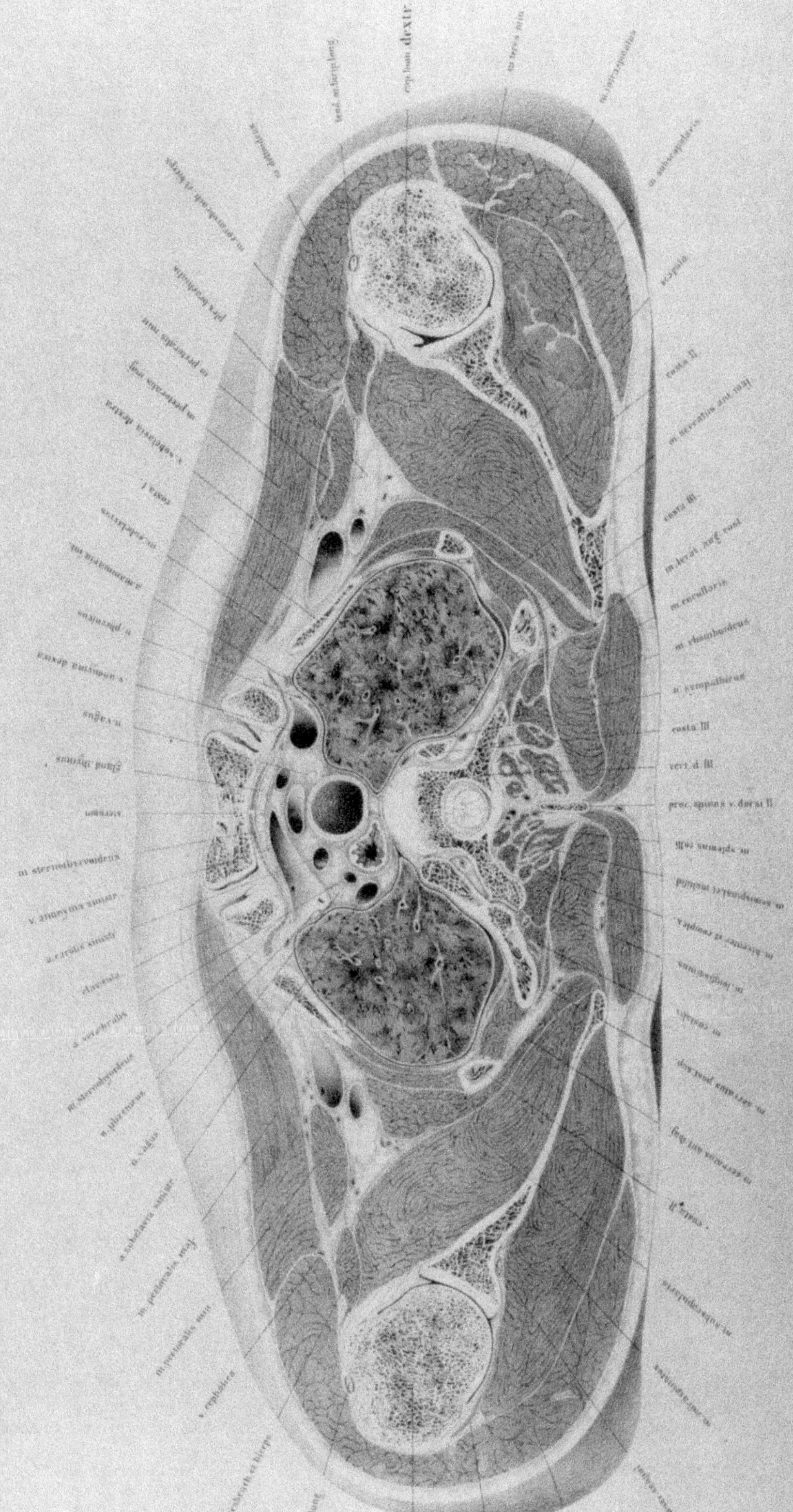

TAFEL X.

Die hier abgebildete Scheibe zeigt die obere Fläche und gehört zu demselben normalen Körper wie die übrigen. Ihre Stärke betrug $3^1/_2$ Centimeter. Der Schnitt geht durch den unteren Rand des Aortenbogens, einen halben Centimeter oberhalb der Theilung der *trachea* in beide Bronchien, schneidet den 4. Brustwirbel etwas unter seiner Mitte und theilt das *sternum* unmittelbar unter dem Ansatz der ersten Rippe, so dass auf der rechten Seite noch ein Knorpelstreifchen derselben zu erkennen ist. Das Schulterblatt wurde unter der *spina*, und der *humerus* unter den Rollhügeln getroffen. Der Schnitt traf gerade den oberen Rand des *m. teres major* und legte den Verlauf der *arteria circumflexa humeri posterior* mit dem *nervus axillaris* ein Stück weit frei. Nerv und Gefäss gehen in direkter Richtung auf den *m. deltoideus* zu. Der Schnitt macht es klar, dass beide hinter dem *humerus* vorbei gehen müssen, um zur Mitte des *musc. deltoideus* gelangen zu können.

Die Achselgefässe und Nerven liegen auf dem *m. subscapularis* und unter dem *m. coracobrachialis.* Ihre Lage zu einander ist eine andere geworden, als auf der vorhergehenden Schnittfläche. Die Arterie liegt nämlich nicht mehr zwischen Nerv und Vene, sondern wird von den Wurzeln des *medianus* so umstrickt, dass sie durch eine ziemlich grosse Nervenmasse von der Vene abgedrängt erscheint.

Der *thorax* ist hart an dem unteren Rande der ersten Rippen quer durchgeschnitten worden. Man erkennt noch auf der rechten Seite des *sternum* ein Stückchen vom Knorpel der Rippe, und hat der Lage entsprechend eine breitere Durchschnittsfläche vom Handgriffe des Brustbeins als auf der vorhergehenden Tafel. Hinter dem *sternum* zeigt sich als dunkler Streifen der Ansatz der *mm. sternothyreoidei,* und seitlich davon schliessen die Interkostalmuskeln den Brustkasten nach aussen ab, um sich an die zweiten, dritten und vierten Rippen anzusetzen. Nach hinten schliesst den Raum der Durchschnitt des vierten Brustwirbels, welcher so nahe an seinem unteren Ende getroffen wurde, dass bereits die Gelenkfortsätze des nächstfolgenden Wirbels in die Schnittfläche heraufragen, und auf der rechten Seite ein Streifchen von der fünften Rippe zu sehen ist, während auf der linken Seite die *fascia endothoracica* die Abgrenzung bildet.

Die Form des Thoraxdurchschnittes hat die Gestalt eines Kartenherzens, hervorgebracht durch das Vorspringen des Wirbelkörpers und das Zurückweichen der Rippenanfänge. Es hat *Hyrtl, topogr. Anatomie,* 1860, *I,* 492, bemerkt, dass diese Form mit der Haltung des Menschen beim aufrechten Gange zusammenhänge, da bei dieser Form der Schwerpunkt der Brusteingeweide näher an die Stütze des Stammes rücke. Bei Thieren fehle dieser Vorsprung. Man kann aber nicht behaupten, dass diese Form erst in Folge der aufrechten Stellung entstehe; denn beim neugebornen Menschen, dessen Wirbelsäulenkrümmung fast null ist, (*Pirogoff, a. a. O. fasc. I. A. Tab.* 16, *Fig.* 3) ist diese Kartenherzform des Brustkastendurchschnittes schon vorhanden, wie ich aus eigener Beobachtung sowohl, als auf Grund der von *Pirogoff* gegebenen Querdurchschnitte neugeborener Kinder, *fasc. II., Tab.* 20, angeben kann. Dagegen fand ich das Verhältniss der Breite zur Tiefe in gleicher Höhe beim kindlichen *thorax* ganz bedeutend gegen den *thorax* des erwachsenen Menschen variirend. Während nämlich beim neugebornen Kinde der Tiefendurchmesser sich ungefähr zum Querdurchmesser verhielt wie 1 : 2, zeigt sich beim Erwachsenen auf der vorliegenden Tafel das Verhältniss wie 1 : 3. Bei einem älteren Manne zeigte sich dagegen ein dem kindlichen Habitus sich annäherndes Verhältniss, nämlich 1 : 2,5.

Beide Lungen befinden sich im Zustande der Exspiration, und zwar in einem so hohen Grade derselben, wie er im Leben beim gewöhnlichen Athemholen während der Respirationspause nie erreicht wird. Da die Zusammenziehung der Lungen nach dem Tode von ihrer Elasticität abhängig ist, so wird auch der Raum, den sie allmälig einnehmen, um so kleiner werden müssen, je jünger, gesünder, elastischer die betreffenden Lungen sind, und da die Zusammenziehung der Lungen in gleichem Maassstabe ein Aufwärtsrücken des Zwerchfells und damit des Herzens und der Leber und Milz bedingt, so werden wir bei jungen und kräftigen Individuen einen höheren Stand des Zwerchfells und seiner Nachbarorgane nach dem Tode vorfinden als bei älteren oder kranken.

Vergleicht man nun Durchschnitte von älteren Individuen mit dem hier vorliegenden, so findet man dasselbe Bild erst bei einer tieferen Wirbelhöhe (bei einem 50jährigen Manne am 6. Brustwirbel). Man wird demnach bei Bestimmung der Lage des Aortenbogens, der Luftröhrentheilung u. s. w. jedesmal das Alter des Individuums mit in Betracht ziehen müssen, und wird nicht eine bestimmte Wirbelhöhe für die einzelnen Brusteingeweide als die normale allgemein hier aufstellen dürfen.

Die Lungen selbst wurden am unteren Ende ihrer oberen Lappen geschnitten, so dass links bereits ein Streifchen von unteren Lappen in die Schnittfläche hineinragt, welches, wie die Zeichnung auch erkennen lässt, nach abwärts an Grösse rasch zunimmt. Vorn, zwischen den Lungen, liegt die *thymus*, die sich fast stets bis in die 20er Jahre hinein vorfindet, und deshalb Medianschnitte an jüngeren Individuen ohne Eröffnung der Pleurahöhlen möglich macht. Bei älteren Leichen liegen nach dem Schwunde der *thymus* die beiden Lungen so dicht aneinander, dass bei solchen Schnitten die Eröffnung der Pleurahöhle unvermeidlich wird.

Ich unterlasse es, über die Einzelheiten der Form des *mediastinum* zu sprechen, da bereits von *Hyrtl, top. Anat. I*, 547, und von *Luschka* in *Virchow's Archiv*, 15. 364, vorzügliche Darstellungen dieses Gebildes gegeben sind. Es ist nichts veränderlicher als der Mediastinalraum, da er nur vorn und hinten von festen Grenzen eingeschlossen wird, zu beiden Seiten aber die beweglichen Mittelfelle hat. Die Volumsveränderungen der Lungen beim Athmen, durch Gewebsveränderungen, müssen auch die Lage der Mittelfelle verändern. Dazu kommt ferner, dass der Inhalt des Mittelfellraumes ein beweglicher und veränderlicher ist. Die Speiseröhre nimmt im gefüllten Zustande einen anderen Raum in Anspruch, als wenn sie leer und zusammengefallen ist. Dasselbe gilt von den grossen Gefässen, die nach jeder Herzcontraktion ihre Grösse nicht unbedeutend verändern.

In der Höhe des *manubrium sterni*, in der wir uns auch auf der vorliegenden Abbildung befinden, ziehen die Mittelfelle von aussen, der Gegend des Sternoclavikulargelenkes, nach einwärts und abwärts herab, so dass der Raum nach unten zu sich trichterförmig verengert. Dadurch ist es möglich, auf die *thymus*, den oberen Rand des Aortenbogens mit den 3 abgehenden Arterien, die *vena cava superior* mit den beiden ungenannten Venen zu gelangen, ohne dass eine *pleura* geöffnet zu werden braucht. Ebenso können Perforationen der hinter dem *manu-*

brium sterni liegenden Parthie der Luftröhre von der vorderen Brustwand aus stattfinden, ohne dass die *pleura* dabei getroffen wird. Um in gleicher Wirbelhöhe die Verhältnisse bei pathologischen Veränderungen vergleichen zu können, habe ich einige Abbildungen aus *Pirogoff's* Atlas entnommen, sie auf halbe Grösse reducirt und umgekehrt, damit sie von oben nach abwärts den Blick in den Körper gestatten und die rechte Seite der Abbildung sich somit auch zur rechten Hand des Beschauers findet, ebenso wie bei meiner Tafel, die der besseren Vergleichung halber ebenfalls in halber natürlicher Grösse hier beigegeben wurde.

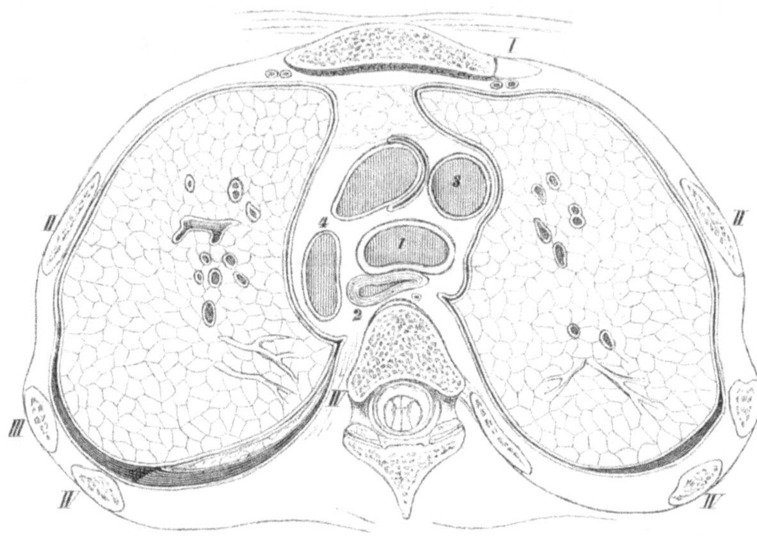

Fig. 1. *Cadav. A. thorax viri adulti,* 22 *annorum,* *normalis.* *Tab. XI.* ¹/₂.

1. *trachea.* 2. *oesophagus.* 3. *vena cava superior.* 4. *arcus aortae.*

Von der *Pirogoff*'schen Abbildung, welche denselben Cadaver mit linksseitigem *Pneumothorax* betrifft, welcher zu Tafel IX. mit abgebildet wurde, wurde das Spiegelbild genommen, um so die Seiten meiner Abbildung correspondirend zu erhalten. Der Schnitt ging nach *Pirogoff's* Angabe vorn durch den 2. Intercostalraum, traf dann die 3., 4. und 5. Rippe am untersten Rande des 4. Brustwirbels, so dass bei dem *Pirogoff*'schen Cadaver C. das *sternum* bedeutend höher gestanden haben muss als bei dem meinigen. Denn während die hinteren Skeletparthien ganz gleiche Verhältnisse zeigen, differiren die Schnitte am *sternum* um die ganze Höhe einer Rippe und eines Intercostalraumes. Man kann wohl diesen hohen Stand des *sternum* aus dem *Pneumothorax* und dem rechtsseitigen Lungenemphysem erklären. Die linke Lunge liegt zusammengedrückt hinten an der Wirbelsäule, durch einen pseudomembranösen Strang an die Thoraxwand angeheftet. Die rechte Lunge, durch sekundäres Emphysem gewaltsam ausgedehnt, zeigt die Ausgleichung aller Pleurafalten, die auf meiner Abbildung zu sehen sind, und zu-

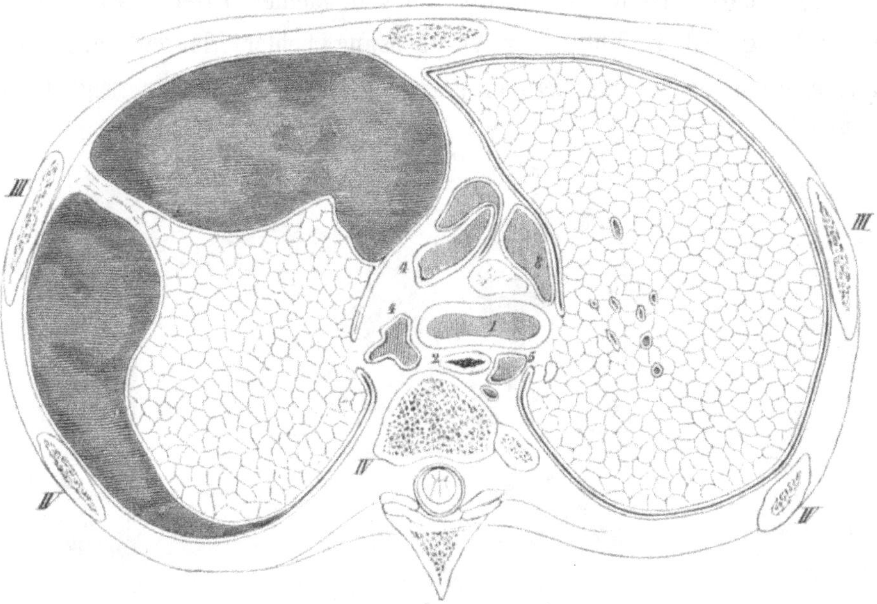

Fig. 2. *Cadav. C. thorax viri adulti.* *Pneumothorax lateris sinistri.* *Pirogoff, II.* 6,2. 1/1.

1. *trachea.* 2. *oesophagus.* 3. *vena cava superior.* 4. *aorta.* 5. *vena azygos.*

gleich auch die obere Hohlvene, 3, zusammengedrückt. Der ganze *thorax* zeigt in Folge der Ausdehnung eine andere Form als bei Fig. 1. Entsprechend dem stärkeren Drucke in der linken Brusthälfte sind auch die im *mediastinum* liegenden Theile, *trachea, oesophagus, aorta* um ein bedeutendes Stück nach rechts hinübergeschoben worden. *Pirogoff* hat von jedem Körper mehrere Schnitte abnehmen lassen und abgebildet, so dass ich mich veranlasst sah, die einzelnen Cadaver mit Buchstaben besonders zu bezeichnen, so dass jeder Leser im Stande ist denselben Cadaver auf den verschiedenen Durchschnittsabbildungen wieder zu finden. Das Cadaver A. gehört dem kräftigen Manne, von dem meine Haupttafeln abgenommen sind; Cadaver B., C., D. etc. gehören zu den *Pirogoff*'schen Darstellungen. Cadaver C. stammt nach den Angaben *Pirogoff*'s, *Text pag.* 23, *fasc. II.*, von einem Manne mittleren Lebensalters, welcher im Hospitale starb und beträchtliche pleuritische Ergüsse hatte. Ausserdem fand ich noch eine *Hydropericarditis* mit Insufficienz der Semilunarklappen an der *aorta.*

Der Schnitt in Fig. 3, welche ebenfalls mit Umkehrung der Flächen aus dem *Pirogoff*'schen Atlas genommen wurde, zeigt dieselben Skeletverhältnisse wie meine Abbildung. Ebenso hat die rechte Lunge, welche verhältnissmässig wenig afficirt war, nahezu dieselbe Form wie die auf meiner Tafel. Nur die vordere Spitze der Lunge ist in Folge der Verwachsung beider Pleuren vorn an Stelle der *thymus*, etwas nach links herüber gezogen worden. Dagegen zeigt die linke

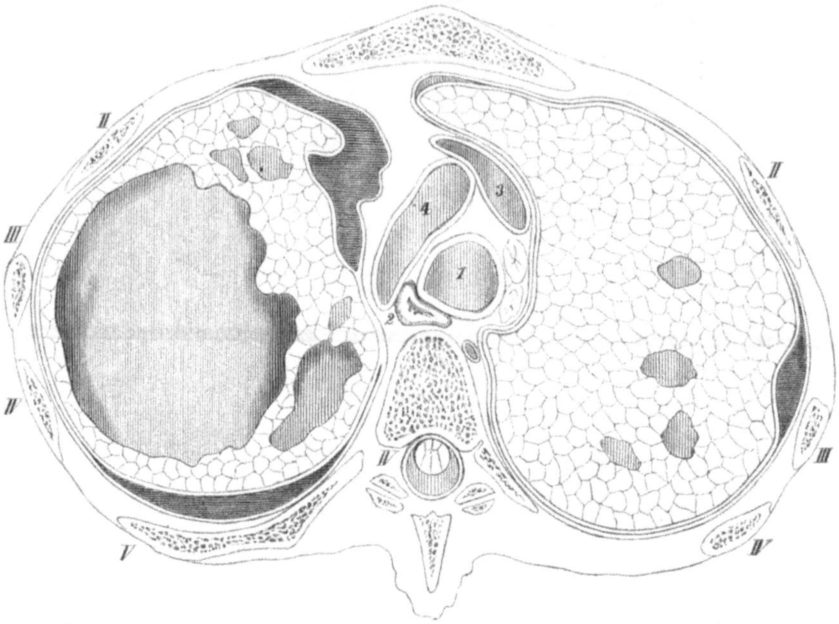

Fig. 3. *Cad. D. thorax juvenis,* 20 *annorum. Cavernae tuberculosae; Pleuritis. Pirogoff, II.* 5,1. 1/2.

1. *trachea.* 2. *oesophagus.* 3. *vena cava superior.* 4. *arcus aortae.*

Lunge hochgradige Veränderungen, in Folge der Infiltration, mit Cavernenbildung. Dass die linke Seite des *thorax* nicht mehr eingesunken erscheint, ist wahrscheinlich durch den pleuritischen Erguss bedingt worden. Nach Angabe *Pirogoff*'s, *pag.* 15, *fasc. II.*, war das Zellgewebe im *mediastinum* durch vorausgegangene Entzündungen wesentlich verändert. Es zeigen sich feste Verwachsungen der Pleuren sowohl an den Rippenflächen, wie im Innern des Mediastinalraumes, und damit im Zummenhange Verlöthungen der daselbst liegenden Organe untereinander, die auf den Abbildungen begreiflicherweise nicht wiedergegeben werden konnten. Der Kranke war ein junger Mann von 20 Jahren, der im Hospitale starb.

Die Abbildung, Fig. 4, stammt ebenfalls aus dem Atlas von *Pirogoff*, und wurde von dem Körper eines Mannes gewonnen, der nach *Pirogoff*'s Angabe an einer „scorbutischen Pleuritis" mit starkem Eiter- und Bluterguss in der linken Pleurahöhle starb. Der vordere Rand der linken Lunge war so mit der verdickten

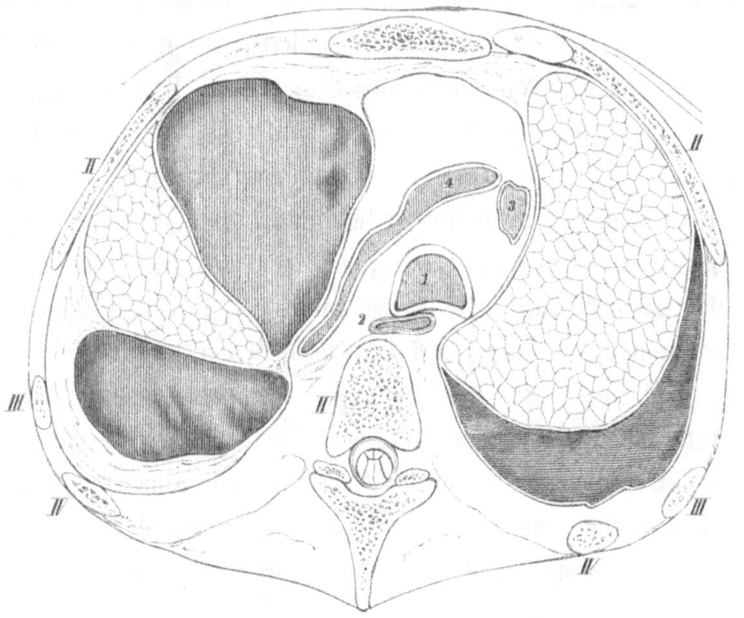

Fig. 4. *Cadav. E. thorax viri. Empyema lateris sinistri. Accumulatio seri in cavo pleur. dextr. Pirogoff, II.* 18, 1. 1/2.

1 *trachea.* 2. *oesophagus* 3. *vena cava superior* 4. *arcus aortae*

Pleura verwachsen, dass die Pleurahöhle dadurch in 2 Kammern getheilt wurde, von denen jede eine beträchtliche Quantität Jauche und Blut enthielt. Die linke Lunge selbst war comprimirt und verwachsen. Die Höhle des Herzbeutels zeigte in Folge der Compression, welche sie durch das starke pleuritische Exsudat erlitt, eine winklige Gestalt. Das linke Herz war stark hypertrophirt, die *valvula mitralis* mit Excrescenzen besetzt. Der Schnitt, welcher in gleicher Höhe wie der meinige verlief, nämlich durch die Mitte des ersten Intercostalraumes hindurchging, die 2., 3., 4. Rippe traf und den 4. Brustwirbel in seiner unteren Hälfte schnitt, zeigt eine gewaltige Verschiebung des *mediastinum.* Mit dem *mediastinum* ist die *trachea* durch den Druck der grossen Flüssigkeitsmenge in der linken Pleurahöhle weit nach rechts hinüber geschoben worden, wie der Vergleich mit den normalen Verhältnissen in Fig. 1 ergibt. Ebenso liegt der *oesophagus* um eine halbe Wirbelbreite zu weit nach rechts, so dass die Deglutition sicherlich dadurch beeinträchtigt sein musste. Namentlich zeigt sich aber die nach rechts gehende Dislocation an der *vena cava superior*, welche nahezu bis an die Mitte der rechten Thoraxhälfte hinübergerückt ist. Der Aortenbogen ist in Folge vorausgegangener Entzündungen im *mediastinum*, welche eine Menge von Verwachsungen der daselbst liegenden Organe hervorgebracht hatte, so dislocirt und im Lumen verändert, dass er sich wie eine enge Spalte ausnahm; Veränderungen, die ihren Einfluss bis auf das Herz geltend machen mussten, von denen leider in dem *Pirogoff*'schen *Texte, pag.* 60, *fasc. II.* nichts erwähnt wird. Die Lageveränderung der rechten Lunge war hauptsächlich mit durch die Organisation des daselbst vorhandenen pleuritischen Exsudates hervorgebracht worden. Ganz besonders deutlich springt auch die Einsenkung der linken Thoraxhälfte in die Augen, welche besonders an der Durchschnittsfläche der zweiten Rippe hervortritt. Es wird wohl nicht in Abrede zu stellen sein, dass das ursächliche Moment dazu in dem langbestehenden Exsudat auf dieser Seite gegeben ist, mit den narbigen Massen, welche durch die Striche auf der Abbildung allerdings nur schwach wiedergegeben werden konnten; ohne dass damit gesagt sein soll, dass alle Einsenkungen der Thoraxwand auf narbige Contractionen zu beziehen seien.

Tab. X.

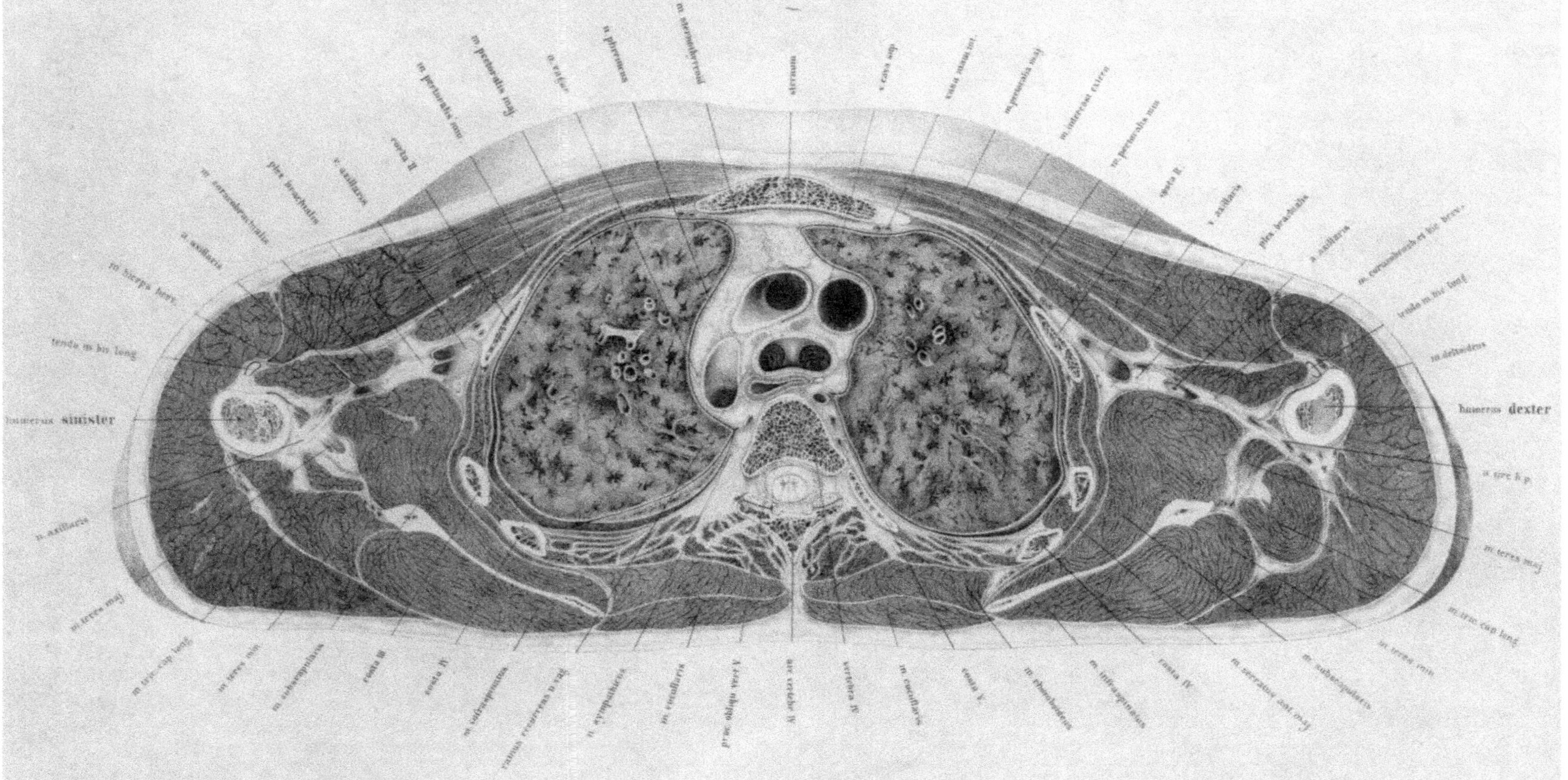

m. sternothyreoid
sternum
v. cava sup.
n. phrenicus
n. vagus
m. pectoralis maj.
m. pectoralis min.
costa II
v. axillaris
plex. brachialis
m. coracobrachialis
a. axillaris
m. biceps brev.
tendo m. bic. long.
humerus sinister
n. axillaris
m. teres maj.
m. tric. cap. long.
m. teres min.
m. subscapularis
costa III
costa IV
m. infraspinatus
ramus recurrens n. vag.
n. sympathicus
m. cucullaris
proc. obliqu. vert. V
arc. vertebr. IV
vertebra IV
costa V.
m. rhomboideus
m. serratus ant. maj.
m. teres min.
m. tric. cap. long.
m. teres maj.
humerus dexter
m. deltoideus
tendo m. bic. long.
m. coracobrach. et bic. brev.
a. axillaris
plex. brachialis
v. axillaris
m. pectoralis min.
m. intercost. extern.
m. pectoralis maj.

TAFEL XI.

Die vorliegende Abbildung stellt die obere Fläche einer $3^1/_2$ Cent. starken Scheibe dar, und schneidet den Rumpf unmittelbar unter dem Sternalansatze der zweiten Rippen sowie der oberen Fläche des 6. Brustwirbels; nach aussen ging die Säge durch das Fett am Boden der Achselhöhle und traf die Oberarmknochen am Ansatze des *m. teres major*.

An den Oberarmknochen sieht man die sehnigen Ansätze der grossen Pektoralmuskeln, welche durch das Anlegen der Arme an den Rumpf so gefaltet worden waren, dass sie einen flachen Bogen nach aufwärts bildeten und somit 2mal von der Säge getroffen wurden. Unter der Sehne derselben liegt der *m. biceps* und *m. coracobrachialis*, dicht unter letzterem erscheint das Gefäss- und Nervenbündel, und zwar in solcher Anordnung, dass die *arteria axillaris* bedeckt vom Nervengeflecht zunächst am Muskel gefunden wird. Will man daher die *axillaris* zum Zwecke ihrer Unterbindung aufsuchen; so muss man bei stark erhobenen Armen die Fascie des *coracobrachialis* einschneiden und von der Scheide des Muskels aus, der sich leicht nach aussen ziehen lässt, auf die Arterie eingehen. Man vermeidet so am sichersten verletzende Quetschungen der Vene und der Nerven.

Wichtiger aber als die Verhältnisse der Armgegend, sind auf dieser Tafel die Parthieen des Rumpfes, der im zweiten Intercostalraume genau horizontal durchschnitten vorliegt. Man erkennt, dass der Schnitt die grossen Herzarterien unmittelbar über ihren Klappen getroffen hat, und dass der linke Vorhof des Herzens mit dem obersten Rande des Herzohres bereits in die Schnittfläche hineinragt. Das Herzohr des rechten Vorhofs liegt etwas tiefer, lässt sich aber vor der aufsteigenden *aorta* eben noch erkennen.

Vorn, hinter dem *sternum*, stossen die beiden Lungen mit ihren Pleurasäcken beinahe zusammen, so dass nur ein schmaler Raum übrig bleibt, welcher zu der von den vorderen Mittelfellen eingeschlossenen *thymus* führt. Man sieht somit, dass an diesem Cadaver ein Sagittalschnitt in der Mittellinie den rechten Pleurasack hätte eröffnen müssen.

Die Conturen des Herzbeutels sind durch die Zeichnung deutlich markirt. Derselbe erstreckt sich in dieser Höhe links bedeutend weiter nach hinten, als rechts, entsprechend der höheren Lage des linken Herzohres. Rechts schliesst er vor der oberen Hohlvene ab, erstreckt sich aber zwischen dieser und der *aorta* nach hinten bis zum rechten Aste der Pulmonalarterie, und vermittelt dadurch wie ein Schleimbeutel die zur Funktionirung nöthige Beweglichkeit beider Gefässe gegeneinander.

Da die Gefässstämme, welche aus den Lungen in den linken Vorhof und aus dem rechten Ventrikel in die Lungen führen, in horizontaler Richtung verlaufen, so sind auch bei dem Horizontalschnitte durch die Lungenwurzel viele von ihnen mehr der Länge nach getroffen worden, während die mehr senkrecht vom Herzen und zum Herzen gehenden Körpergefässe des grossen Kreislaufes quer geschnitten erscheinen.

Von den Gefässen des kleinen Kreislaufs ist besonders die Lungenarterie ins Auge zu fassen, welche in einem grossen Theile ihres Verlaufes frei gelegt ist. Sie ist unmittelbar über ihrem Ursprunge getroffen, und in der ganzen Länge ihres rechten Lungenastes aufgeschnitten. Der linke Ast wurde abgeschnitten, da er nicht in gleicher Ebene lag, sondern etwas nach aufwärts stieg, um im Bogen über den linken *bronchus* und das *atrium sinistrum* hinweg zur linken Lunge zu gelangen. Es verlief aber auch sogar der Stamm der Lungenarterie selbst etwas nach links, hinten und aufwärts, wie aus der oberen Fläche des Schnittes erkannt werden konnte, und wie sich auch aus dem hohen Stande des linken Herzohres auf der vorliegenden Abbildung selbst schliessen lässt.

Deutlich sichtbar ist die Fixirung der *aorta* an die *pulmonalis*, und die bewegliche Lage der ersteren zur *vena cava.* Wichtig erscheint die Lage der *aorta* vor dem rechten Aste der *pulmonalis*, welche bei aneurysmatischen Erweiterungen des Anfangsstückes der *aorta* eine Compression der rechten Pulmonalarterie erwarten lässt.

Die Lage der Klappen der *pulmonalis* und *aorta* zur Thoraxwand wurde noch im festen Zustande des Präparates genau bestimmt, und lässt sich auch aus der Abbildung annäherungsweise erschliessen. Das *ostium pulmonale* lag an dem linken Sternalrande unter dem oberen Rande des Knorpels der dritten Rippe; das *ostium aorticum* hinter der linken Hälfte des *sternum*, in der Höhe des 3. Rippenknorpels, also etwas tiefer, hinter und rechts zur Oeffnung der *pulmonalis*. Die Krümmung der *aorta* hinter dem Anfangstheil der *pulmonalis* ist auf der Zeichnung möglichst genau wiedergegeben worden; ebenso die Lage der Aortenklappen. Es muss aber bei solchen Bestimmungen ausdrücklich betont werden, dass man nicht damit die Verhältnisse am Lebenden genau wiedergibt. Abgesehen von dem Einflusse, den die Füllung und Spannung der Gefässe geltend macht, wird die Lage des Herzens und seiner grossen Gefässe hauptsächlich durch die umgebenden Lungen und durch das Zwerchfell bestimmt; und somit auch durch jede Ortsveränderung dieser so beweglichen Organe mit verändert. Es wird im Texte zur nächsten Tafel dieses Verhältniss noch weiter besprochen werden.

Die beiden *bronchi* sind deutlich zu erkennen. Während der linke in Folge seiner weniger steilen Richtung mehr schräg und in ziemlicher Strecke seiner Verzweigung getroffen wurde, ist der steil herabgehende rechte *bronchus* mehr quer geschnitten und mehrere seiner Aeste bereits völlig abgetrennt worden. Zwischen ihnen liegen die der Lungenwurzel eigenthümlichen zahlreichen schwarz tingirten Bronchialdrüsen.

Nahezu in der Mitte vor dem 6. Brustwirbel liegt der *oesophagus*; links hinter und neben ihm die absteigende *aorta*, die bereits ihre Richtung nach der Mitte zu nimmt; zwischen beiden, grau markirt, der hier doppelte *ductus thoracicus*. Der *n. vagus* lag rechts neben der Speiseröhre und der dahinter liegenden *vena azygos*; links, zwischen *bronchus* und *aorta descendens*.

Es ist für den practischen Arzt von Wichtigkeit, die Veränderungen zu sehen, welche pathologische Zustände auf solchen Durchschnitten bedingen. Deshalb habe ich zwei Abbildungen aus *Pirogoff*'s Atlas, welche von erkrankten Individuen abgenommen wurden, hier beigegeben. Fig. 1 zeigt die Verhältnisse bei massenhaftem pericardialem Exsudat in gleicher Rippenhöhe mit meinem Durchschnitte.

Man erkennt die colossale Ausdehnung, welche der Herzbeutel an der Wurzel der grossen Gefässstämme erhalten hat; beide Pleurasäcke sind weit auseinander gedrängt worden, namentlich hat der rechte eine starke Einbiegung erhalten. Die *arteria pulmonalis* mit ihrem rechten Lungenaste hat ihre Lage zur Mittellinie nur wenig verändert; die stark vergrösserte, aber gefaltete *aorta* liegt dagegen bedeutend weiter nach rechts hinüber als im normalen Zustande, und ist ziemlich weit von der *vena cava* abgedrängt. Ausserdem sind sämmtliche Gefässe durch das Exsudat, welches eine deutliche Percussionsdämpfung bis in den 2. Intercostalraum hinauf erzeugen musste, ziemlich weit nach der Wirbelsäule zu verschoben.

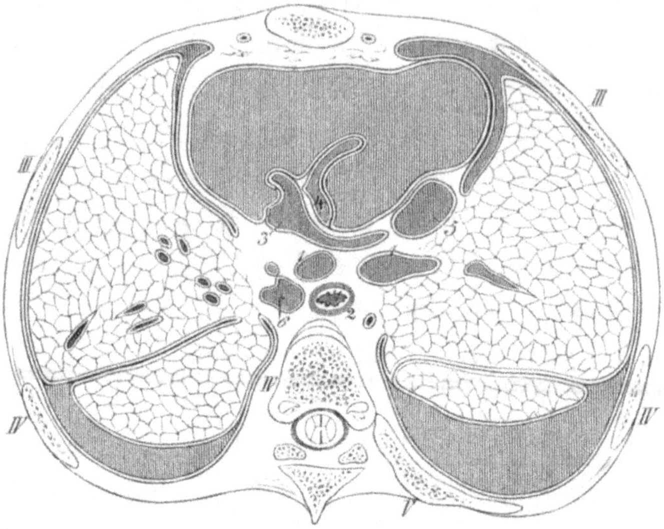

Fig. 1. *thorax viri adulti. Hydropericarditis. Insufficientia valv. aortae. Pleuritis. Pirogoff, II.* 6, 1. 1/2.

1. 1. *bronchi.* 2. *oesophagus.* 3. *arteria pulmonalis.* 4. *aorta ascendens.* 5. *vena cava superior.* 6. *aorta descendens.*

Der Schnitt lief wie *Pirogoff* im Texte zu seinem Atlas, *fasc. II. pag.* 22, angibt, durch den oberen Rand des 2. Intercostalraumes, theilte die 3., 4. und 5. Rippe auf beiden Seiten, und traf den 4. Brustwirbel in der Nähe seines oberen Randes. Das Alter des Mannes, welcher längere Zeit im Hospitale gelegen hatte, und daselbst starb, ist nicht genauer bezeichnet, als durch die Angabe „mittleres Lebensalter". Es war auf jeden Fall höher, als das des Individuum, von welchem meine Zeichnung genommen wurde. Bemerkenswerth ist, dass während in der Nähe des *sternum* beide Schnitte in fast gleicher Höhe der Rippen begannen, sie hinten in verschiedener Wirbelhöhe austraten. In dem *Pirogoff*'schen Bilde wurde der 4. Brustwirbel getroffen, bei meiner Tafel der 6. Da die Bestimmung der Herzlage vom Kliniker nach den Knochen der vorderen Brustwand getroffen wird, so habe ich trotz dieser Wirbeldifferenz das *Pirogoff*'sche Bild zur Vergleichung ausgewählt, weil es in gleichem Intercostalraume wie das meinige angelegt wurde. Man muss nur im Auge behalten, dass bei dem *Pirogoff*'schen

Cadaver durch die Exsudatmassen im *Pericardium* und in den Pleurahöhlen die Rippen erhoben waren, mit ihren vorderen Enden um 2 Wirbelhöhen höher standen als die bei meinem Cadaver.

Die folgende Abbildung, Fig. 2, zeigt die Lageverschiebung der Theile auf gleichem Durchschnitte bei linksseitigem pleuritischem Exsudate und *pneumothorax*. Das Cadaver ist dasselbe, von welchem Fig. 2 im Texte zu Tafel X. genommen worden ist. Man erkennt deutlich die Ausdehnung der linken Thorax-

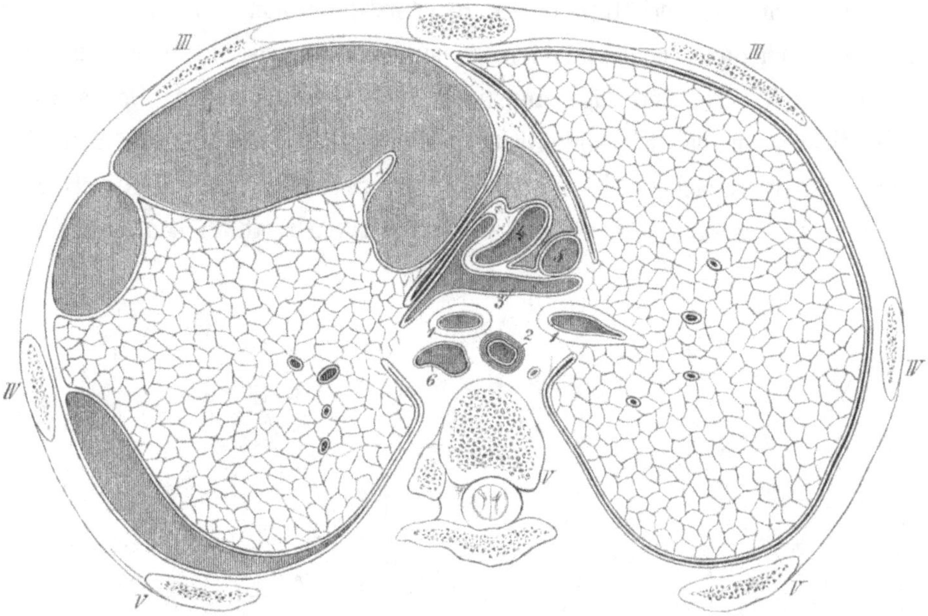

Fig. 2. *Cad. C. thorax viri adulti. Pneumothorax lateris sinistri. Pirogoff, II.* 7, 2. $^1/_2$.

1. 1. *bronchi.* 2. *oesophagus.* 3. *arteria pulmonalis.* 4. *aorta ascendens.* 5. *vena cava sup.* 6. *aorta descendens.*

hälfte und die Verschiebung der grossen Gefässstämme nach rechts und hinten. Der Anfang der *arteria pulmonalis* liegt hinter dem rechten Sternalrande, der der *aorta* hinter dem Ansatze des rechten 3. Rippenknorpels.

Der *Pirogoff*'sche Schnitt (vergl. Text zu *P.* Atlas, *fasc. II.*, *pag.* 28) verlief in genau horizontaler Richtung durch den oberen Rand des 3. Rippenknorpels, theilte die 3., 4. und 5. Rippe auf beiden Seiten, und ging durch den oberen Rand des 5. Brustwirbels. Also auch hier wurde ein höher liegender Wirbel getroffen als bei meinem Cadaver, was sich durch die Ausdehnung des *thorax* und die dadurch bedingte Inspirationsstellung der Rippen erklärt. Auffallend bleibt es, dass zugleich mit der linken Seite auch die rechte sich soweit hob, dass auf dem Durchschnitte ein fast symmetrisches Bild der Rippendurchschnitte zu Stande kam. Ausser der localen pleuritischen Adhäsion, welche in Form eines Stranges von der Rippenwand zur Lunge verlief (vergleiche den Holzschnitt auf p. 97) fanden sich hier weitere Adhäsionen, welche den Pleuraraum in 3 Abtheilungen zerlegen, die übrigens unter sich communicirten. Die linke Lunge war übrigens fast völlig comprimirt und mehrfach mit der Costalpleura verwachsen, so dass sie auf dem Durchschnitte das polygone Aussehen erhielt.

Da die normalen Verhältnisse der Brustorgane schon von *Luschka*, *Henle*, *Meyer* u. A. erschöpfend behandelt worden sind, so verweise ich des Näheren auf die betreffenden Werke, und füge nur noch die Resultate einiger Beobachtungen über Herzdislokation bei Flüssigkeitsansammlungen in den Pleurahöhlen hinzu.

Fig. 3 stellt zunächst die normalen Lageverhältnisse des Herzens zur vorderen Thoraxwand dar, so wie sie von mir nach zahlreichen Leichenuntersuchungen für das jugendliche Mannesalter geltend bestimmt wurden. Nach Bestimmung der einzelnen Punkte ward das Herz in den *thorax*, der wie aus unendlicher Entfernung gesehen dargestellt wurde, im gefüllten Zustande eingetragen. In Folge der Anfüllung des Herzens mit Injectionsmasse, die unter einem nur mässigen Drucke erfolgte, ist das linke Herzohr weiter sichtbar geworden, als es im leeren Zustande der Fall zu sein pflegt.

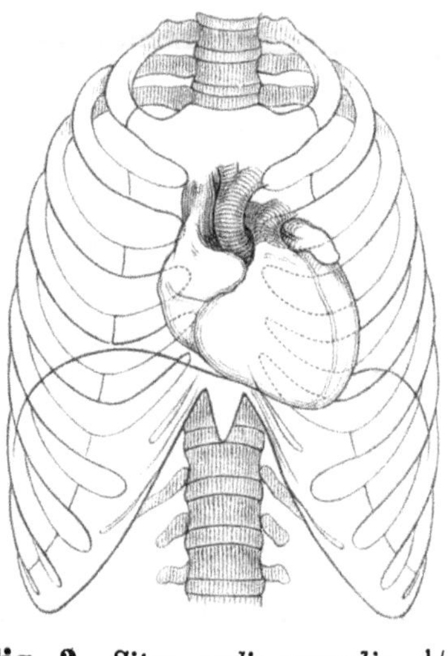

Fig. 3. *Situs cordis normalis.* 1/6.

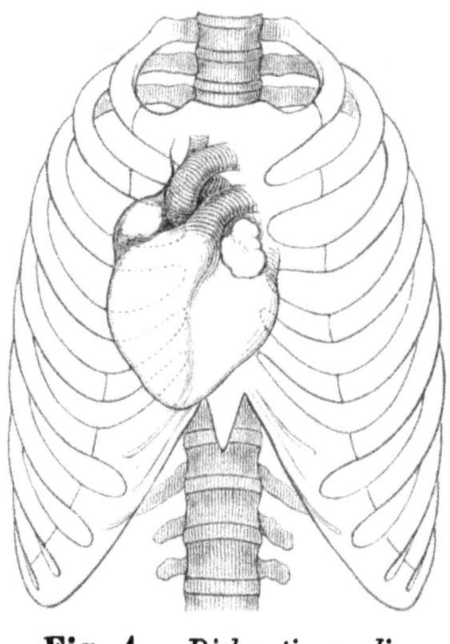

Fig. 4. *Dislocatio cordis. Exsudat. pleurit. lat. sinistr.* 1/6.

Fig. 4 stellt dagegen eine hochgradige Verschiebung des Herzens nach rechts dar, hervorgebracht durch ein grosses linksseitiges pleuritisches Exsudat. Das Herz wurde bei Rückenlage durch 6 lange Stahlnadeln an die vordere und hintere Thoraxwand fixirt, und danach die Lage der einzelnen Theile zur vorderen Thoraxwand möglichst genau bestimmt. Man erkennt, dass das Herz an der Spitze bedeutend mehr dislocirt ist, als an der Basis, und dass zugleich auch eine Rotation nach rechts um die Längsachse stattgefunden hat, welche den linken Ventrikel mehr hervortreten lässt. Die hier vorliegende senkrechte Achsenstellung des Herzens wurde nach genauen Messungen festgestellt.

Es folgen noch zwei Abbildungen, Fig. 5 und 6, welche ebenfalls die Dislokation des Herzens bei Ergüssen in die Pleurahöhlen zeigen. Diese Abbildungen

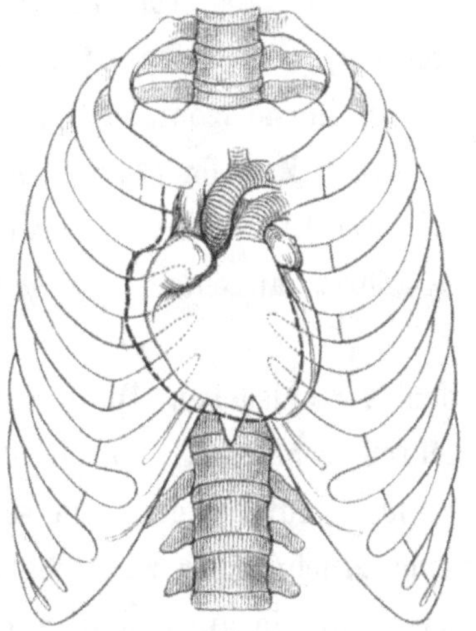

Fig. 5. *Dislocatio cordis.* *Hydrothorax lat. sin. artefactus.* $^1/_6$.

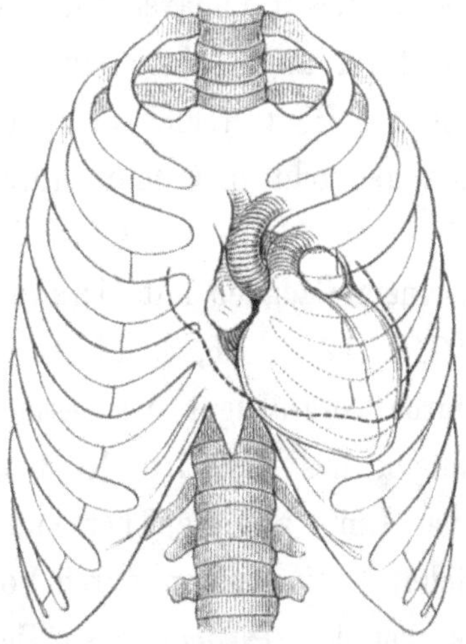

Fig. 6. *Dislocatio cordis.* *Hydrothorax lat. dextr. artefactus.* $^1/_6$.

geben aber Resultate von Experimenten, welche an frischen normalen Cadavern von mir angestellt wurden. Die Cadaver wurden in verticale Stellung gebracht, und dafür gesorgt, dass die *trachea* offen blieb. Nachdem sorgfältig festgestellt war, dass alle Theile normale Verhältnisse zeigten, unter Verwerfung derjenigen Versuche, bei denen die nachträgliche Section Abnormitäten nachwies, wurde ohne Luftzutritt ein linksseitiger künstlicher *hydrothorax* hergestellt, Fig. 5; sowie dann ein rechtsseitiger, Fig. 6.

Nach Beendigung der Anfüllung mit schwacher Kochsalzlösung wurde die *trachea* geschlossen, um bei der Eröffnung des *thorax* ein weiteres Zusammenfallen der Lungen unmöglich zu machen, das Herz dann mit langen Stahlnadeln an der vorderen und hinteren Brustwand fixirt und nachher die Intercostalräume geöffnet, um die Herzlage am Skelete bestimmen zu können. Es zeigte sich, dass die Spitze des Herzens bedeutend weiter rückt, als die durch die Gefässstämme an der Lungenwurzel befestigte Basis, und dass ausser der seitlichen Verschiebung noch eine Rotation um die Längsachse stattfindet, deren Wiedergabe auf diesen Abbildungen freilich mangelhaft geblieben ist. Die Menge der zu Fig. 5 eingelassenen schwachen Salzlösung betrug 5 Pfd.; zu Fig. 6 wurden 6 Pfd. eingebracht. Es zeigte sich ferner ein deutliches Aufrücken der Percussionsdämpfung in der Lebergegend erst nachdem $1\frac{1}{2}$ Pfd. Flüssigkeit eingeflossen waren, (übereinstimmend mit der Beobachtung von *Seitz* und *Zamminer*).

Neben diesen Cadaverexprimenten habe ich aus dem Atlas von *Pirogoff* die einem Cadaver angehörigen Durchschnitte herausgesucht, welches rechtsseitiges Empyem mit Herzverchiebung nach links hatte, und in horizontaler Lage zum Gefrieren gebracht und dann durchgesägt worden war. Man findet sie *Pirogoff*, II. 6, 3. 9, 2. 11, 2. 15, 4. — Ferner suchte ich die Durchschnitte zusammen, welche einem Cadaver mit linksseitigem *pneumothorax* angehören, *Pirogoff*, II. 7, 2. 10, 2. 12, 4. 16, 3. 17, 1.

Durch sorgfältiges Ausmessen wurde aus den verschiedenen Durchschnittszeichnungen das dislocirte Herz in seinen Contouren construirt, und in durchbrochener Linie auf die Thoraxwand zu Fig. 5 und 6 aufgetragen, um so eine Vergleichung mit meinen durch Versuche gewonnenen Zeichnungen zu ermöglichen.

Da bei den *Pirogoff*'schen Bestimmungen, so exakt sie auch sind, zur Angabe der Herzlage die dislocirende Flüssigkeitsmenge nicht gemessen werden konnte, so kann man auch nicht eine vollständig gleiche Herzverschiebung erwarten, die sich durch ein Decken der Contouren ausdrücken würde; abgesehen davon, dass ein künstlicher Erguss in die Pleurahöhle nie die gleichen Verhältnisse erzeugen kann, als ein allmälig entstandenes Exsudat. Aber das geht aus beiden Befunden mit Sicherheit hervor, und wird eben durch die Verschiedenheit der Methode erst recht erhärtet, dass bei solchen Herzdislokationen die Herzbasis nicht fixirt bleibt, sondern um ein messbares Stück verschoben wird, dass aber die Herzspitze bedeutend weiter rückt und zugleich eine Rotation um die Längsachse des Herzens stattfindet.

Tab. XI.

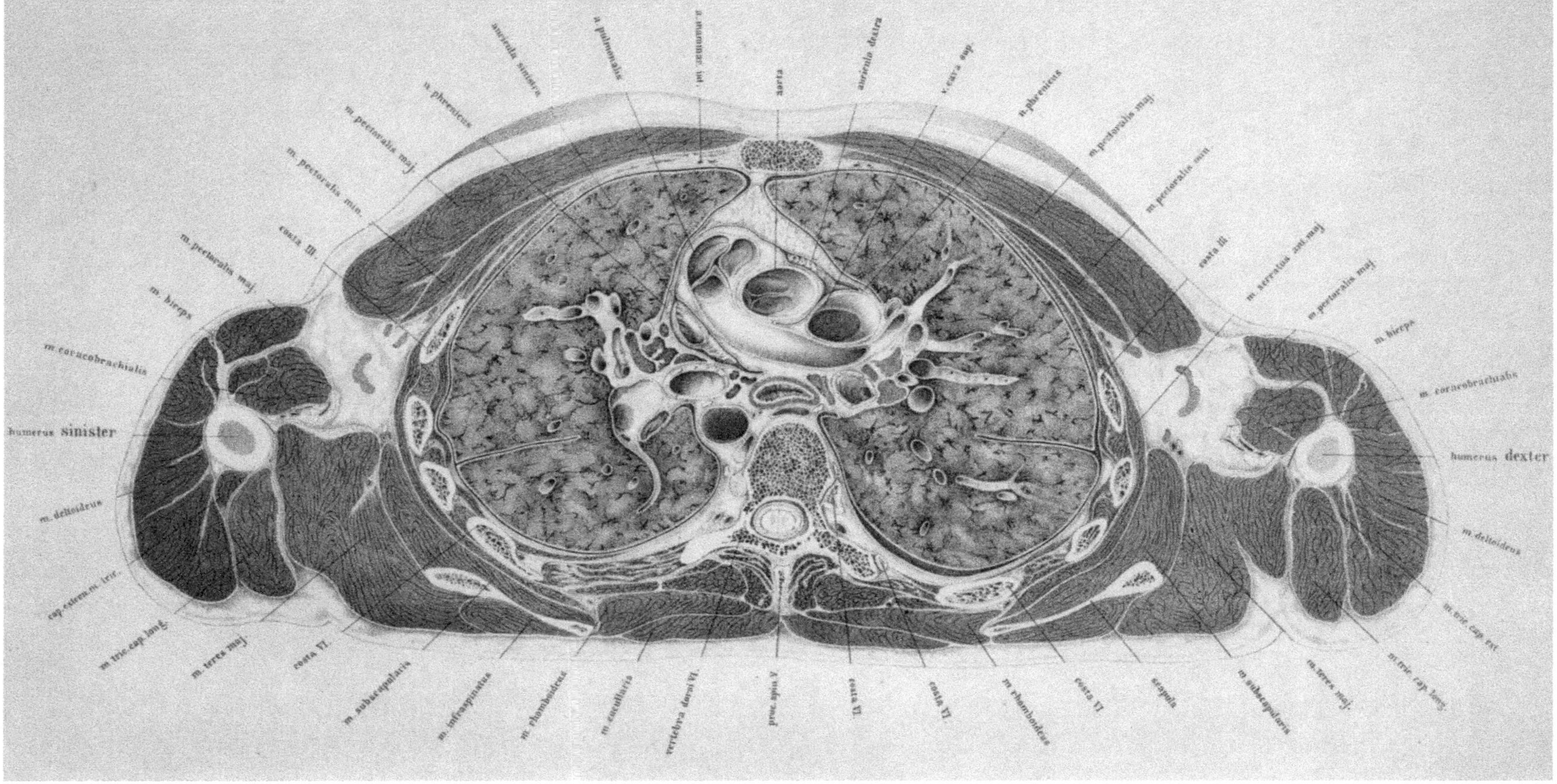

m. deltoideus
cap. extern. m. tric.
m. tric. cap. long.
m. teres maj.
costa VI.
m. subscapularis
m. infraspinatus
m. rhomboideus
m. cucullaris
vertebra dorsi VI.
proc. spin. V
costa VI.
costa VI.
m. rhomboideus
costa VI.
scapula
m. subscapularis
m. teres maj.
m. tric. cap. long.
m. tric. cap. ext.
m. deltoideus
humerus dexter
m. coracobrachialis
m. biceps
m. pectoralis maj.
m. serratus ant. maj.
costa III.
m. pectoralis min.
m. pectoralis maj.
n. phrenicus
v. cava sup.
auricula dextra
aorta
a. mammar. int.
a. pulmonalis
auricula sinistra
n. phrenicus
m. pectoralis maj.
m. pectoralis min.
costa III
m. pectoralis maj.
m. biceps
m. coracobrachialis
humerus sinister

TAFEL XII.

Die vorliegende Abbildung ist ebenso gehalten wie die übrigen. Man blickt von oben nach abwärts gleichsam in den eigenen Körper hinein, so dass man die rechte Hälfte zur rechten, die linke zur linken Hand hat. Die Dicke der Scheibe, deren obere Fläche hier vorliegt, betrug $3^1/_2$ Centimeter.

Der Schnitt geht durch beide Brustwarzen, den 3. Intercostalraum, trifft beide Vorhöfe des Herzens mit ihren Klappen und tritt hinten am oberen Rande des 8. Brustwirbels aus, so dass noch ein Stückchen der nächst höher liegenden Bandscheibe getroffen wurde, und beiderseits die 8. Rippe zu sehen ist. Von den Schulterblättern wurde der untere Winkel abgeschnitten.

Das Wichtigste auf dieser Tafel ist der so glücklich geführte Schnitt durch das Herz. Dasselbe ist so getroffen worden, dass beide Vorhöfe und Ventrikel geöffnet sind. Das linke *ostium atrio-ventriculare* ward nahezu halbirt, das rechte an seinem oberen Rande so geschnitten, dass man durch die Oeffnung ein Stück weit in den Ventrikel hineinblicken kann.

Auf den ersten Anblick erscheint die Schnittfläche des Herzfleisches und der Raum, den das ganze Organ einnimmt, abnorm gross; und doch zeigten sich bei der späteren Untersuchung nur normale Verhältnisse. Man wird sich leicht in die Zeichnung hineinfinden und die Richtigkeit der Contouren erkennen, wenn man im Auge behält, dass bei einem Querschnitte des Körpers das schräg liegende Herz nicht quer, sondern schräg geschnitten worden ist, und deshalb seine Wandungen um so viel stärker erscheinen mussten.

Der linke Vorhof ist nicht weit von seinem Boden getroffen worden. Der hier abgebildete Theil desselben bildete eine flache, an der tiefsten Stelle $^3/_4$ Centimeter tiefe Mulde, welche nach rechts zu in die Höhe steigt und auf die Durchschnitte der Lungenvenen hinweist. Links sind die Venen weiter von ihm entfernt. Von der *valvula mitralis* ist der Aortenzipfel bis auf ein kleines Stückchen hinweggenommen worden, welches auf der rechten Seite der Mitralöffnung gefunden wird. Von dem hinteren Zipfel ist der grösste Theil zurückgeblieben. Die doppelte Reihe von Sehnenfäden tritt deutlich in der Zeichnung hervor.

Hinter dem linken Vorhofe tritt die *vena magna cordis* in die Tiefe, um sich unter ihm hinweg zum rechten *atrium* zu begeben, wo sie mit ihrer *valvula Thebesii* vor dem medialen Ende des dort sichtbaren Querwulstes (Rest der *valvula Eustachii*) einmündete. Die Einmündungsstelle selbst lag zu tief versteckt, um sie auf der Zeichnung sichtbar machen zu können. Dagegen wurden unter sorgfältiger Entfernung der gefrorenen Blutmassen die Herzwandungen und Klappen noch im erstarrten Zustande sorgfältig abgezeichnet.

Während der linke Vorhof mehr nach links und hinten zu liegen kommt, erstreckt sich der rechte mehr nach rechts und vorn, so dass das *septum atriorum* vom linken Ventrikel aus schräg nach hinten und rechts zieht. Ausserdem liegt das linke *atrium* nicht unbedeutend höher als das rechte.

Im *atrium dextrum* steigt in der hinteren Hälfte die *vena cava inferior* in die Höhe; vor derselben liegt der Querwulst der rudimentären *valvula Eustachii.* Unmittelbar davor buchtete sich das *atrium* nach abwärts zu einer Tiefe von 3 Centimeter aus, um weiter nach vorn wieder aufzusteigen und durch das *ostium atrioventriculare* mit der *valvula tricuspidalis* in den rechten Ventrikel zu führen. Vor der Tricuspidalklappe liegt der durch den Schnitt geöffnete rechte Ventrikel, von welchem mit der vorhergehenden Scheibe der *conus arteriosus arteriae pulmonalis* abgehoben worden ist. Von der vorderen Ventrikelwand, deren Schnittfläche vorn zu sehen ist, geht ein Papillarmuskel nach rückwärts an das vordere Klappensegel. Hinter demselben erkennt man in der Tiefe der Ventrikelhöhlung die *trabeculae carneae* der hinteren Wand.

Durch Vergleichung mit der unteren Fläche der nächst höheren Scheibe liess sich bei dem vorliegenden Cadaver die Lage beider Atrien genau bestimmen. Es fand sich, dass die Höhlung des *atrium dextrum* eine Höhe hatte, die vom unteren Rande des 4. bis zur Mitte des 3. Rippenknorpels hinaufragte; das dazu gehörige Herzohr aber reichte bis zum oberen Rande des 3. Rippenknorpels. Ihre grösste Breite erstreckte sich von der Mitte der linken Sternalhälfte bis $2^1/_2$ Centimeter nach auswärts vom rechten Sternalrande.

Das *atrium sinistrum* erstreckte sich in seiner Höhe vom oberen Rande des 4. linken Rippenknorpels bis zur Mitte des 2. Intercostalraumes, und hatte die

Breite des 8. Brustwirbels sammt dem Gelenkapparat der dazu gehörigen Rippenköpfchen. Seine *auricula* ragte bis zum untersten Rande des 2. Rippenknorpels hinauf.

Das *ostium atrio-ventriculare dextrum* lag in der Höhe des 8. Brustwirbels und hinter den rechten zwei Dritttheilen des *sternum*, so dass es also nur wenig in die linke Körperhälfte hinüberreichte; und war vom *sternum* 5 Centimeter entfernt, ziemlich in der Mitte zwischen Wirbel und Brustbein. Nach vorn zu wurde seine Lage durch die Höhe der Papillarebene und die 4. Rippenknorpel markirt.

Das *ostium atrio-ventriculare sinistrum* begann etwas links vom linken Sternalrande, reichte bis nahe zur Mittellinie, lag 7 Centimeter weit hinter dem *sternum*, und hatte die Höhe des 4. Intercostalraumes.

Eine Nadel hätte bei diesem Cadaver den Mittelpunkt der Mitralöffnung getroffen, wenn man sie 1 Centimeter vom linken Sternalrande entfernt, in der Mitte des 3. Intercostalraumes eingestochen hätte.

Für die Tricuspidalöffnung hätte man in der Mitte der rechten Sternalhälfte in der Höhe des 4. Rippenknorpelansatzes einstechen müssen. Das *ostium pulmonale* würde seinen Einstichspunkt am oberen Rande des 3. Rippenknorpels, $^1/_2$ Centimeter nach aussen vom linken Sternalrande erhalten; das *ostium aorticum* in der Mitte der linken Sternalhälfte, in der Höhe des dritten Rippenknorpels. Ich habe wiederholt bei Leichen junger Männer an diesen Stellen eingestochen und mich von der Richtigkeit dieser Bestimmungen überzeugt. Jedoch bin ich weit entfernt, für alle Cadaver diese Lage der Theile zu statuiren, noch viel weniger würde ich sie ohne Weiteres auf den Lebenden übertragen. Ganz abgesehen von pathologischen Veränderungen, hat schon die Lagerung des Cadavers, je nachdem es auf dem Rücken, der einen Seite, dem Bauche liegt, Einfluss auf die Lage des Herzens, so wie ferner der Stand des Zwerchfells in dieser Beziehung von höchstem Einflusse ist. Das Herz ist so zwischen Lungen und Zwerchfell eingeschaltet, dass es fast auf allen Seiten, einige wenige Stellen ausgenommen, von Theilen umgeben ist, welche das Bestreben haben, sich zusammenzuziehen, und sich vom Herzen entfernen, sobald irgend etwas Anderes an ihre Stelle treten kann. Durch diese Anordnung ist die Lage des Herzens eine ebenso veränderliche als günstige. Dieses so empfindliche Organ ist dadurch nicht nur auf eine höchst sinnreiche Weise gegen Stösse geschützt, welche die vordere Brustwand treffen, sondern hat auch für seine Bewegungen einen freien Spielraum erhalten.

Bei Cadavern jugendlich kräftiger Individuen, wie bei dem vorliegenden, haben sich, wie schon oben bemerkt wurde, die Lungen auf einen Zustand der Exspiration allmälig zusammengezogen, wie er im Leben nie zu Stande kommt. Die Folge davon ist, dass die Luft von aussen her auf die Bauchdecken in gleichem Maasse drückt und das Zwerchfell um ein entsprechendes Stück in die Höhe treibt. Mit den sich contrahirenden Lungen rückt natürlich auch das zwischen ihnen wie eingepasst liegende Herz zugleich mit dem emporgetriebenen Zwerchfell nach aufwärts, und so findet man dann eine höhere Herzlage, als sie im Leben beobachtet wird. Fehlt aber den Lungen der hohe Elasticitätsgrad, wie bei älteren Leuten oder Individuen mit Erkrankungen des Lungengewebes, so findet man dann auch bei den Cadavern in Folge der krankhaften Veränderungen eine tiefere Herzlage.

Ich fand das *ostium arteriae pulmonalis* bei Cadavern jugendlich kräftiger Männer (Selbstmörder) durchschnittlich am oberen Rande des 3. linken Rippenknorpels, in der Höhe des 6. Brustwirbelkörpers, bei älteren Leuten von 50 bis 60 Jahren unter dem 4. Rippenknorpel in der Höhe des 8. Wirbels.

Kommt Meteorismus hinzu, so treiben die mit Gas stark angefüllten Därme das Zwerchfell und das zwischen den nachgebenden und sich weiter contrahirenden Lungen liegende Herz noch weiter in die Höhe, so dass man dann das *ostium* der Pulmonalarterie unter dem 2. Rippenknorpel finden kann.

Die Durchmesser der Breite und Tiefe des Brustraumes haben von Tafel IX bis zu Tafel XII stetig zugenommen, und das Verhältniss von 1 : 3 so ziemlich beibehalten. Es wird sich zeigen, dass bei krankhaften Veränderungen dieses Verhältniss sich wesentlich ändert. Zum Zwecke der Vergleichung füge ich zwei Copieen in Linearzeichnung aus *Pirogoff's* Atlas bei.

Der Schnitt bei *Pirogoff's* Abbildung (Fig. 1) ist um einen Wirbelkörper höher geführt worden, als bei meiner Tafel; man erkennt deshalb auch am Herzen noch ein Stückchen des *bulbus aortae* vor dem in ziemlicher Vollständigkeit erhaltenen linken Vorhofe. Der Aortenzipfel der *valvula mitralis* ist noch deutlich zu sehen. Er liegt ziemlich platt ausgespannt über dem hinteren Klappenzipfel. Der rechte Vorhof, durch den Druck des pericardialen Exsudates etwas eingebogen, zeigt in seiner hinteren Hälfte die Eintrittsstelle der unteren Hohlvene, in seiner vorderen den Eingang zum rechten Ventrikel.

Vergleicht man die hier vorliegenden Verhältnisse mit den normalen, so fällt zunächst die veränderte Form des Thoraxraumes auf. Der Tiefendurchmesser ist bedeutend vergrössert; er beträgt die Hälfte des Querdurchmessers, von dem er doch nur den dritten Theil ausmachen sollte. Durch die starke Entfernung des *sternum* von der Wirbelsäule ist Raum für das massenhafte Exsudat geliefert worden. Das Herz erscheint wie nach hinten zurückgedrängt, was in der That nicht der Fall ist, da die Theile zwischen Herz und Wirbelsäule, *oesophagus* und *aorta descendens,* noch reichlichen Raum haben. Dagegen ist es im Ganzen nach

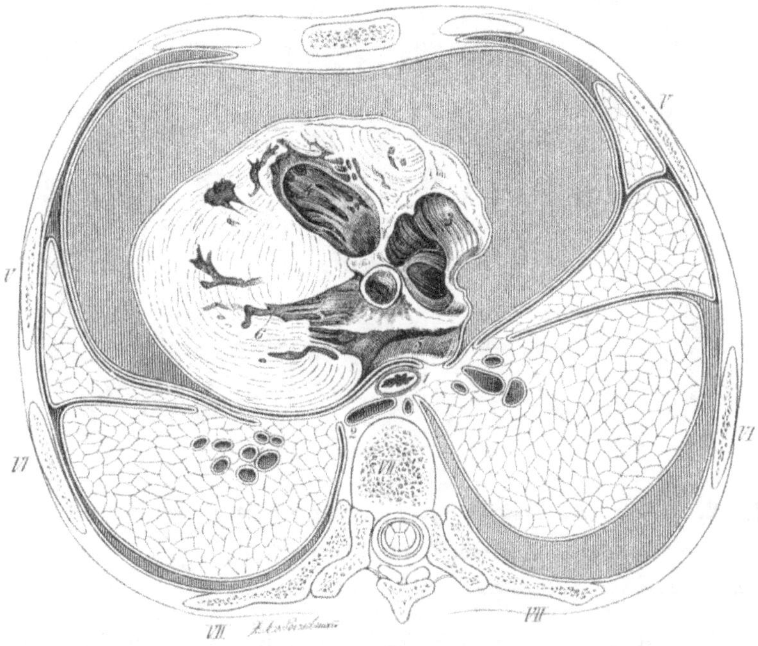

Fig. 1. *thorax viri adulti. Hydropericardium.*
Pirogoff, II. 14, 4. 1/2.

1. *oesophagus.* 2. *aorta descendens.* 3. *atrium dextrum.* 4. *ventriculus dexter.* 5. *atrium sinistrum.* 6. *ventriculus sinister.*

links zu herumgewälzt. Die Achse des linken Vorhofes und Ventrikels geht in transversaler Richtung auf die Schnittfläche der 5. Rippe los, während sie bei normalen Verhältnissen schräg nach vorn auf die linke Papille hinweist. Eine gleiche Lageveränderung zeigt das rechte Herz. Die Lungen erscheinen bedeutend zusammengefallen, wodurch weiterer Raum für das pericardiale Exsudat geschafft wird. Während sie auf meiner Tafel das gesammte Herz einschliessen und sich mit ihren vorderen Rändern fast berühren, sind sie hier weit auseinander gewichen und zurückgesunken, trotzdem dass auch noch rechts ein pleuritisches

Exsudat vorhanden ist. Dagegen sind die Pleurasäcke, was namentlich bei der Frage der Punktion zu beachten wäre, in Folge ihrer Befestigung an die Brustwand nur wenig dislocirt. Sie lassen nur einen kleinen Raum neben dem *sternum* frei, so dass man sich mit dem Troikart hart an den Sternalrand hätte halten müssen, um nicht die Pleuren zu treffen.

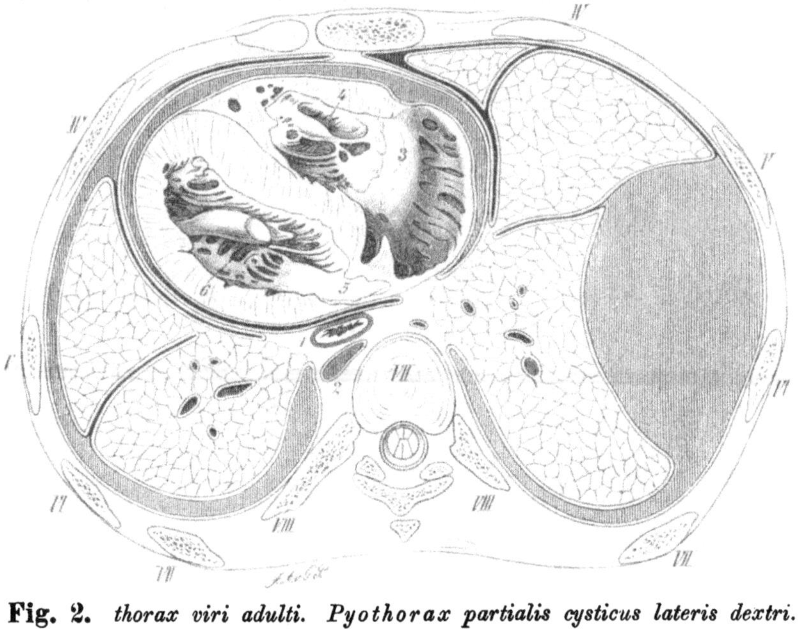

Fig. 2. *thorax viri adulti. Pyothorax partialis cysticus lateris dextri.*
Pirogoff, *II.* 11, 2. $^1/_2$.

1. *oesophagus.* 2. *aorta descendens.* 3, *atrium dextrum.* 4. *ventriculus dexter.* 5. *atrium sinistrum.* 6. *ventriculus sinister.*

Der Schnitt auf Fig. 2 verläuft fast genau in derselben Höhe wie der von mir abgebildete. Dem entsprechend sind auch die Herzensverhältnisse ähnliche. Das Herz selbst ist um ein messbares Stück nach links verschoben und zugleich um seine Längsachse nach links gedreht. Die linke Lunge ist beträchtlich verkleinert, so dass sie nicht mehr die vordere Herzfläche bedeckt. Die Pleuren reichen dagegen bis zum *sternum*, und es bleibt nur ein sehr geringer Raum zwischen ihnen übrig; jedoch zeigten sich nach *Pirogoff's* Angabe so viele Adhäsionen, dass die Höhlung des Pleurasackes vielfach unterbrochen war. Ausser der Herzdislocation, welche dieselben Momente zeigt, wie die bei der vorhergehenden Tafel beschriebenen cadaverösen Dislocationen, ist namentlich die beträchtliche Verschiebung des *oesophagus* nach links hinüber von Interesse. Leider findet sich darüber bei *Pirogoff* keine nähere Angabe.

Tab. XII.

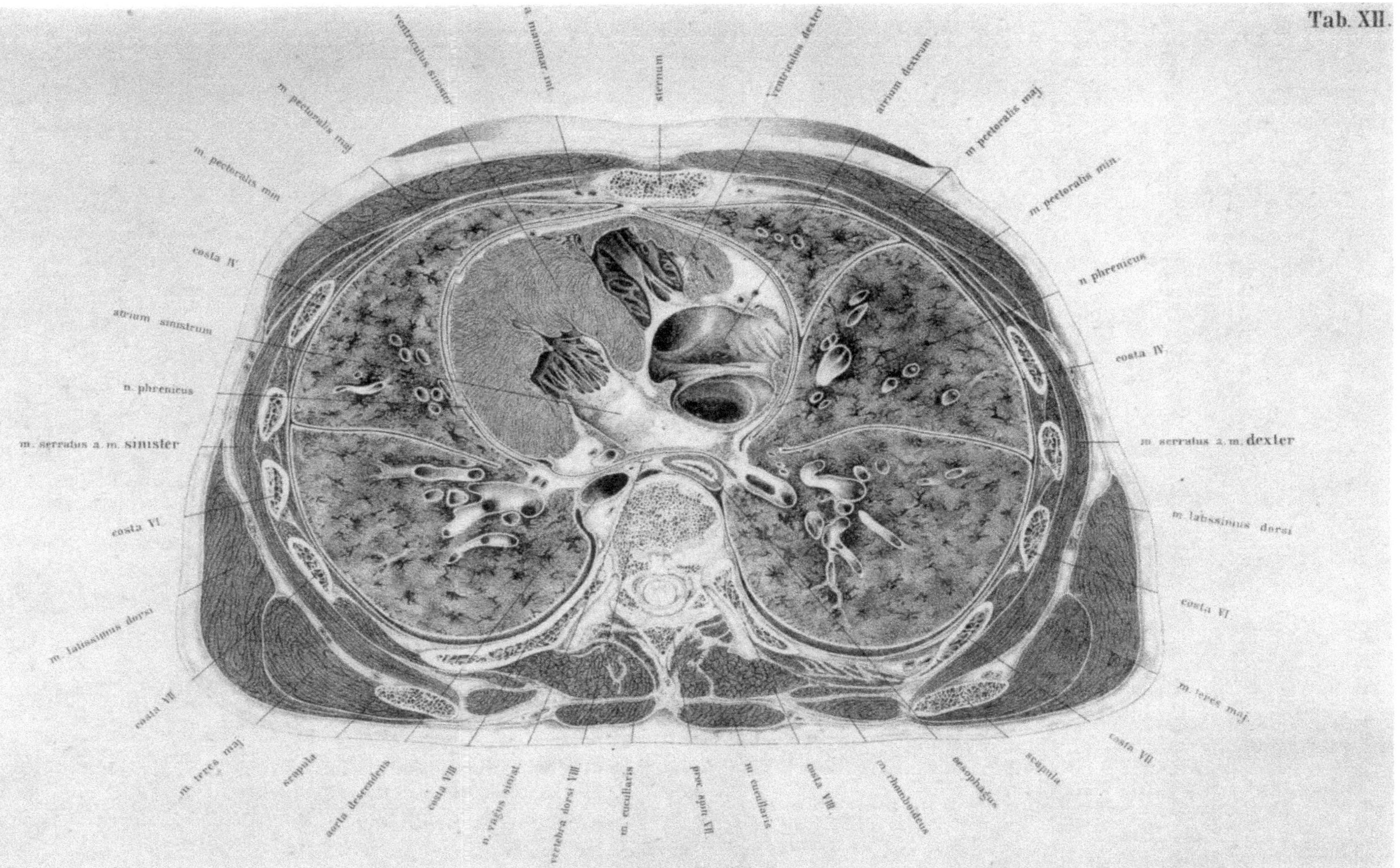

m. pectoralis maj.
m. pectoralis min.
costa IV
atrium sinistrum
n. phrenicus
m. serratus a. m. sinister
costa VI
m. latissimus dorsi
costa VII
m. teres maj.
scapula
aorta descendens
costa VIII
n. vagus sinist.
vertebra dorsi VIII
m. cucullaris
proc. spin. VII
m. cucullaris
costa VIII.
m. rhomboideus
oesophagus
scapula
costa VII.
m. teres maj.
costa VI.
m. latissimus dorsi
m. serratus a. m. dexter
costa IV.
n. phrenicus
m. pectoralis min.
m. pectoralis maj.
atrium dextrum
ventriculus dexter
sternum
a. mammar. int.
ventriculus sinister

TAFEL XIII.

Die Scheibe, deren obere Fläche hier abgebildet vorliegt, hatte eine Stärke von 5 Centimeter. Der Schnitt geht durch den untersten Theil des *sternum*, durch die aufsteigenden Knorpel der 5. Rippen, trifft die Herzspitze, die Zwerchfellkuppel mit der Leber und tritt hinten durch den untersten Theil des 9. Brustwirbelkörpers aus, so dass erst in einiger Entfernung von der Wirbelsäule die dazu gehörigen Rippen getroffen wurden, an die sich dann im Bogen nach vorn die Schnittflächen der 8., 7., 6., 5. Rippen anschliessen. Diese Abbildung, welche die Reihe der Brustdurchschnitte abschliesst, zeigt somit bereits die geöffnete Bauchhöhle, und macht es auf den ersten Blick verständlich, warum Verletzungen der Leber so oft gleichzeitig die Lungen mit betreffen.

Wie man schon aus dem flachen Leberabschnitte der linken Seite erkennen kann, ist von der linken Zwerchfellkuppel sehr wenig abgeschnitten worden. Sie ragte mit ihrer höchsten Spitze bis zur Höhe des untersten Randes der 4. Rippe, von vorn aus gesehen; während die rechte Kuppel des Zwerchfells, von der bedeutend mehr hinweggenommen ward, bis zum oberen Rande der 4. Rippe, also eine ganze Rippenbreite höher hinaufragte; das ist also nahe an einer durch beide Papillen gelegten Horizontalebene. Es ist schon bei Besprechung der vorhergehenden Tafel auseinandergesetzt worden, dass dieser Zwerchfellstand nicht den Verhältnissen des Lebens entspricht, dass er nur bei Leichen normaler jugendlich kräftiger Männer so gefunden wird, und bei dazu tretendem Meteorismus noch weiter hinaufrückt.

In unmittelbarem Zusammenhange mit Zwerchfell und Leber steht die Lage des Herzens, dessen unterste Parthie hinter dem linken 5. Rippenknorpel durchschnitten vorliegt. Die Höhe von der untersten Spitze des Herzens bis zur Durchschnittsfläche betrug 2 Centimeter. Man sieht rechts, in der Spitze des rechten

Herzens noch den untersten Theil der Ventrikelhöhle mit Fleischtrabekeln ziemlich ausgefüllt. In der Spitze des linken liessen sich nur Spalten in dem Wirbel, den die Fleischfasern bildeten, erkennen. Das Herz überragte die 5. Rippe nach abwärts nicht, sondern erreichte nur noch deren untersten Rand, dagegen ragte die Höhle des Herzbeutels noch 1 Centimeter tiefer hinab und enthielt etwa einen Esslöffel voll gefrorener klarer Flüssigkeit. Bei einem 50jährigen Manne fand ich erst in der Höhe des 11. Brustwirbelkörpers den dieser Abbildung entsprechenden Theil des Herzens liegen, also um ein Beträchtliches tiefer.

Von praktischer Wichtigkeit sind die Verhältnisse der Pleuren vor dem Herzen. Sie stellen zusammengefaltete Säcke dar, welche von den vorderen Lungenrändern an noch weit nach der Mittellinie zu sich erstrecken, und lassen im vorliegenden Falle nur einen kleinen Raum zwischen linkem Sternalrand und 5. Rippenknorpel frei, durch den man ohne Verletzung derselben mit dem Troikart zum Herzbeutel gelangen könnte. Man findet in dieser Beziehung vielfache Abweichungen bei den verschiedenen Cadavern, so dass es begreiflich erscheint, wie so verschiedene Angaben über diesen Punkt entstehen konnten. Auf jeden Fall aber hat *Luschka* Recht, wenn er behauptet, dass der Herzbeutel am unteren Ende des linken Sternalrandes eine Strecke weit frei von Pleuren gefunden werde, so dass man bei *Paracentesis pericardii* dieselben sicher vermeiden könne. Man wird, wie ich mich überzeugt habe, am sichersten operiren, wenn man mit einem feinen Troikart im oberen Winkel zwischen linkem Sternalrand und 5. Rippenknorpel einsticht. Es erscheint nicht gerechtfertigt, sich hierbei auf eine Verwachsung der Pleuren zu verlassen, da selbst grosse Flüssigkeitsansammlungen im *pericardium* längere Zeit ohne eine solche bestehen können.

Auffallend erscheint die Ausdehnung der Leber nach links hinüber, durch welche das Herz gänzlich vom linken Leberlappen getragen erscheint. Man wäre versucht, eine abnorme Vergrösserung der Leber im vorliegenden Falle anzunehmen, und das vorliegende Bild nur für pathologische Zustände gültig zu erklären. Es ist aber schon oben bemerkt worden und mag hier nochmals gesagt sein, dass die Organe keine Abnormität zeigten, dass auch die Leber normales Gewicht und normale Struktur besass. Man muss im Auge behalten, erstens, dass der linke Leberlappen innerhalb der normalen Verhältnisse grosse Verschiedenheiten der Form zeigt, dass er mitunter bis zur Milz hinüber reicht, dass er aber stets unter dem Herzen liegt, welches nur mit einem Theile nach vorn und links zu über die Lebergrenze vorragt; zweitens ist zu betonen, dass man sich meistens deshalb falsche Vorstellungen von der Lebergestalt und -Lage macht, weil man sich gewöhnt hat, dieselbe von vorn her als auf eine Ebene projicirt zu betrachten, wobei bei Weitem nicht Alles übersehen wird. Eine vorzugsweise gute Anschauung von der Lage und Ausdehnung der Leber bekommt man von oben, vom Zwerchfelle her, wo man auch am leichtesten das für die Untersuchung so wichtige Verhältniss der Leber zur Milz, zum Magen und zum Herzen deutlich machen kann. Ich habe wiederholt nach Wegnahme des Brustkorbes das intakte Zwerchfell mit seinem Herzbeutel-Antheile abgezeichnet, und nach Wegnahme desselben dann die Leber in die Zeichnung eingetragen und immer ein gleiches Verhältniss von Herz und Leber wie auf dieser Tafel gefunden, trotz wechselnder Ausdehnung des linken Leberlappens. Wenn man recht sorgfältig das Zwerchfell entfernt, so kann man das Bauchfell in grosser Ausdehnung erhalten und die einzelnen Organe in ihrer Lage zu einander durchschimmern sehen. Bringt man dabei den Rumpf in aufrechte Stellung, so vermindert man den Druck auf die Zwerchfellfläche und vermeidet ein Einreissen des Bauchfellsackes. Ich gebe drei Zeichnungen, die auf solche Weise von frischen Cadavern normaler jugendlich kräftiger Männer (Selbstmörder, noch in Todtenstarre auf die Anatomie gebracht) genommen worden sind. Es ist keine Frage, dass bei einem solchen Verfahren die Zwerchfellstellung sich mehrfach ändert, dass mit dem Ablösen der oberen Thoraxhälfte namentlich die vordere und hintere Wand des Thoraxrestes sich einander etwas nähern und dadurch die Kuppel des Zwerchfells entsprechend höher steigt, jedoch hat diese Veränderung des *diaphragma* nur einen geringen Einfluss auf die relative Lage der darunter liegenden Organe. Man kann ein solches Präparat in Bauchlage oder in Rückenlage aus der aufrechten Stellung versetzen, ohne dass man eine nennenswerthe Verschiebung der eingeschlossenen Eingeweide bemerkt. Da sich bei wiederholten Versuchen ergab, dass man mittels dieser Methode ziemlich brauchbare Resultate erhielt zur Aufklärung der Topographie dieser Gegend, so habe ich mich mit den gewonnenen Abbildungen begnügt und von einer Vervollkommnung der Bilder durch vorheriges Eingypsen des Abdomen und Anwendung des *Lucae*'schen Zeichenapparates abgesehen. Bei den Fehlerquellen, die durch die cadaverösen Verhältnisse an sich gegeben sind, wird man von einer ganz genauen Bestimmung der Lagerung doch absehen müssen.

Fig. 1 gibt die Lagerverhältnisse bei ziemlich starker Füllung des Magens. Der Magen überragt im gefüllten Zustande den linken Leberlappen nach aussen, liegt zum grössten Theile aber darunter versteckt. Das Zwerchfellstück des Herzbeutels lässt noch die Lage des Herzens erkennen.

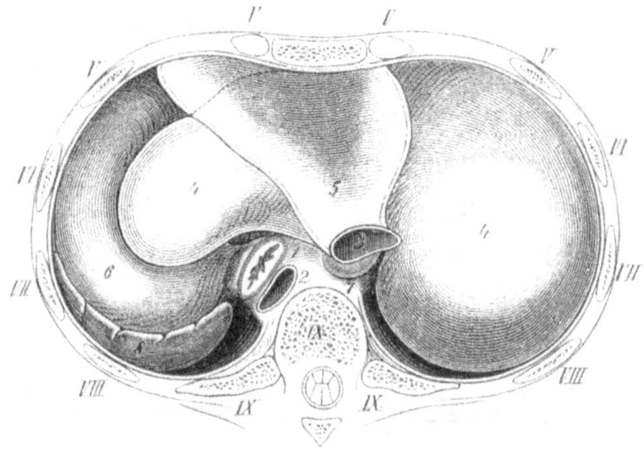

Fig. 1. *Situs viscerum normalis sub diaphragmate.* 1/3.

1. *oesophagus.* 2. *aorta.* 3. *vena cava inferior.* 4. *hepar.* 5. *pericardium diaphragm.* 6. *ventriculus.* 7. *lobulus Spigelii.* 8. *lien.*

Wenn auch der linke Ventrikel im gefüllten Zustande nach links hin die Grenze überschritten haben mag, so ist doch ersichtlich, dass das Herz nicht auf dem Magen, sondern auf der Leber lag, und nur mit seiner Spitze die Magengegend erreichte, und dass auf dem Querdurchschnitte dieses Cadavers ein gleiches Bild wie auf Tafel XIII. hätte zu Stande kommen müssen. Die linke Zwerchfellkuppel wurde somit vom linken Leberlappen, Magen und Milz ausgefüllt.

Fig. 2. gibt das Bild der Lage der Organe unter dem Zwerchfelle, bei mässiger Anfüllung des Magens. Man kann sich schon durch Betrachtung der Form des Leberumfanges davon überzeugen, dass dieser Abbildung ein anderes Cadaver zu Grunde lag, dass hier ein Cadaver benutzt wurde, bei welchem sich nachträglich eine nur mässige Anfüllung des Magens ergab, und nicht erst experimentell die Magenfüllung verändert wurde, wodurch leicht die Theile zu sehr aus der Lage gekommen wären. Das Cadaver wurde überhaupt so frisch, als es auf die Anatomie ankam, benutzt und sofort durchgetheilt, ohne dass vorher irgend ein Eingriff an demselben vorgenommen wurde.

Der nur mässig mit Speisebrei angefüllte Magen ragt nicht bis links hinüber, sondern hat neben sich noch das fettreiche Stück des Bauchfelles, welches zum linken Ende des *colon transversum* hinüberzieht, um sich dann in das grosse Netz fortzusetzen.

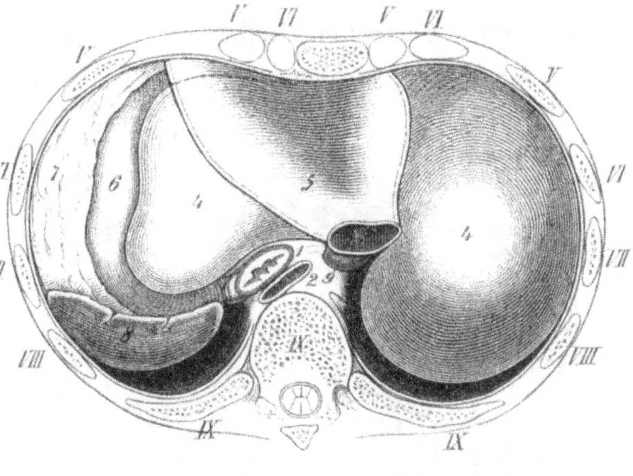

Fig. 2. *Situs viscerum normalis sub diaphragmate.* 1/3.

1. *oesophagus.* 2. *aorta.* 3. *vena cava inferior* 4. *hepar* 5. *pericardium diaphragm.* 6. *ventriculus.* 7. *omentum majus.* 8. *lien.* 9. *lobulus Spigelii.*

Ebenso zeigt der linke Leberlappen eine andere Form als bei Fig. 1. Trotzdem ist aber sein Verhältniss zum Herzen dasselbe, höchstens insoweit abgeändert, dass auch die Spitze des Herzens in Folge der weiteren Ausbreitung des linken Leberlappens Lebersubstanz auf der abdominalen Seite des Zwerchfells unter sich hat. Bei den Versuchen, die ich an verschiedenen Cadavern anstellte, um durch Anfüllung des *colon* vom After aus, oder des Magens vom *oesophagus* aus, die Lageveränderung der Organe bei einem und demselben Individuum zu demonstriren, überzeugte ich mich, dass man dabei auch bei sorgfältiger Erhaltung des Bauchfells keine brauchbaren Bilder erhält. Der Magen kam dabei so sehr aus der natürlichen Lage, und liess sich ebenso wie das *colon* so schwer wieder entleeren, dass ich verschiedene Cadaver zur Abbildung benutzen musste, von denen dann diejenigen ausgesucht wurden, welche, wie sich nachträglich zeigte, die Organe im gewünschten Füllungsgrade darboten.

Im höchsten Grade auffallend war die Erscheinung, dass man bei einem solchen Rumpfstück an dem nur die untere Thoraxhälfte hoch anhing, durch den möglichst lang erhaltenen *oesophagus* bei hohem Drucke grosse Mengen

Wasser in den Magen hineintreiben konnte, dass dieselben aber nicht wieder abflossen, trotzdem dass am *oesophagus* keine Ligatur angebracht worden war. Beim Einbringen des Fingers durch das Oesophagusstück in den Magen fühlte man zwischen *cardia* und *fundus* die Magenwand so scharf vorspringend, dass dadurch ein deutlich erkennbares Ventil gebildet wurde. Es muss weiteren Untersuchungen überlassen bleiben, in wie weit diese Verhältnisse am Cadaver auf den lebenden Körper übertragen werden dürfen.

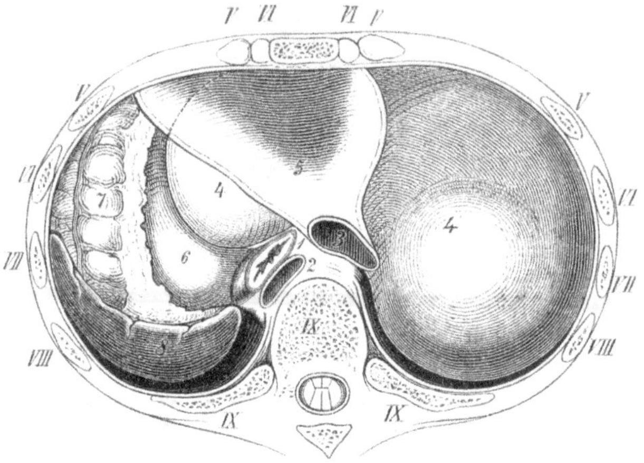

Fig. 3. *Situs viscerum normalis sub diaphragmate.* $^1/_3$.

1. oesophagus. 2. aorta. 3. vena cava inferior. 4. hepar. 5. pericardium diaphragm. 6. ventriculus. 7. flexura coli sinistra. 8. lien.

Fig. 3 zeigt den Magen leer, eng zusammengezogen. Der dadurch freigewordene Raum auf der linken Seite wird durch die *flexura coli sinistra* ausgefüllt. Die übrigen Verhältnisse sind wie bei den vorhergehenden Präparaten.

Es erhellt aus diesen Abbildungen, dass das Herz stets den linken Leberlappen zwischen sich und Magen hat und nur mit einem Theile seiner Spitze, der verschieden gross sein kann, auf dem Magen liegt. Man findet denselben Befund bei Frontalschnitten, wo man von vorn her die etagenartige Anordnung dieser Organe zu einander ganz besonders gut erkennt. Vergleiche *Henke, Atlas der top. Anatomie, Tafel* 35—37. — *Pirogoff, fasc. I. A., II. A., II. B.*

Dann aber sieht man auch, dass je nach dem Zustande des Magens die Lage der Eingeweide in der linken Zwerchfellskuppel wechseln muss. Die *flexura coli sinistra* rückt in die Höhe, wenn sie mit Gas stark angefüllt ist, und der Magen im leeren Zustande sich befindet, und wird, da sie viel öfter Luft enthält, als der Magen, vorzugsweise den tympanitischen vollen Percussionston in der linken unteren Brusthälfte bedingen, so wie sie auch bei starkem Drucke nach aufwärts einen störenden Einfluss auf die Funktion der Brustorgane gewinnen kann.

Die folgenden Abbildungen sind aus *Pirogoff's* Atlas entnommen, um die Veränderungen der Lage der Herzspitze zu demonstriren, wie sie bei pleuritischen und pericardialen Exsudaten sich zeigt.

Fig. 4 erläutert die Lageverhältnisse der Theile in gleicher Höhe bei mässiger Anfüllung des Herzbeutels. Der Schnitt ist fast in derselben Höhe wie der

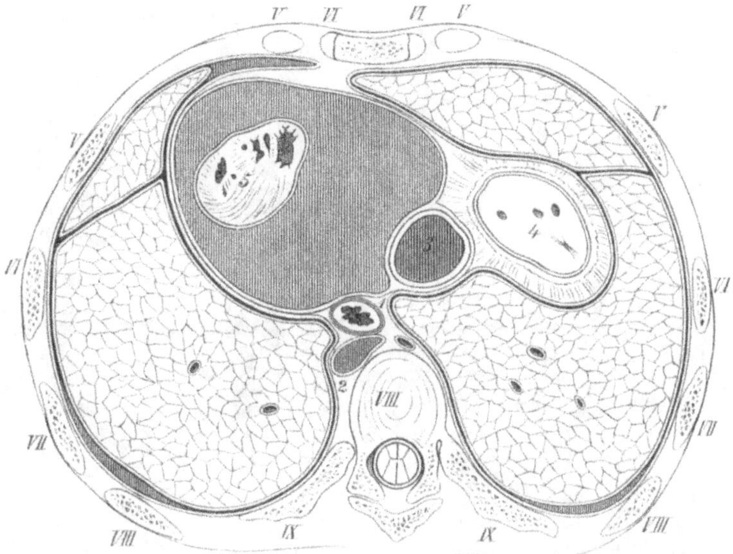

Fig. 4. *thorax viri. Hydropericardium. Pulmones sani.*
Pirogoff, II. 15, 2. 1/2.
1. *oesophagus.* 2. *aorta.* 3. *vena cava inferior* 4. *hepar* 5. *cor*

meinige geführt; die Herzspitze stark nach hinten und etwas nach links verschoben. Die Pleuren stossen vorn nahe an einander, und lassen nur einen schmalen Raum am linken Sternalrande frei. Man hätte ein viel stärkeres Abdrängen der Pleuren von einander erwarten sollen, da die Menge der Flüssigkeit im Herzbeutel einen grösseren Raum in Anspruch nahm. Es ist desshalb für die Punction des Herzbeutels genau die Stelle einzuhalten, welche oben genauer angegeben wurde, um nicht die Pleurahöhlen mit zu eröffnen. Ueber das Alter des Mannes finden sich bei *Pirogoff* keine weiteren Angaben, es ist nur notirt, dass die Lungen (und wahrscheinlich auch die Pleuren) keine Abnormitäten zeigten.

Fig. 5 bietet einen Durchschnitt, der die Lageverhältnisse der Organe bei *Pleuritis* und *Hydropericardium* erläutert. Der Schnitt wurde an dem Körper eines Mannes ausgeführt, der im mittleren Lebensalter stand, als er im Hospitale starb, er verlief um einen Wirbel tiefer als der meinige. Trotzdem ist in Folge der Exsudatmassen nur wenig von der Leber getroffen worden. Die Verschiebung des Herzens ist an der Stellung der Herzspitze, die nach rechts und hinten dislocirt ist, zu erkennen. Die Ausdehnung des linken Pleurasackes ist so bedeutend, dass er vorn bis zur Mittellinie und hinten bis über dieselbe hinausragt.

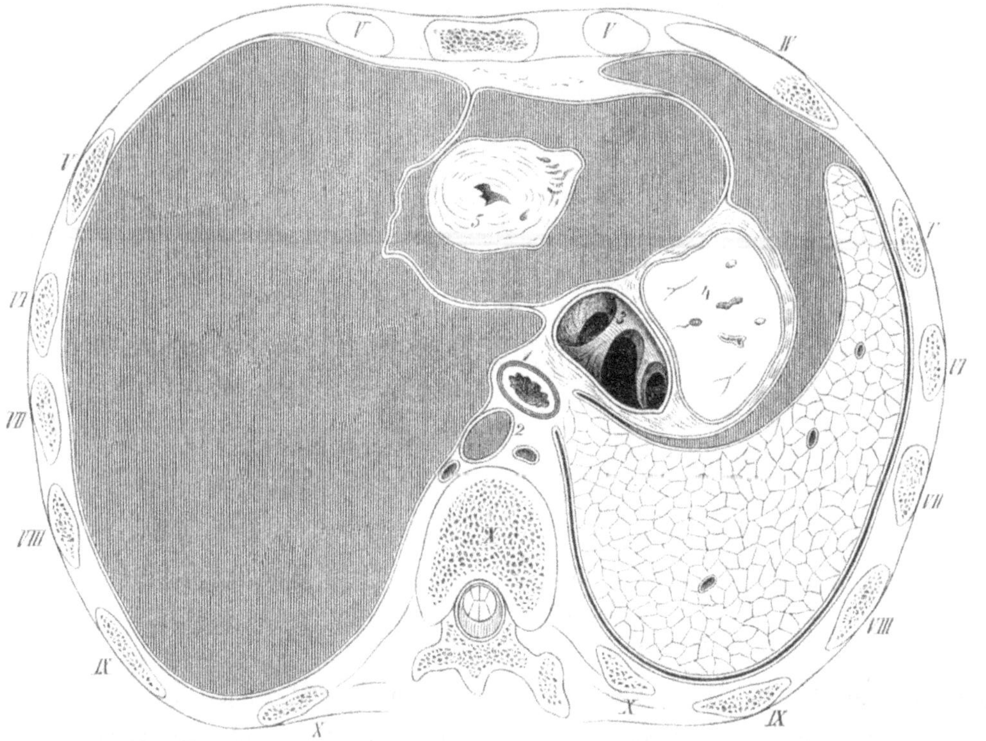

Fig. 5. *thorax viri. Exsudat. pleurit. sin. Hydropericardium.*
Pirogoff, II. 22, 2. 1/2.
1. *oesophagus.* 2. *aorta.* 3. *vena cava inferior.* 4. *hepar.* 5. *cor.*

Von den Rippen sind auf der linken Seite fast dieselben geschnitten worden wie bei meinem Cadaver, woraus ersichtlich ist, dass der Erguss in der linken Pleurahöhle ein beträchtlicher war und eine Erhebung der vorderen Rippenenden dieser Seite bedingt hatte. Auf der rechten Seite dagegen, die auch nach *Pirogoff's* Angabe nur wenig Flüssigkeit enthielt, hingen die Rippen tiefer herab, so dass noch die 4. Rippe von der Säge mitgetroffen wurde.

Fig. 6 zeigt die Verhältnisse bei doppelseitigem pleuritischen Exsudat und *Hydropericardium.* Die Angaben dazu finden sich im Texte zu *Pirogoff's Atlas, II. p.* 54.

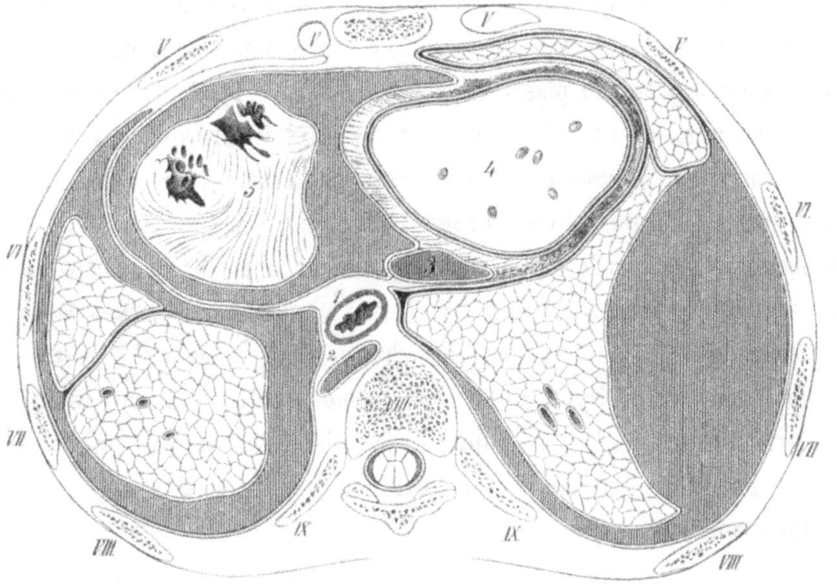

Fig. 6. *thorax viri. Empyema partial. cystic. lat. dextri. Hydropericardium. Pirogoff, II.* 15, 4. 1/2.

1. *oesophagus.* 2. *aorta* 3. *vena cava inferior* 4. *hepar* 5. *cor.*

Der Schnitt, welcher einen Wirbel tiefer am Rücken hinausging, traf die 5. 6. 7. 8. 9. Rippe auf beiden Seiten, zeigt also fast dieselben Skeletverhältnisse wie auf Tafel XIII, und ergibt eine symmetrische Stellung der beiden Thoraxhälften. Der Mann hatte ein abgesacktes Empyem auf der rechten Seite. Die Lunge daselbst war stark comprimirt, und zeigte desshalb auf dem Durchschnitte das polygone Aussehen. Auf der linken Seite war die *Pleura* stark verdickt, vielfach verwachsen, was freilich auf der Abbildung nicht im vollen Maasse erkennbar ist. Man erkennt die Verschiebung und Drehung des Herzens nach links auch hier aus dem Stande der Herzspitze. Die linke Lunge liegt weit nach hinten; der dazu gehörige Pleurasack ist in der ganzen Länge vor dem Herzen fest verwachsen, so dass eine Punktion durch denselben hindurch nach dem Herzbeutel ohne Gefahr von seiten der Pleura gewesen wäre.

Es ist bei den Herzverschiebungen und Herzhypertrophieen mehrfach die Betheiligung, resp. Knickung der *vena cava inferior* von den Autoren ins Auge gefasst worden; *cfr. Luschka, Anatomie, I,* 2. *p.* 445; *Bartels, deutsches Archiv, IV. p.* 269. Nach meinem Dafürhalten ist die Frage über diesen Gegenstand noch nicht entschieden, und könnte nur dadurch endgültig beantwortet werden, dass man ein betreffendes Cadaver frieren liesse, und von hinten her mit Hammer und Meissel noch im erstarrten Zustande so bearbeitete, dass das rechte *atrium* mit seinen beiden Hohlvenen plastisch sichtbar würde. Einfache Querdurchschnitte, wie der vorliegende, wo die Hohlvene mit der Eintrittsstelle der Lebervenen unmittelbar unter dem *foramen quadrilaterum,* durchschnitten sich zeigt können nur wenig zur Aufklärung dieser Frage beitragen.

Ebensowenig lässt sich durch das Experiment oder durch die klinische Beobachtung erwarten. Versuche an Thieren, die ich im *Ludwig*'schen Laboratorium angestellt habe und in den Akademieberichten bekannt gemacht wurden, haben ergeben, dass eine Unterbindung der *vena cava inferior* nur unbedeutende Circulationsstörungen setzt, da das Blut durch die Collateralwege der *azygos* und der Spinalplexus weite Bahnen findet, auf denen es zum System der *vena cava superior* hinüberfliessen kann.

Tab. XIII.

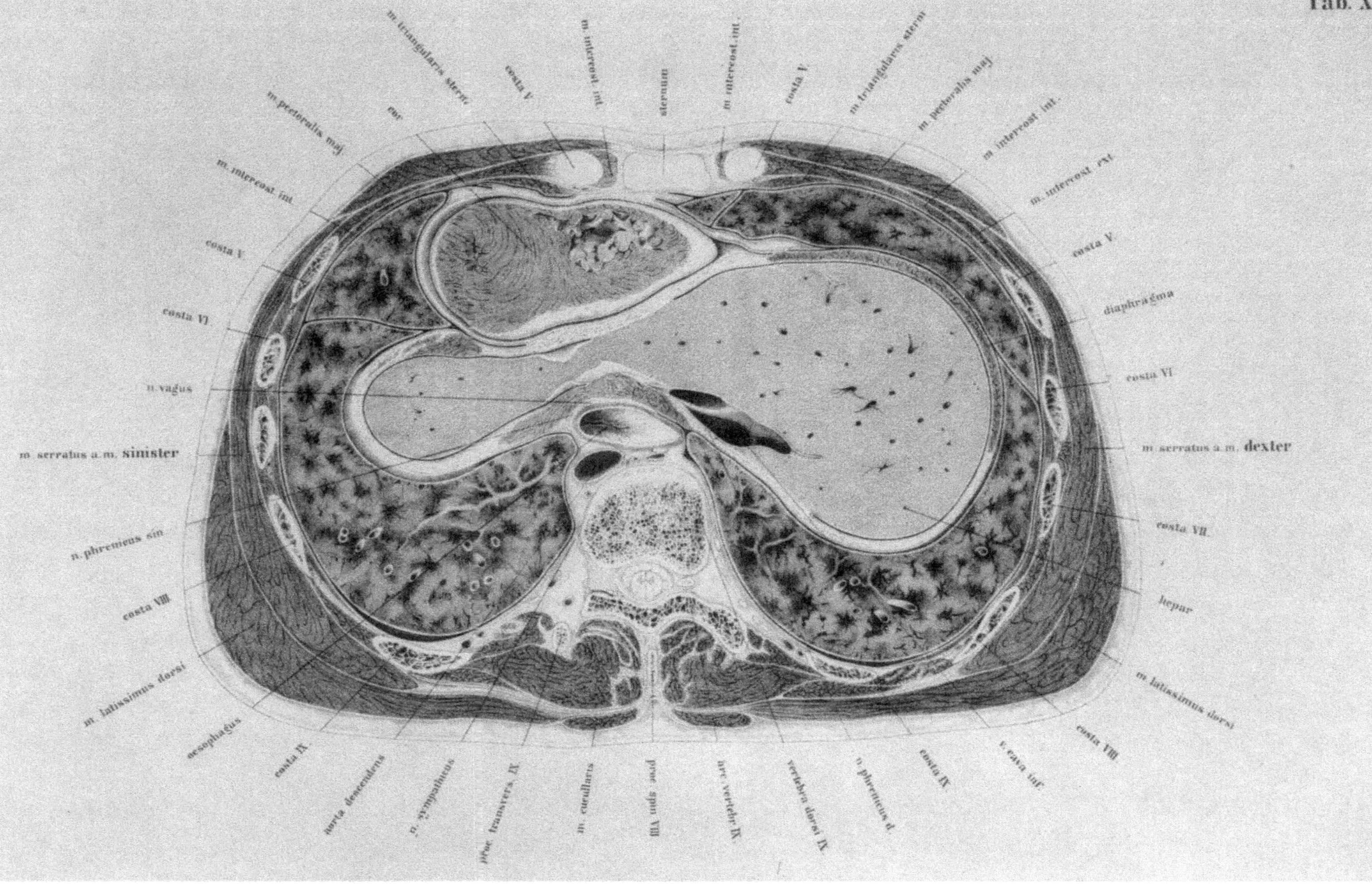
m. pectoralis maj.
cor
m. triangularis stern.
costa V
m. intercost. int.
sternum
m. intercost. int.
costa V
m. triangularis stern.
m. pectoralis maj.
m. intercost. int.
m. intercost. ext.
m. intercost. int.
costa V
diaphragma
costa V
costa VI
costa VI
n. vagus
m. serratus a. m. sinister
m. serratus a. m. dexter
costa VII
n. phrenicus sin.
hepar
costa VIII
m. latissimus dorsi
m. latissimus dorsi
oesophagus
costa VIII
costa IX
v. cava inf.
aorta descendens
costa IX
n. sympathicus
n. phrenicus d.
proc. transvers. IX
vertebra dorsi IX
m. cucullaris
arc. vertebr. IX
proc. spin. VIII

TAFEL XIV.

Die auf dieser Tafel vorliegende Abbildung schneidet den Rumpf im *epigastrium*, und legt Leber, Magen und Milz frei. Von den Lungen ist nichts mehr zu sehen, dagegen erkennt man noch innerhalb der Rippen die schwarze Linie, welche den Spalt der Pleurahöhle wiedergibt, und daneben das Zwerchfell, welches sich auf diesem Durchschnitte als muskulösen Ring präsentirt. Was nach aussen davon liegt, gehört somit der Brusthöhle an, innerhalb des Zwerchfells hat man das Gebiet der Bauchhöhle vor sich.

Die Abbildung gibt die obere Fläche einer 5 Centimeter starken Scheibe wieder, welche demselben normalen Cadaver angehörte wie die vorhergehenden und nachfolgenden Präparate.

Von den Skelettheilen zeigt sich der Körper des 11. Brustwirbels nahe an seinem unteren Rande geschnitten, so dass noch ein Stückchen der nächst tieferen Bandscheibe zum Vorschein kommt. Der dahinter liegende Bogen gehört ebenfalls dem 11. Wirbel an, vor den davor liegenden Gelenkspalten markiren sich aber bereits die Gelenkfortsätze des nächst folgenden Wirbels. Beiderseits ein Stück vom Wirbel entfernt liegen die Durchschnitte der 11., weiter nach aussen die der 10., dann die der 9., 8., 7., 6. Rippen. Die 7. und 6. Rippen sind 2 mal getroffen worden, der *processus xyphoideus* dagegen nicht mehr. Er endete bereits oberhalb der Schnittfläche.

Es fällt gleich bei der ersten Betrachtung auf, dass die rechte Hälfte eine grössere Ausdehnung besitzt als die linke. Der Querdurchmesser beider Hälften differirte beim Cadaver um einen Centimeter. Der Grund dieser Ungleichheit lag aber nur zum Theil in einer Asymmetrie des Körpers an dieser Stelle, da beim Durchsägen das Sägeblatt von der Mitte an nach rechts etwas aus der Horizontalebene abgewichen war.

Den grössten Raum nimmt auf dieser Abbildung die Leber ein, welche vollkommen normale Struktur und Gewicht hatte. Der linke Lappen derselben verlängerte sich in eine dünne Platte, die sich wie ein Deckel über dem Magen bis in die Nähe der Milz hin erstreckte. Daraus erklärt sich auch die verhältnissmässig grosse Ausbreitung der Leber in der linken Zwerchfellkuppel, wie sie sich auf der vorhergehenden Tafel repräsentirt.

An der Verbindungsstelle des rechten und linken Lappens, in der *fossa longitudinalis sinistra,* erkennt man in einer Falte des Bauchfells das *ligamentum teres;* rückwärts davon, am Zwerchfelle anliegend, den *lobulus Spigelii* mit dem Netzbeutel. Rechts daneben liegt die untere Hohlvene; vor dieser, innerhalb der Leber, in der *fossa transversa,* der Querschnitt der Pfortader, daneben der des *ductus hepaticus.*

Der Magen enthielt ungefähr einen Tassenkopf voll gefrorenen Speisebrei. Nachdem derselbe vorsichtig herausgeschafft worden war, wurden die Wandungen noch im erstarrten Zustande in ihrer ursprünglichen Lage abgezeichnet. Es liess sich später feststellen, dass der *fundus* des Magens die am höchsten gelegene Stelle eingenommen hatte, dass nach der dem Anfangstheil des Magens angehörigen Erweiterung, eine Verengerung folgte, an welcher die Faltungen der Schleimhaut am stärksten ausgeprägt waren, und dass darauf die Höhlung wieder weiter werdend sich nach rechts und unten hin fortsetzte. Es zeigte sich also, dass *Luschka* völlig recht hat, wenn er die platte Aneinanderlegung der vorderen und hinteren Magenwand bei leerem Organe bestreitet.

Auch hier, wo völlig normale Verhältnisse vorlagen, zeigte sich der Magen darmartig an den leeren Stellen contrahirt; nirgends abgeplattet, wie er in älteren Zeichnungen dargestellt wird.

Die hinter dem Magen liegende Bauchfellspalte mit der sie umgrenzenden Membran gehörte wie die am *lobulus Spigelii,* dem kleinen Netze an. Beide Höhlungen hingen unmittelbar unter der Schnittfläche miteinander zusammen.

Weiter nach rückwärts liegt die normalgrosse Milz mit den ihr zugehörigen Gefässen. Sie entsprach dem Verlaufe der 9., 10. und 11. Rippe und hielt in ihrem grössten Durchmesser die Richtung dieser Rippen ein. Von der linken Nebenniere war noch nichts zu sehen, während die rechte zwischen Leber und Zwerchfell deutlich erkennbar in die Schnittfläche hereinragte.

Was die Verhältnisse des Bauchfells betrifft, so muss bemerkt werden, dass solche Querdurchschnitte durchaus nicht geeignet sind, dieselben zu erläutern. Man kann die Höhlungen nur als feine schwarze Linien, die Bauchfellplatten nur als dünne weisse Streifen wiedergeben, die das Auge leicht irreführen, wenn sie mehrfach auf einander zu liegen kommen. Will man in dieser Beziehung etwas Erspriessliches leisten, so muss man Flächenansichten geben, oder Längs- und Schrägschnitte den Zeichnungen zu Grunde legen, bei denen dann halbschematisch die Höhlungen des Bauchfellsackes vergrössert erscheinen. Bei *Luschka* und *Henle* findet man vorzügliche Abbildungen dieser Art, die keiner weiteren Vermehrung bedürfen.

Dagegen sind solche Durchschnittszeichnungen, wie sie hier naturgetreu vorliegen, wichtig in chirurgischer Beziehung. Man übersieht sogleich, welche Stellen vom Bauchfell frei sind und welche nicht, und wird danach den Operationsplan einrichten können, der ja bei chirurgischen Eingriffen an der Bauchhöhle immer in erster Linie eine Vermeidung des *peritonaeum* anstreben muss. Deshalb ward auch bei dieser Zeichnung so wie bei den folgenden mit grösster Gewissenhaftigkeit darauf gesehen, die Grenzen der Höhlungen und die Umschlagsstellen des *peritonaeum* genau wiederzugeben; und es ward in diesem Sinne auch nicht die Höhlung des Netzbeutels vom *lobulus Spigelii* bis zur hinteren Wand des Magens zusammengezogen, trotzdem dass beide Höhlungen unmittelbar unter der Schnittfläche mit einander zusammenhingen. Dieses vom Bauchfell nicht überzogene Stück des Magens, welches am Zwerchfell anliegt, stellt somit das Ende der bauchfellfreien hinteren *regio cardiaca* dar.

Man wird dies Verhältniss, trotzdem dass auf älteren Zeichnungen diese freie Stelle nicht so ausgedehnt wiedergegeben wird, doch für normal erkennen, wenn man die beigegebenen Holzschnitte vergleicht; dieselben zeigen bei verschiedenen Individuen ganz das Nämliche.

Es ist bei der Betrachtung des Bauchfells im Auge zu behalten, dass dasselbe 2 mechanische Funktionen vornehmlich zu erfüllen hat: dass es die Organe an bestimmten Stellen in der Bauchhöhle fixirt, aber auch wieder gleich einem colossalen sinuösen Schleimbeutel die Verschiebung derselben gegeneinander bei dem wechselnden Stande ihrer Anfüllung ermöglicht. Eine solche Verschiebung wird überall da eintreten können, wo die schwarzen Linien, ähnlich den Gelenkspalten, die Höhlungen des *peritonaeum* wiedergeben; an den Stellen dagegen, wo das *peritonaeum* sich umschlägt und einen freien Raum an den Organen zum Eintritt der Gefässe übrig lässt, sind die Organe an ihre Umgebung fixirt.

Um die Verhältnisse zu zeigen, wie sie sich in den Extremen des Lebensalters darstellen, habe ich hier 2 Abbildungen im Holzschnitte beigefügt. Die eine Abbildung, Fig. 1, ist von dem Cadaver eines 50jährigen Mannes genommen, der eine vergrösserte Leber und Milz hatte; die andere, Fig. 2, von dem frischen Cadaver eines ausgetragenen normalen Mädchens, welches wegen hochgradiger Beckenenge der Mutter nach vorausgegangener *Kephalotrypsie* extrahirt ward, also zur Welt kam ehe es noch geathmet hatte.

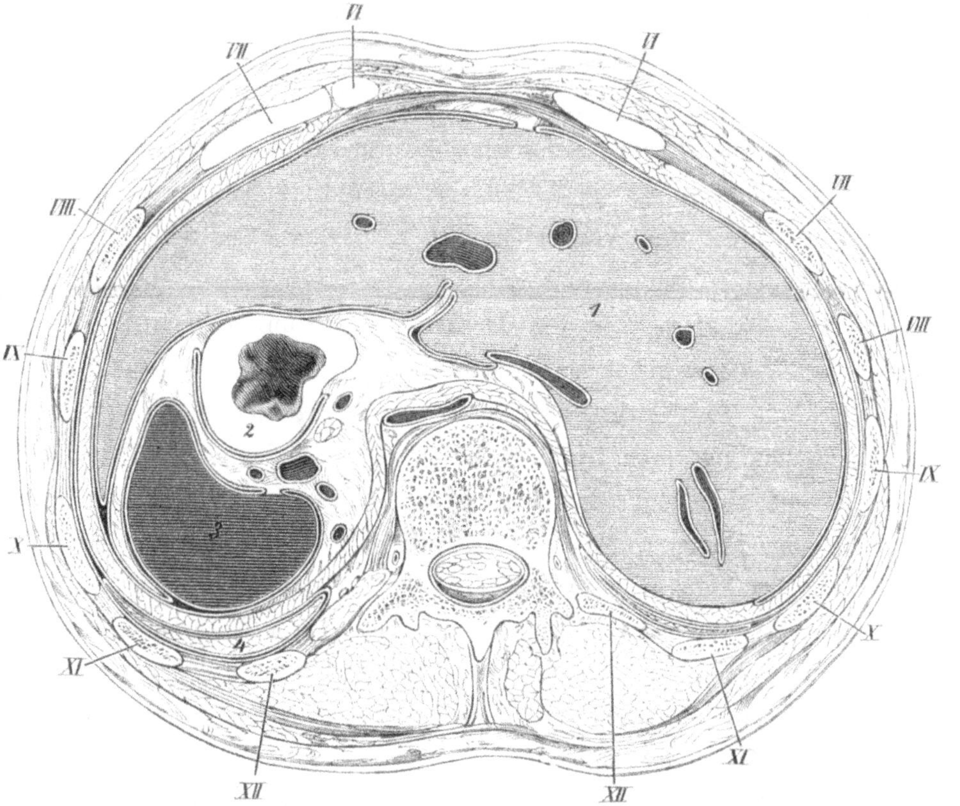

Fig. 1. *Cadaver viri,* 50 *annorum.* 1/2.

1. *hepar.* 2. *ventriculus.* 3. *lien.* 4. *pulmo sinister.*

Der Cadaver des älteren Mannes ist derselbe, der Tafel IX im grossen colorirten Atlas zu Grunde liegt. Der Tod war durch Erhängen herbeigeführt; Magen und Därme leer. Die Abbildung ist in halber natürlicher Grösse (linear) gehalten.

Der Schnitt bei Fig. 2 ging durch den 10. Brustwirbel, und vorn durch den *processus xyphoideus.* Der Magen war bis auf eine Spur von gefrorenem Schleim leer. Die Lungen, durchaus normalen Gewebes, absolut frei von Luft. Die Leber dem frühen Alter entsprechend, gross und fettreich. Nebennieren gross; ebenso die Milz.

Der gut entwickelte starke Körper des Kindes zeigte nirgends Abnormitäten, kam im frischesten Zustande auf die Anatomie und ward sogleich zum Frieren gebracht.

Im höchsten Grade überraschend ist die fast zum Verwechseln grosse Aehnlichkeit der beiden Durchschnitte Fig. 1 und 2, also des mit Fettleber behafteten älteren Mannes und des neugebornen Kindes. Auch die halbe Grösse des ersteren entspricht so wunderbar genau den kindlichen Verhältnissen, dass ich noch ganz besonders betronen muss, wie sorgfältig die Verkleinerung der ursprünglichen Zeichnung gemacht wurde, und wie genau der Zeichner zu Werke ging, als er

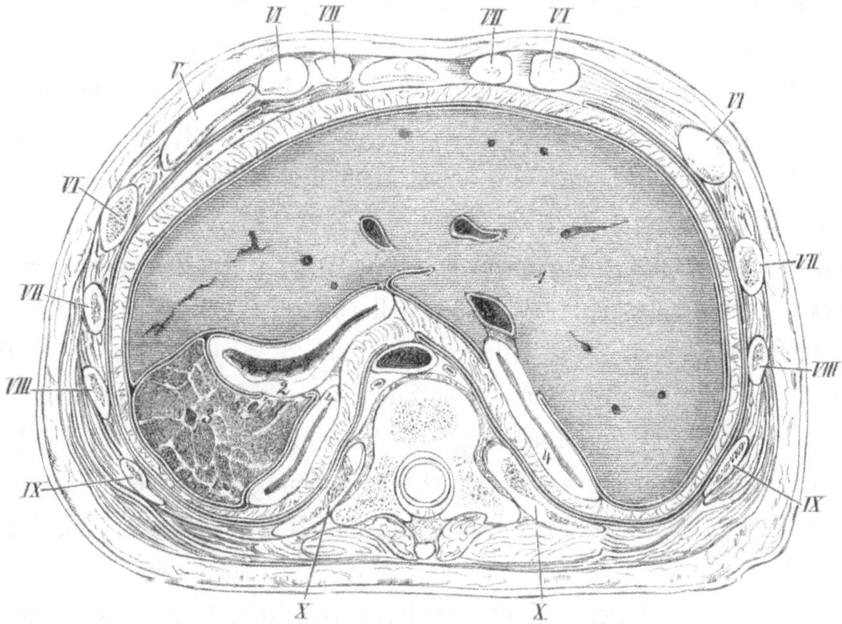

Fig. 2. *Cadaver puellae,* 10 *mensium, mortuae natae.* 1/1.

1. *hepar.* 2. *ventriculus.* 3. *lien.* 4. *glandulae suprarenales.*

mittels Pausepapiers auf den fest gefrorenen Präparaten die Zeichnungen anlegte und ausführte.

Die Leber füllt bei beiden Figuren fast den ganzen Raum innerhalb des Zwerchfells, und umgreift um ein grosses Stück die Milz, welche in gleicher Weise nach hinten zu, neben der Wirbelsäule liegt wie auf der Tafel XIV. Nur der Magen zeigt eine bedeutsame Verschiedenheit. Er ist bei Beiden im leeren Zustande, hat auch dieselbe Lage zwischen linkem Leberlappen und Milz, und wendet bei Beiden dem Zwerchfell ein Stück Wandung zu, dass vom *peri-*

tonaeum nicht überzogen ist; dagegen zeigt er eine sehr verschiedene Form. Während er bei dem älteren Manne eng contrahirt ist wie ein Darm, bildet er bei dem kindlichen Cadaver einen queren Spalt, so dass die vordere Wand wie erschlafft auf der hinteren aufliegt; eine Form, die ich bei erwachsenen Individuen nie beobachtete.

Vor der rechten Nebenniere liegt bei dem kindlichen Cadaver die *vena cava inferior*, etwas tiefer unter den *lobulus Spigelii* eingebettet, als bei dem älteren Manne, bei dem die Nebennieren noch nicht auf der Schnittfläche zu sehen sind, trotzdem dass der Schnitt um 3 Wirbel tiefer gelegen ist. Dagegen ist, dem geringeren Contractionsvermögen der älteren Lunge entsprechend, bei Fig. 1 noch in der Höhe des ersten Lendenwirbels Lunge im Pleuraraume zu sehen, während bei dem 22jährigen Manne, Taf. XIV, die Pleurahöhlen schon am 11. Rückenwirbel leer sind, und bei dem neugeborenen Kinde, Fig. 2, gar schon beim 10. Wirbel. Bei dem neugeborenen Kinde ist eben der *thorax* in den höchsten Grad der Exspiration gestellt, in den er nie wieder zurückzukehren vermag, sobald die erste Inspiration erfolgt. Der gesammte Inhalt der Oberbauchgegend wird somit herabrücken müssen, sobald das Zwerchfell bei der ersten Inspiration seinen hohen Stand verlässt, und das Bild, welches hier 3 Wirbelkörper höher liegt als bei dem älteren Manne, wird dann seine Stelle um ein Beträchtliches tiefer finden.

Da auf Tafel XIV der Raum zwischen Leber und Milz fast vollständig durch den Magen angefüllt erscheint, der doch nur einen geringen Grad von Füllung zeigte, so drängt sich die Frage auf, wie das Bild sich wohl gestalten würde, wenn der Magen stärker angefüllt wäre. Man sieht leicht ein, dass, abgesehen von einer stärkeren Vortreibung der vorderen Bauchwand, die nach jeder reichlichen Mahlzeit wahrgenommen wird, auch die unteren Rippen Raum geben müssen, was bei dauernder Auftreibung des Bauches sogar zu einer bleibenden Ausbiegung des unteren Thoraxsegmentes führt, wie sie sich vielfach, namentlich bei Kindern nachweisen lässt. Aber auch der linke Leberlappen wird den Bewegungen des Magens mehr oder weniger folgen müssen, da er ja wie ein Deckel über den Magen hingelegt ist. Er wird mit dem aufgetriebenen Magen sich erheben und damit auch das Zwerchfell nach aufwärts drängen, und mit dem sich contrahirenden Magen, dessen Raum nun zum Theil die aufsteigende *flexura coli sinistra* einnimmt, herabsinken. Die mesenteriumartige Gestaltung des *ligamentum coronarium hepatis sinistrum* macht solche Bewegungen des linken

Leberlappens möglich, die entweder mit einer Drehung der gesammten Leber verbunden sind, deren Achse am rechten Lappen zu suchen ist, entsprechend der festen und breiten Anheftung desselben an der rechten Zwerchfellshälfte, oder durch Verbiegung und Dehnung des weichen Gewebes zu Stande kommen.

Beifolgende Figur 3, in verkleinertem Massstabe aus *Pirogoff* entnommen, wird dies Verhältniss in etwas anschaulich machen, wenn man auch hieraus kein vollständig genaues Verständniss über Form und Lage des linken Leberlappens gewinnen wird.

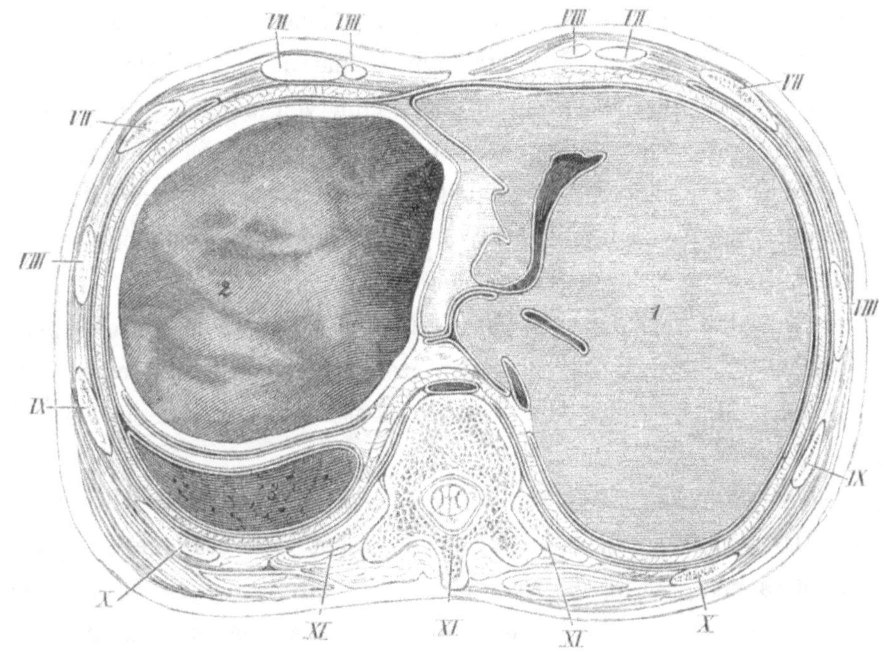

Fig. 3. *Cadaver juvenis,* 15 *annorum. Ventriculus aëre extensus. Pirogoff, III.* 3, 1. $^1/_2$.

1. *hepar.* 2. *ventriculus.* 3. *lien.* 4. *aorta abdominalis.* 5. *vena cava inferior.*

Auch aus dieser Abbildung ist ersichtlich, dass die Milz so weit nach hinten liegt, dass eine Bestimmung ihrer hinteren Grenze durch Percussion nicht möglich ist. Man bekommt nun zwar beim Perkutiren in horizontaler Richtung um den *thorax* herum nach der Wirbelsäule zu in der Milzhöhe einen Klangunterschied, wenn man sich der Wirbelsäule nähert, wird jedoch auf Grund vorliegender Abbildungen diesen Befund nicht auf ein zwischen Milz und Wirbelsäule liegendes lufthaltiges Organ beziehen können, sondern die Ursache dieser Erscheinung in der Aenderung der Rippenelasticität an dieser Stelle zu suchen haben. Man findet auch stets, wenn man in senkrechter Richtung am Rücken und in der Achselhöhle von oben nach abwärts perkutirt, den Beginn der Dämpfung in einer horizontalen Linie, die der Grenze der Lungenbasis entspricht, welche den obersten Theil der schräg nach vorn und abwärts gerichteten Milz verdeckt.

Von der festen Lage der Milz, die namentlich durch die Anheftungen des Bauchfells, die mit dem Namen des *ligamentum phrenico-lienale* zusammengefasst werden, bedingt ist, kann man sich leicht überzeugen, wenn man bei einem Cadaver den obersten Theil des *thorax* entfernt und mit Erhaltung des Bauchfellsackes das Zwerchfell nur soweit abpräparirt, dass Leber, Magen, *flexura coli sinistra* und oberer Rand der Milz hindurchschimmern. Man kann den Magen aufblasen und wieder zusammenfallen lassen, dann von unten her das *colon descendens* anfüllen und wieder entleeren; man wird stets den oberen Rand der Milz (denn nur soweit darf man das Zwerchfell hinwegnehmen) unveränderlich finden. Auch bei Umlegung des Cadavers auf den Bauch sinkt die Milz nicht nach vorn, sondern bleibt in ihrer ursprünglichen Stellung.

Anders gestaltet sich dagegen das Verhältniss, wenn die Anheftungen der Milz an das Zwerchfell spärlich oder leicht zerreisslich, oder zu langen Bändern ausgedehnt sind. Dann treten die Erscheinungen der sogenannten beweglichen Milz auf.

In dem vorzüglichen Atlas von *Pirogoff, fasc. III B.*, findet sich eine Reihe plastischer Darstellungen, die durch Herausmeiseln der Wandungen gewonnen wurden, so dass man Leber, Magen und Milz in ihrer ursprünglichen Lage abbilden konnte. Man erkennt aus diesen Blättern, dass die von mir angegebenen Verhältnisse über die Lage der Milz den *Pirogoff*'schen Befunden vollkommen entsprechen.

Tab. XIV.

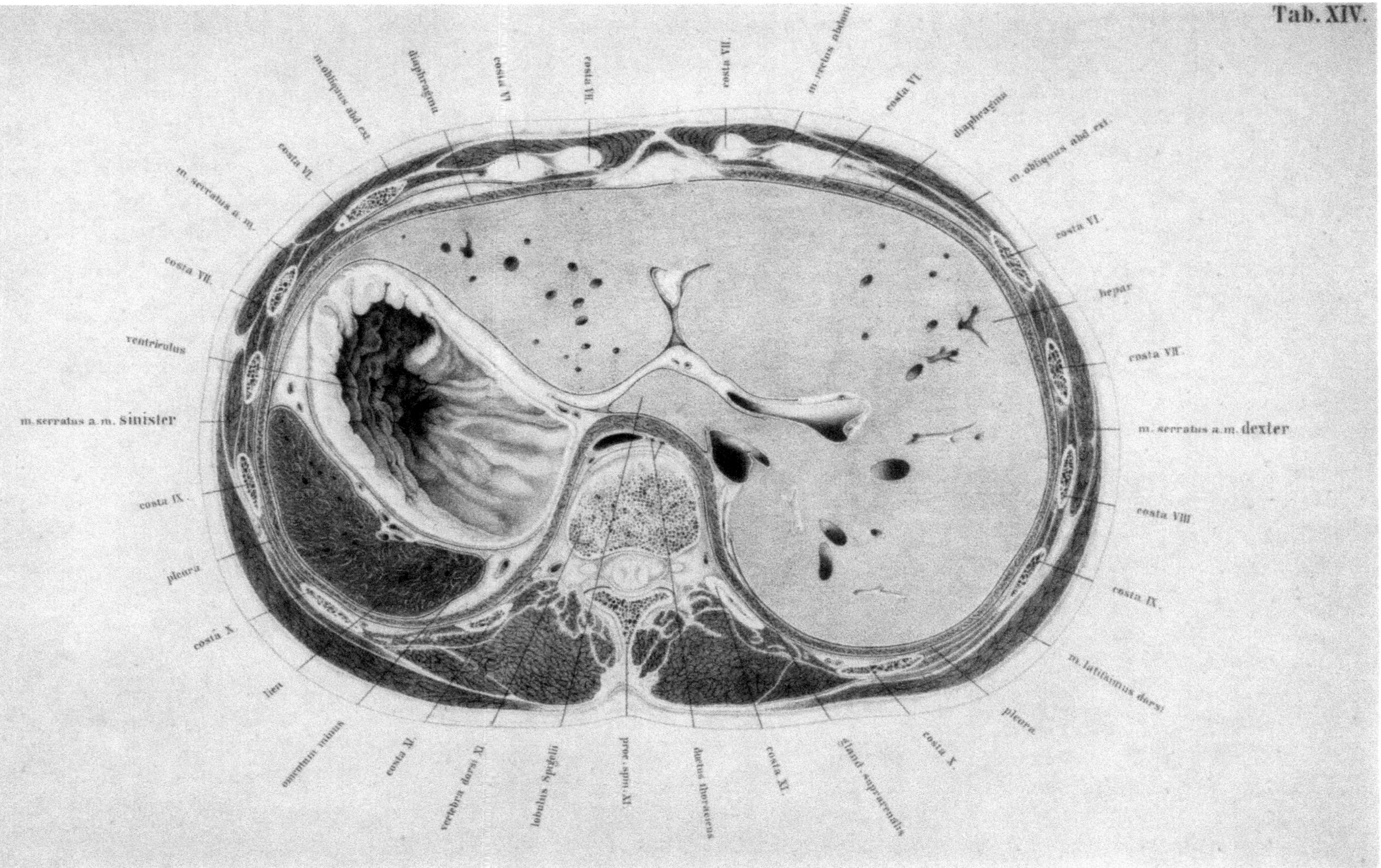
m. obliquus abd. ext.
diaphragma
costa VI
costa VII.
costa VII.
m. rectus abdom.
costa VI.
diaphragma
m. obliquus abd. ext.
costa VI.
m. serratus a. m.
costa VII.
hepar
ventriculus
costa VII.
m. serratus a. m. sinister
m. serratus a. m. dexter
costa IX.
costa VIII
pleura
costa IX.
costa X.
m. latissimus dorsi
lien
pleura
omentum minus
costa XI.
vertebra dorsi XI
lobulus Spigelii
proc. spin. XI.
ductus thoracicus
costa XI.
gland. suprarenalis
costa X.

TAFEL XV.

Die Abbildung zeigt den 1. Lendenwirbel in seiner Mitte getroffen. Daneben hat man rechts die Durchschnittsflächen der 12., 11., 10., 9., 8., 7., 7., 8. Rippe. Die 7. und 8. Rippe ward doppelt getroffen, weil vorn die aufsteigenden Knorpelbögen mit in die Schnittfläche heraufragten. Links neben dem Wirbel fehlt die 12. Rippe, da sie so kurz war, dass sie nicht einmal bis zur Schnittfläche herabging, sondern vollständig in der vorhergehenden Scheibe des Cadavers verborgen blieb. Man hat hier also nur die Durchschnittsflächen der 11., 10., 9., 8., 7., 8. Rippe. Die 7. Rippe ist an der Umbiegungsstelle des Knorpels getroffen worden; die 8. Rippe dagegen, sowie auf der rechten Seite, 2 Mal. Der Schnitt legte also ebenfalls, wie der vorhergehende, die obere Parthie der Bauchhöhle frei, mit einem Stückchen der Milz, des Magens, und einem grösseren Theile der Leber. Das Zwerchfell ward vorn in seinem Ansatz an die 7. Rippe getroffen, gegenüber dem *m. transversus abdominis*, dann in seinem freien Theile, so dass noch ein Stück der Pleurahöhle zu sehen ist, und hinten in seinen Bögen und Schenkeln. Die Pleurahöhle, welche ganz deutlich erkennbar an der hinteren Wand des Rumpfes bedeutend weiter nach abwärts reicht als vorn, erstreckte sich links bis zum Durchschnitt der 9., rechts sogar bis zu dem der 7. Rippe. Sie zeigte sich nur als feiner, durchgängig freier Spalt, der sich aber bei Pleuritis zu beträchtlicher Höhlung erweitern, und bereits ziemlich grosse Quantitäten Flüssigkeit beherbergen kann (bis über 1 Pfund), ehe dieselben diagnostisch nachweisbar werden. Eine normale Lunge vermag jedoch selbst bei tiefer Inspiration nicht bis hierher herabzukommen.

Ausser den Resten von Leber, Magen und Milz erkennt man in der vom Zwerchfell und vorn vom *m. transversus abdominis* umschlossenen Bauchhöhle die Nieren, das Pankreas und Därme. Die Scheibe, deren obere Fläche hier abgebildet ist, hatte eine Stärke von 9 Centimeter und ragte mit ihrer unteren Fläche bis zum Nabel.

Um die Darmhöhlungen sichtbar zu machen, wurde mit grösster Sorgfalt durch heisse Pincetten der gefrorene Inhalt von der Mitte aus losgebrochen, ehe noch die Darmwandungen aufgethaut waren und dieselben dann noch im erstarrten Zustande mit ihren Falten genau abgezeichnet. Man erkennt daher leicht an den regelmässigen und stark vorspringenden Kerkring'schen Falten den Dünndarm, und an den unregelmässigen und flachen Schleimhautvorsprüngen den Dickdarm.

An der Leber, vorn, links nach innen zu, liegt in einer ähnlichen Aushöhlung wie hinten die Niere, das *colon ascendens*, unmittelbar unter der *flexura coli dextra* quer durchgeschnitten, so dass man in seine Höhlung tief hinabsehen kann. Der Inhalt bestand aus grün gefärbten Fäkalmassen und enthielt nur wenig Luft. Zwischen dem *colon ascendens* und der rechten Niere liegt das *duodenum*, und zwar in seinem senkrechten Theile, da wo es um den Kopf des *pancreas* sich herumwindet, quer abgeschnitten. Die Leber selbst erfüllt wie ein Ausguss den übrigen Raum nach aussen von diesen 3 Organen bis zum Zwerchfell. Man erkennt an ihrer Oberfläche ganz deutlich die Abdrücke der Nachbartheile. Ihre convexe Oberfläche schliesst innig an die Zwerchfellslinie an, nach innen dagegen wird der Leberumriss unregelmässig durch Vorsprünge und Vertiefungen; vorn durch die *impressio colica*, hinten durch die *impressio renalis:* Formen, die an dem herausgenommenen Organe zwar auch noch zu erkennen sind, aber doch wegen der Ausgleichung des Druckes innerhalb der Peritonaealhülle mehr verschwinden müssen. Es lässt sich nachweisen, dass die Form der Leber keine selbstständige ist, sondern von dem Drucke und dem Volum der benachbarten Organe abhängt, dass dies Organ also im normalen Zustande eine Weichheit des Gewebes besitzen muss, die es mit dem Fett und dem Zellgewebe vergleichen lässt, das so sehr den Bewegungen und Verschiebungen der Nachbarorgane nachgibt. Man braucht nur eine Reihe von Durchschnitten an gefrorenen Leichen durch die Lebergegend zu machen, oder die Tafeln von *Pirogoff, fasc. III, No.* 1, 2, 3, 5, 7, zu vergleichen, so wird man finden, dass die Leber in ihrer Gestalt überall durch die Nachbarorgane bestimmt wird und recht eigentlich alle übriggebliebenen Lücken ausfüllt.

Von der Milz ist nur noch ein kleines Stückchen zu sehen, und zwar überall von Peritonaalhöhle umgeben, also nirgends an dieser Stelle mit der Umgebung verwachsen. Sie ragt mit ihrem hinteren Ende bis zum Querschnitt der 11. Rippe, entspricht also, wenn man die vorhergehende Tafel mit in Betracht zieht, in ihrer Lage dem Laufe und der Krümmung der 9., 10., 11. Rippe. Damit stimmt vollständig überein, was *Luschka* neuerdings über die Lage dieses Organs veröffentlicht hat (*Prager Vierteljahrschrift, Bd.* 101. 1869. *pag.* 122).

Im Texte zu Tafel XIII. habe ich 3 Holzschnitte, Fig. 1, 2, 3, beigegeben, die ebenfalls die Lage der Milz erläutern, wenn sie auch nicht ursprünglich auf diesen Zweck gerichtet waren. Sie stellen die Lage der Organe der Oberbauchhöhle in den Kuppeln des Zwerchfells dar bei verschiedener Füllung des Magens, und wurden angefertigt nach Präparaten, die unter Erhaltung des *peritonaeum* bei Wegnahme der oberen Hälfte des *thorax* und eines Theiles des Zwerchfells eine Einsicht von oben her gestatteten. Trotz der perspektivischen Zeichnung, die die Lage der Milz nicht völlig correct wiedergibt, geben sie ähnliche Resultate.

Es müssen ferner hierbei die Abbildungen von *Pirogoff, fasc. III. B*, verglichen werden, welche plastische Darstellungen wiedergeben, die durch Herausmeiseln der Organe aus dem gefrorenen Cadaver gewonnen wurden.

Aus allen diesen Darstellungen geht hervor, was auch *Luschka* angibt, dass die Milz nicht den höchsten Punkt der linken Zwerchfellkuppel einnimmt, auch nicht mit ihrem *hilus* an dem *fundus* des Magens anliegt sondern dass der *fundus* des Magens, vom linken Leberlappen wie von einem Deckel überdeckt, am höchsten in der linken Zwerchfellkuppel liegt, und erst seitlich von ihm die Milz ihre Lage einnimmt.

Dieser Lage entsprechend wird auch die Milz nicht den grössten Excursionen des Zwerchfells ausgesetzt sein und weniger beim Athmen dislocirt werden als wenn sie hoch oben in der Kuppel des *diaphragma* läge. Doch ist dieser Einfluss immerhin beträchtlich genug, um praktisch verwerthet werden zu können. Man wird zwar nicht immer mit Sicherheit eine normal grosse Milz selbst bei tiefem Inspirium unter dem linken Rippenbogen fühlen, trotzdem sie beim Lebenden schon an und für sich durch das Zwerchfell tiefer gestellt ist, als beim Cadaver mit seinem hohen Exspirationszustande; man wird jedoch bei Vergrösserungen derselben fast stets im Stande sein, das vergrösserte Organ mit dem Finger zu erreichen, wenn man nur das Individuum recht tief einathmen lässt. Die Grössebestimmungen der Milz durch Perkussion finden immer gewisse Schwierigkeiten, die nicht unterschätzt werden dürfen. Ich erinnere nur an die Nachbarschaft der Niere, und der *flexura coli sinistra*, die bei Kothanhäufungen schon mehr als einmal einen Milztumor simulirt hat.

Vom Magen ist nur noch vorn am linken 7. Rippenknorpel ein Streifchen zu sehen; der Zusammenhang mit dem zwischen Leber, Pankreas und rechter Niere liegenden *duodenum* ist nicht mehr vorhanden. Man erkennt aber aus der Lage des *duodenum*, dass der *pylorus* nahe an der Mittellinie des Körpers gelegen haben muss, so wie dass der Pförtnerantheil des Magens eine schräge Richtung von vorn nach hinten verfolgte, so dass die *valvula pylori* nicht rein sagittal sondern mehr frontal, also schräg nach vorn gerichtet sein musste (*Luschka*). Im Atlas von *Pirogoff, III.* 2, *Fig.* 1, findet sich ein Durchschnitt, der gerade durch den *pylorus* des Magens geht, und dessen Lage genau wiedergibt. Nach dieser Abbildung lag der *pylorus* in der vorderen Hälfte der Bauchhöhle, dem 11. Brustwirbelkörper gegenüber, unmittelbar rechts neben der Mittellinie des Körpers. Es stimmt also dieser Befund vollständig mit den Angaben von *Luschka* überein, wonach der *pylorus* nicht im rechten *hypochondrium* zu suchen ist, da er nicht einmal den rechten Rippenbogen erreicht. Man kann aus der vorliegenden Abbildung noch erkennen, dass auch hier der *pylorus* eine ähnliche Lage gehabt haben musste. Es geht ferner aus derselben hervor, dass die *pars horizontalis superior* des *duodenum* nicht von links nach rechts in querer Richtung verläuft, sondern mehr sagittal von vorn nach hinten zu geht, zwischen *ductus choledochus* und Gallenblase, bis in die Nähe der *porta hepatis*.

Das *duodenum* ist gerade an der Umbiegungsstelle des oberen Horizontaltheiles in den senkrecht absteigenden Theil getroffen. Zwischen der *vena cava inferior* und dem *pancreas* erkennt man den weiss gehaltenen Durchschnitt des *ductus choledochus*, der an der linken Seite des *duodenum* herabgekommen ist, um in den senkrechten Duodenaltheil am Kopfe des *pancreas* einzumünden.

Wenn man in die Höhlung des *duodenum* hineinsieht, so erkennt man, wie dasselbe um den Kopf des *pancreas* sich herumbiegt, um dann nach links zu in die *pars horizontalis inferior* einzumünden.

Bei der Beweglichkeit des Magens, ohne die die verschiedenen Füllungsgrade grosse Störungen setzen müssten, lässt sich erwarten, dass die Lage des *pylorus* und damit das obere Stück des *duodenum* mit der Füllung und Entleerung des Magens wechselt. Ich habe nachgewiesen, dass während bei leerem Magen der *pylorus* nahe der Mittellinie zu liegen kommt, derselbe bei starker Magenfüllung mehrere Centimeter weit nach rechts hinüberrückt. Diesen Lageveränderungen folgt das obere Stück des *duodenum*, welches in dem *ligamentum hepato duodenale* ein *mesenterium* besitzt, welches solche Ortsveränderungen möglich macht. Aber auch das mittlere senkrecht verlaufende Stück des *duodenum* ist in seiner Lage nicht absolut fixirt. Es folgt den Bewegungen des daneben liegenden *colon ascendens*. Es wird bei starker Anfüllung desselben nach links zur Mittellinie verschoben und rückt dann wieder nach rechts hinüber, wenn das *colon* sich entleert hat.

Das *pancreas* ist in ziemlicher Länge getroffen, jedoch schief geschnitten, so dass links nur wenig, rechts am Kopfe desselben ein bedeutend stärkerer Theil zurückgeblieben ist. Es entspricht dies Verhältniss der Lage des *pancreas*. Dasselbe liegt nicht genau horizontal, sondern geht schräg von links nach rechts abwärts. Daher ist auch die *vena lienalis*, welche unter dem *pancreas* liegt, nur ein Stück weit aufgeschnitten worden, so dass man in die *lumina* der in sie von unten her einmündenden Venen hineinblickt.

Die Vene, welche gerade in der Mittellinie des Körpers in die Milzvene einmündet, und von da an den Stamm der Pfortader mit bilden hilft, ist die *vena meseraica superior*. Sie ist in ihrer Lage so constant, dass sie bei Längsschnitten, welche die Mittellinie des Körpers innehalten, ein grosses Stück weit frei gelegt wird (*cfr. Tab. I* u. *II*). Der Theil des *pancreas*, welcher hinter der Vene liegt, gehört zum sogenannten *pancreas parvum*.

Die Lage des *pancreas* in der Höhe des ersten Lendenwirbelkörpers entspricht dem Befunde bei Tab. I und II; jedoch wechselt die Breite dieser Drüse, so dass sie mitunter noch bis auf den Nachbarwirbel sich erstreckt.

Hinter dem *pancreas* liegt rechts die *vena cava inferior*, mit der in sie einmündenden *vena renalis sinistra*. Links daneben zeigt sich die *aorta abdominalis*. Nach vorn geht von derselben die *arteria mesenterica superior* ab, um unter dem *pancreas* hinweg zur Wurzel des *mesenterium* zu gelangen. Die *aorta* hat nahezu schon die Mittellinie erreicht, in welcher sie sich bis zur Theilung in beide *iliacae* unter dem 3. Lendenwirbel hält. Ihre Entfernung von der vorderen Bauchwand beträgt 9 Centimeter, während diese Entfernung auf der vorhergehenden Tafel, No. XIV, in der Höhe des 11. Brustwirbels bei demselben Cadaver 10 Centimeter betrug. Auf der folgenden Tafel, No. XVI, dem oberen Rande des 4. Lendenwirbels entsprechend, beträgt diese Entfernung nur noch 7 Centimeter, so dass man deutlich erkennt, dass die sich nach vorn krümmende Lendenwirbelsäule die Arterie der Bauchwand immer näher bringt und so die Compression derselben von vornher endlich möglich macht.

Die Nieren sind so getroffen worden, dass die rechte Niere oberhalb des *hilus* durchschnitten ward, während bei der linken Niere der Schnitt durch denselben hindurchging. Die linke Niere lag somit um ein Stück höher als die rechte, ein Verhältniss, welches in der Mehrzahl der Fälle sich findet. Die Höhe der Nieren entsprach der Höhe von $3^1/_2$ Wirbelkörpern. Sie reichten vom oberen Rande des 12. Brustwirbels bis zur Mitte des 3. Lendenwirbels. Da sie oben an Milz und Leber anstossen, und nach hinten zu von Zwerchfell und Pleurahöhle begrenzt werden, so wird man erwarten müssen, dass sie bei Herabdrängung des Zwerchfells durch grosse pleuritische Exsudate ebenso verdrängt werden, wie Leber und Milz. Ebenso müssen Vergrösserungen der Leber und Milz dislocirend auf sie einwirken, eine Thatsache, die bei der nächsten Tafel noch genauer dargelegt werden wird.

Die Stellung der Nieren ist keine frontale, sondern mehr eine sagittale. Ihr *hilus* ist mehr nach vorn gewendet, als nach innen zu. Nach *Luschka*'s Angaben schneiden sich die Linien, welche durch den *hilus* gehen und der grössten Breite der Nieren entsprechen, wenn man sie nach vorn verlängert, unter einem Winkel von 60^0 vor der Mitte des 1. Lendenwirbels; eine Angabe, die mit den Verhältnissen auf der vorliegenden Tafel so ziemlich übereinstimmt.

Tab. XV.

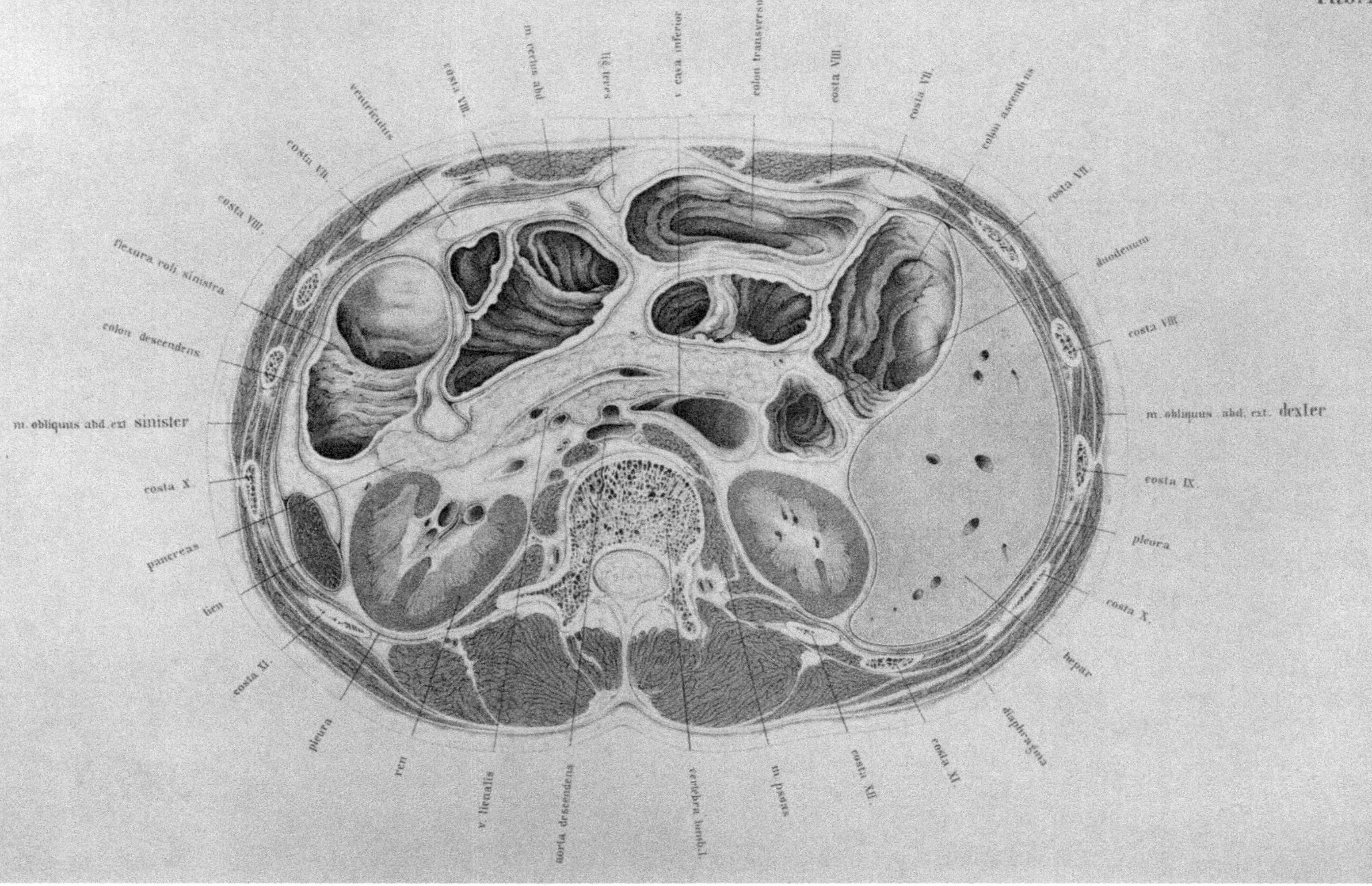

ventriculus
costa VII.
costa VIII.
m. rectus abd.
lig. teres
v. cava inferior
colon transversum
costa VIII.
costa VII.
colon ascendens
costa VII.
duodenum
costa VIII.
m. obliquus abd. ext. dexter
costa IX.
pleura
costa X.
hepar
diaphragma
costa XI.
costa XII.
m. psoas
vertebra lumb. I.
aorta descendens
v. lienalis
ren
pleura
costa XI.
lien
pancreas
costa X.
m. obliquus abd. ext. sinister
colon descendens
flexura coli sinistra
costa VIII.
costa VII.

TAFEL XVI.

Der hier abgebildete Schnitt geht durch den Nabel, trifft die Weichen nahe über den Darmbeinschaufeln und trennt die Bandscheibe zwischen 3. und 4. Lendenwirbel. Von den Rippen ist nichts mehr zu sehen. Wir befinden uns also unterhalb des *thorax* in der Mitte des Unterleibes. Die Wandungen der Unterleibshöhle sind vorn durch die geraden, seitlich durch die 3 Schichten der schiefen Bauchmuskeln, hinten durch die *quadrati lumborum* und die stark nach innen vorspringende Bandscheibe, mit dem beiderseitigen *psoas*, gebildet. Die hintere Wand, an der keine *processus transversi* zu sehen sind, da der Schnitt zwischen denselben hindurchging, erhält noch eine Verstärkung durch die starken Muskelbäuche der Rückenmuskeln. Der Inhalt der Bauchhöhle besteht ausser den grossen Gefässen und Ureteren (da wir uns bereits unterhalb der Nieren befinden), vornehmlich aus dem *colon ascendens, colon transversum, colon descendens* und Dünndärmen. Auch bei Herstellung dieser Abbildung ward sorgfältig der Darminhalt herausgenommen, so dass die Darmwände in ursprünglicher Lage sich abzeichnen liessen.

Wie man aus der Bezeichnung schon erkennen kann, liegt auch hier die obere Fläche einer Scheibe vor. Dieselbe ward von demselben Cadaver genommen wie die übrigen, und hatte eine Stärke von $4^1/_2$ Centimeter.

Ehe ich auf die Besprechung der einzelnen hier abgebildeten Theile eingehe, habe ich, wie schon im Texte zu voriger Tafel erwähnt wurde, noch Einiges über die Nieren nachzutragen. Dieselben lagen vollständig oberhalb der Schnittfläche, endeten noch im Bereiche der Rippen, lagen also höher als man vielfach annimmt; denn Mancher hat sich gewöhnt, vorzugsweise in dem Raume zwischen *thorax* und Darmbein, beiderseits neben der Wirbelsäule, die Nieren zu suchen.

Man hält damit im Zusammenhange auch ihre Lage für eine von den Bewegungen des Zwerchfells und den Vergrösserungen der Leber und Milz unabhängige. Ich glaube nachweisen zu können, dass nach beiden Beziehungen hin die Verhältnisse anders liegen, dass die Lage der Nieren eine unveränderliche ist. Zunächst ist auch hier zu betonen, dass vollkommen normale Nieren gefunden wurden.

Beide Nieren nahmen die Höhe von $3^1/_2$ Wirbelkörpern ein, und reichten vom oberen Rande des 12. Brustwirbels bis zur Mitte des 3. Lendenwirbels herab; wobei noch zu bemerken ist, dass sie nicht genau in gleicher Höhe lagen, sondern dass die linke die rechte um etwas überragte. Nach *Luschka*'s Angaben (*Anatomie, II.* 1. *p.* 289) sollen sie für gewöhnlich noch höher liegen, nehmlich den oberen Rand des 12. Brustwirbels nach aufwärts überschreiten. Nach demselben erstrecken sie sich von der Mitte des 11. Brustwirbels bis zum unteren Rande des 2. Lendenwirbels herab. Ich will nicht diesen Unterschied betonen, sondern glaube, dass diese Angaben als mit den meinigen übereinstimmend angesehen werden können, da bei solchen Bestimmungen die halbe Höhe eines Wirbels nicht viel ausmacht. Der *hilus* wäre demnach in die Höhe des 1. Lendenwirbels zu verlegen, und damit übereinstimmend zeigt sich die Lage der grossen Nierengefässe sowohl auf Tafel I wie auf Tafel II. Dieselben Befunde geben auch die schönen Tafeln im Atlas von *Pirogoff, fasc. III, Tab.* 4—9, soweit sie normale Individuen betreffen. Auch hier findet man den *hilus renum* durchschnittlich vor dem 1. Lendenwirbel. Die obere Grenze, innerhalb deren die Nieren geschnitten werden, ist durch den 11. Brustwirbel gegeben, und die untere durch das Aufhören der Rippendurchschnitte, dem 3. Lendenwirbelkörper etwa entsprechend.

Anders gestaltet sich dagegen das Verhältniss, wenn man Senkungen des Zwerchfells oder Vergrösserungen von Leber und Milz vor sich hat. Dann werden die Nieren aus ihrer Lage verschoben und erfahren eine Dislokation, die m e h r e r e Wirbelhöhen betragen kann.

Bei einem pleuritischen Exsudat der rechten Seite zeigte sich in der Mitte des 12. Brustwirbels noch nichts von einer Niere (*Pirogoff, III,* 6, 3); und bei dem 50jährigen Manne, mit Leber- und Milzvergrösserung, den ich schon öfter erwähnt habe, fand sich der *hilus renum,* wie der Holzschnitt in Fig. 1 zeigt, erst in der Höhe des 4. Lendenwirbels. Die Nieren waren also hier recht eigentlichin die Weichengegend herabgedrängt worden

Die Nieren haben somit wohl bei normalen Verhältnissen eine ziemlich bestimmte Lage, sind aber in derselben nicht so fixirt, dass sie der von oben herabdrängenden Leber und Milz bei Vergrösserungen ihres Volums oder bei Verdrangung durch das Zwerchfell Widerstand zu leisten vermöchten.

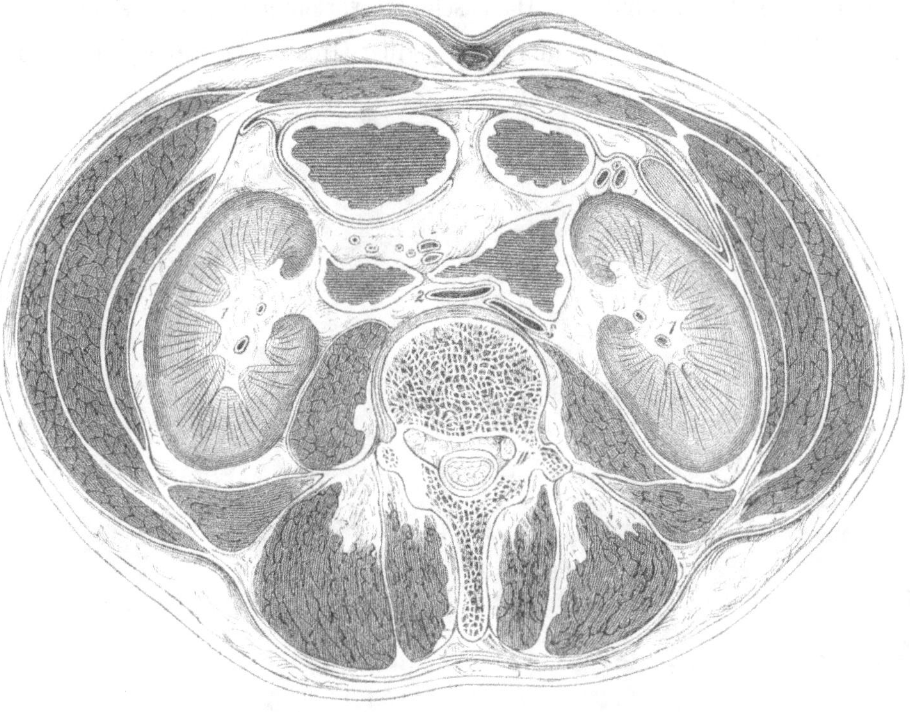

Fig. 1. *Cadaver viri,* 50 *annorum. Dislocatio renum.* $^1/_2$.

1. 1. *renes.* 2. *vena cava inferior* 3. *aorta abdominalis*

Von den Därmen liegt auf Tafel XVI. vorn der unterste Theil des *colon transversum* vor, links hinten das eng zusammengezogene *colon descendens*, rechts hinten das mehr ausgedehnte *colon ascendens.* Beide, aufsteigendes wie absteigendes *colon,* liegen in dem Winkel, den die neben der Wirbelsäule liegenden Fleischmassen des *psoas* mit dem *quadratus lumborum* bilden. Mehr im Innern der Bauchhöhle erkennt man Dünndarmschlingen, doch bei Weitem nicht soviel als man erwartet hatte. Vom *colon descendens* an, an der Vorderseite des *colon transversum* hinweg zieht sich bis zum *colon ascendens* die Schnittfläche des grossen Netzes hinüber.

Bemerkenswerth ist bei sämmtlichen Därmen das so ausserordentlich verschiedene Caliber. Je nachdem sie leer oder durch Inhalt fester oder gasförmiger Beschaffenheit ausgedehnt sind, zeigen sie eine kleinere oder grössere Schnittfläche.

Das aufsteigende *colon* und das *colon transversum* sind sehr gross, ebenso eine Dünndarmschlinge, die das Ende des letzteren beträchtlich comprimirt hat. Die übrigen Dünndarmparthien sind nur wenig ausgedehnt; das *colon descendens* fast leer. Wenn daher Bilder ähnlicher Durchschnitte vorkommen, wie das im Atlas von *Pirogoff, III.* 10, 1, welches ich hierbei in halber Grösse wiedergebe, wo alle Därme

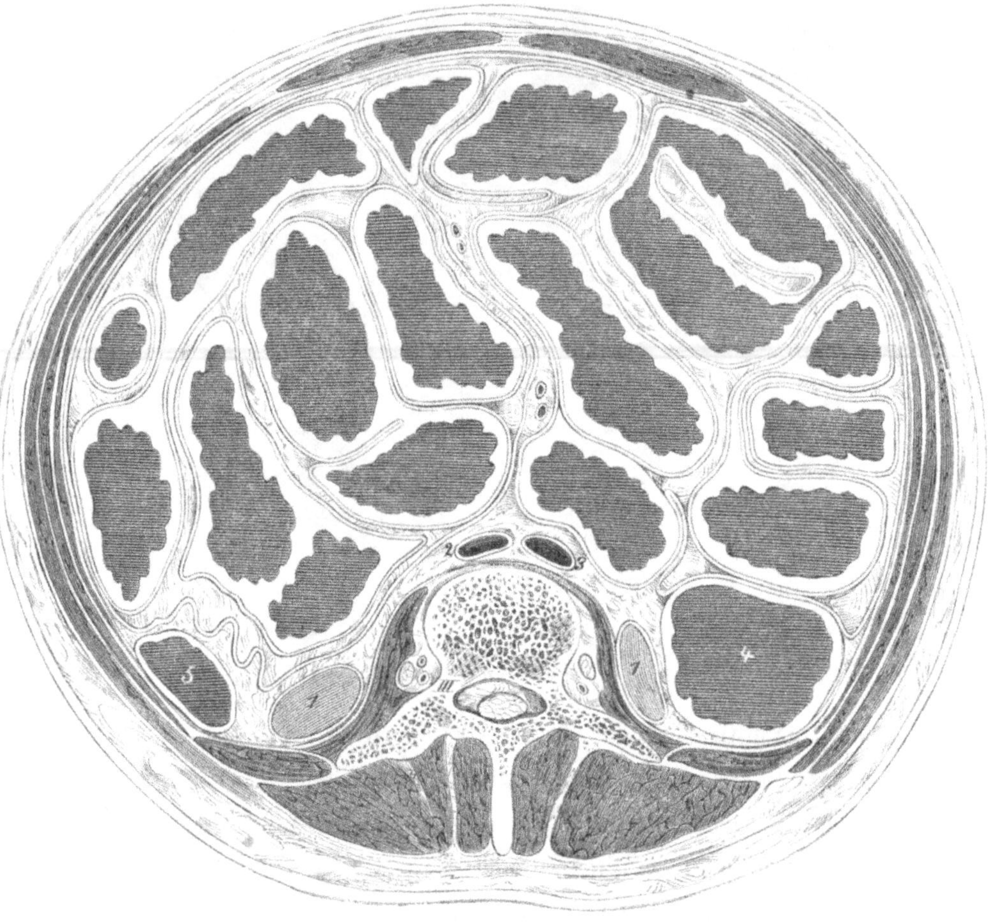

Fig. 2. *Cadaver hominis adulti, robusti. Intestina, aëre inflato, valde extensa. Pirogoff, III.* 10, 1. $^{1}/_{2}$.

1. 1. *margines inferiores renum.* 2. *aorta abdominalis.* 3. *vena cava inferior.* 4. *colon ascendens.* 5. *colon descendens.*

prall angefüllt erscheinen, so entspricht das nicht der Natur, sondern rührt von einer künstlichen übermässigen und gleichartigen Anfüllung her. *Pirogoff* gibt an, dass er durch Lufteinblasen in die Därme eines sonst normalen Leichnams vor dem Gefrierenlassen den Bauch so stark wie nur möglich aufgetrieben habe.

Entsprechend dieser künstlichen übermässigen und gleichartigen Anfüllung der Därme verhält sich auch der äussere Contour der Bauchdecken, die an dieser Stelle überall beweglich sind, und bis auf den Wirbel nirgends Knochenmassen enthalten. Er zeigt nahezu die Gestalt eines Kreises, während die meinige, welche, wie sich schon aus der Betrachtung der Bauchwölbung ergibt, normalen Verhältnissen entspricht, ein flaches querliegendes Oval darstellt. Man erkennt aus der Länge, welche die schiefen Bauchmuskeln angenommen haben, wie bedeutend die Auftreibung des Unterleibes dieselben ausgedehnt hatte, und kann sich aus dieser Verlängerung und Verdünnung berechnen, wie sich das Verhältniss bei Schwangerschaft, Ovarientumoren und *ascites* gestalten muss, was für die Tiefe der Schnitte zu beachten wäre.

Eine weitere Folge dieser Auftreibung des *abdomen* ist die Lage der Wirbelsäule. Während auf Tafel XVII die Bandscheibe so ziemlich in der Mitte des Umrisses liegt, findet sich in der *Pirogoff*'schen Abbildung der Wirbel weit hinter dem Mittelpunkte. Die Entfernung der vorderen Bauchwand von demselben beträgt auf Tafel XVII 7 Centimeter, bei dem Fig. 1 zu Grunde liegenden Durchschnitte nur 6, bei der Tafel *Pirogoff*'s dagegen $14^1/_2$; wobei noch bemerkt sein möge, dass der dazu gehörige Durchschnitt ebenfalls in der Nabelgegend, nämlich unmittelbar über dem Nabel, angelegt wurde. Es findet sich übrigens gar nicht selten eine noch geringere Entfernung der Bauchdecken von der Wirbelsäule vor, als auf Tafel XVII. Da dieselbe von dem Stande des Zwerchfells und der Contraktion der Lungen einerseits, von der Anfüllung der Därme andererseits abhängig ist, so wird man leicht begreifen, wie bei normalen Lungen und leeren Därmen der Bauch an der Leiche so eingedrückt werden kann, dass die Lendenwirbelsäule durch die aufliegenden Bauchdecken einen deutlich erkennbaren Vorsprung bildet; so dass also diese Distanz auf ein Minimum reducirt ist.

Man wird also bei der Compression der Bauchaorta für einen hohen Stand des Zwerchfells und für möglichste Entleerung der Därme zu sorgen haben.

Dass diese Compression, die z. B. für den glücklichen Verlauf der Exartikulation des Oberschenkels eine unerlässliche Bedingung ist, sich gut ausführen lässt, hat nicht nur die erfolgreiche Anwendung des *Lister*'schen Compressorium bewiesen; sondern man kann sich auch jederzeit davon selbst durch Versuche am Lebenden überzeugen. Man muss nur darauf achten, dass man in unmittelbarer Nähe des Nabels den Druck anbringt, da bereits nahe unter der Nabelhöhle die

Theilungsstelle der *aorta* in beide *iliacae* liegt, und noch weiter unten der Finger in die Beckenhöhle hineinfällt.

Neben der in der Mittellinie liegenden *aorta* und der mehr seitlich gelegenen *vena cava inferior* erkennt man beiderseits auf dem *psoas* die weissgehaltenen Durchschnitte der Ureteren, und neben diesen, noch weiter nach aussen, die *vasa spermatica.* Hinter und zum Theil innerhalb des *psoas* liegen die Durchschnitte der Lumbalnerven.

Die schiefen Bauchmuskeln, deren Schichten sich deutlich von einander abheben, sind unmittelbar über dem Darmbeinkamme geschnitten worden. Das Verhältniss ihrer Sehnen zur Scheide des *rectus* u. *quadrat. lumb.* ist aus der Zeichnung ersichtlich, so dass darüber nichts weiter hinzuzufügen ist. Die *spinae il. ant. sup.* springen als Kanten noch in dem äusseren Umrisse deutlich vor.

Zum Schlusse bleibt noch übrig, die Lage des *colon descendens* zu besprechen und Einiges über die Eröffnung desselben hinzuzufügen, die an dieser Gegend ohne Verletzung des *peritonaeum* ausführbar ist, eine Operation, die von *Callisen* erwähnt, aber zuerst von *Amussat* 1839 ausgeführt wurde und deshalb den Namen der *Callisen-Amussat*'schen künstlichen Afterbildung trägt.

Da diese Operation von den meisten Chirurgen deshalb der Eröffnung der *flexura iliaca* in der linken Inguinalgegend (nach *Littre*) vorgezogen wird, weil das *colon descendens* eine fixirte Lage hat und wegen des unvollständigen Peritonäalüberzuges eine Incision ohne Bauchfellverletzung gestattet, so erscheint es zweckmässig, zunächst eine Bestimmung der Lage und dann Messungen der vom *peritonaeum* freien Wand des *colon* auf Grund meiner und der *Pirogoff*'schen Durchschnitte vorzunehmen. Es wird für gewöhnlich angegeben, dass das *colon descendens* am äusseren Rande des *quadratus lumborum* liege, und demgemäss bei vertikaler Schnittführung die Wunde am äusseren Rande dieses Muskels angelegt. Es ergibt sich aber, dass diese Angabe nicht unter allen Verhältnissen das Richtige trifft. Am unteren Rande der Nieren liegt allerdings das *colon* weiter nach aussen, als in der Nähe des Darmbeins; ebenso hat der *quadratus lumborum* oben eine geringere Breite als unten, so dass diese Regel allerdings für die Höhe des dritten Lendenwirbelkörpers gelten mag; für die tiefere Region dagegen ist sie nicht zutreffend. Hier, in der Höhe der Symphyse zwischen 3. und 4., und in der des 4. Wirbels, unterhalb der Nieren, also recht eigentlich im Operationsfelde, deckt geradezu der *quadratus lumborum* von hinten her das *colon* und muss somit zerschnitten werden, wenn man sicher auf letzteres gelangen will. Nur bei übermässigen Ausdehnungen, die sich nicht so constant wie man erwarten könnte, bei der Operation gefunden haben, breitet sich der Darm so wie nach vorn und innen, auch nach aussen hin aus (*Pirogoff, III. B. Tab.* 14) und überragt um ein Stück den äusseren Rand des erwähnten Muskels.

Es wird somit der Schnitt, der am Rande des grossen Rumpfstreckers von dem Darmbeine an bis in die Gegend der 12. Rippe zu führen ist, die starke Sehne des *m. transversus abdominis* zu trennen haben, bis der *quadratus lumborum* freiliegt, und dann wird man durch das Muskelfleisch des letzteren hindurchdringen müssen, bis in das extraperitonäal liegende Fettzellgewebe hinein.

Nur in dem oberen Wundwinkel kann man sich neben diesem Muskel halten; oder überhaupt oben, entsprechend dem schrägen Laufe des *colon*, den Schnitt mehr nach auswärts von der Wirbelsäule führen, so dass die Wunde nicht genau vertikal liegt, sondern schräg nach oben und aussen geht.

Ist man durch die Fascie unter dem *quadratus lumborum* vorsichtig hindurch bis in das Fettzellgewebe gelangt, unter genauer Fortführung der Schnitte in gleicher Länge mit der ersten Incision, so dass man einen Wundtrichter vermeidet, so gilt es, unter Schonung der Niere, die bei tiefem Stande (*cfr. Fig.* 1) leicht das Operationsfeld verdecken kann und dann vorsichtig bei Seite geschoben werden muss, das *colon* an seiner freien Wand mit Fäden zu fixiren und zu eröffnen. Bei der Unmöglichkeit, das Bauchfell von seiner Rückseite zu erkennen, wird man nur dann mit Sicherheit auf ein Gelingen rechnen können, wenn sich durch Messungen feststellen lässt, wie weit die Umschlagstellen des Bauchfells durchschnittlich auseinander liegen, und in wie weit ihre Lage zum *colon* eine constante ist.

Es ergab sich zunächst für das *colon descendens*, das ich hier immer vorzugsweise im Auge behalte, nach Messungen an Durchschnitten von gefrorenen Leichen erwachsener Männer, dass diese Distanz in gerader Entfernung, also nicht der Krümmung der Darmwand entsprechend, 20—25 Millimeter betrug, wenn der Darm leer und eng zusammengezogen war (in der Höhe zwischen 3. und 4. Lendenwirbel); ferner, dass die freie Seite des Darmes, sowie auf Tafel XVII, nicht nach hinten, sondern etwas nach einwärts gewendet war, genau gegen den Winkel hin, den *psoas* und *quadratus lumborum* mit einander bilden. Sind die Dünndärme dagegen s e h r a u f g e t r i e b e n, dann wird allerdings auch das Bauchfell zwischen *psoas* und *colon* ein Stück weit herabgetrieben, und das *colon* durch den Zug der perietalen Bauchfellplatte ein Stück weit um seine Achse gedreht (Fig. 2), so dass seine freie Wand mehr nach auswärts gerichtet ist.

Ist das *colon* dagegen selbst aufgetrieben, dann wird die vom Bauchfell freie Wand beträchtlich grösser; und kann eine Breite von 50—60 Millimeter gewinnen.

Aber auch auf das aufgetriebene *colon* scheint der Meteorismus der Dünndärme drehend einzuwirken; bei Vergleichung der *Pirogoff*'schen Abbildungen ergibt sich wenigstens in gleicher Weise wie bei dem contrahirten *colon*, dass seine freie Wand etwas nach aussen gewendet war (*cfr. P. III. B. Tab. XIV,* 2).

Da man bei Ausführung der Colotomie wohl oft einen aufgetriebenen Bauch vorfinden wird, so halte ich diese Bemerkungen nicht für überflüssig. Ich hoffe, dass sie mit dazu beitragen werden, die Vermeidung des Bauchfells sicherer zu machen als bisher, wo dieselbe so sehr dem Zufall überlassen blieb, dass ein Dritttheil aller Fälle Bauchfellverletzungen zeigen und dadurch den Werth der *Amussat*'schen Methode sehr problematisch erscheinen lassen.

Tab. XVI.

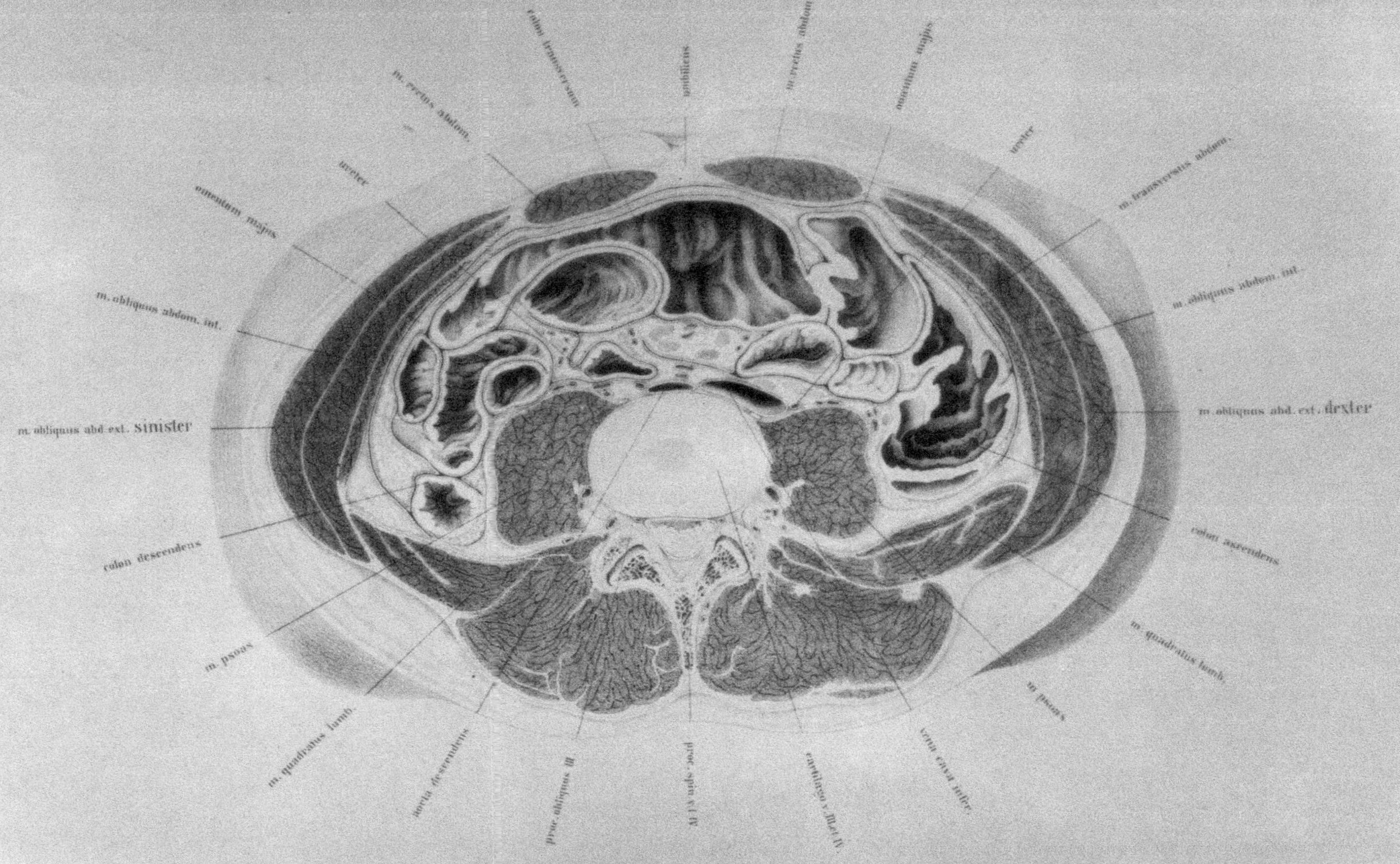

colon transversum
umbilicus
m. rectus abdom.
omentum majus
m. rectus abdom.
ureter
omentum majus
m. transversus abdom.
m. obliquus abdom. int.
m. obliquus abdom. int.
m. obliquus abd. ext. sinister
m. obliquus abd. ext. dexter
colon descendens
colon ascendens
m. psoas
m. quadratus lumb.
m. quadratus lumb.
m. psoas
aorta descendens
proc. obliquus III
proc. spin. v. l. IV.
cartilago v. III et IV.
vena cava infer.

TAFEL XVII.

Um die Verhältnisse der Beckenorgane zur Ansicht zu bringen, wurde der letzte Querschnitt des Rumpfes hart oberhalb der *symphysis ossium pubis* angelegt und nach dem unteren Ende des Kreuzbeins durch den Leichnam hindurchgeführt. Auf diesem Wege schnitt die Säge die Inguinalgegend, die äussere Schenkelmuskulatur und die Schenkelköpfe nahe ihrer Mitte ausserhalb des Beckens, innerhalb desselben Blase, Mastdarm und eine im Douglas'schen Raume liegende Dünndarmschlinge. Die Sitzbeine wurden in der *spina ischii* getroffen, so dass der Schnitt dem *ligamentum spinoso-sacrum* ziemlich genau folgte.

Das vorliegende Bild zeigt uns also zwei Parthien; in der Mitte, eingeschlossen von den Beckenknochen *m. obtur. int.* und dem *levator ani*, den untersten Abschnitt der Abdominalhöhle; seitlich davon die Gelenkapparate der Oberschenkel mit den dazu gehörigen Muskelmassen und den grossen Gefässen.

Betrachten wir zunächst das Mittelstück, begrenzt durch Schaambeine, Sitzbeine, *levator ani*, *ligamentum spinoso-sacrum* und letzten Kreuzbeinwirbel. Die Harnblase, welche etwa 100 Gramme gefrorenen Urin, daneben aber keine Spur Luft enthielt, zeigte sich fest um ihren Inhalt zusammengezogen, so dass ihre Form nicht durch den Druck der Nachbarorgane bedingt war, wie dies bei zahlreichen *Pirogoff*'schen Abbildungen sich vorfindet, bei denen die obere Blasenwand vielfach eingebogen und zusammengefallen erscheint. Das Cadaver war eben ganz frisch von mir zum Gefrieren gebracht worden, nicht erst nachdem durch die Fäulniss sich Gase gebildet hatten, welche die Formen der Höhlungen veränderten. Die Eismasse wurde vorsichtig herausgelöst und die Wandungen noch im erstarrten Zustande abgezeichnet. Man erkennt deutlich das *orificium urethrae internum* inmitten eines Kranzes von Schleimhautfaltungen. Weiter nach vorn hebt sich die vordere Blasenwand aus der Tiefe heraus und bildet beim Ueberschreiten der Schaambeinsymphyse eine flache Convexität nach innen. Dieser

Buckel ist durch die lichte Stelle in der Zeichnung wiedergegeben worden, auf welche gerade der die Harnblase bezeichnende Strich hinführt. Der Dicke der Blasenwandungen selbst war dem geringen Grade ihrer Anfüllung entsprechend nicht unbedeutend. Die scheinbar kolossale Stärke der hinteren Wand entspricht aber nicht dem wirklichen Querschnitt. Gerade an dieser Stelle war die Wand sehr schräg getroffen worden. Um die Lage und Form der Blase mit dem auf Tafel I. gegebenen Durchschnitte vergleichen zu können, ward der Eisklumpen sorgfältig herausgenommen und im Profil abgezeichnet. Es liess sich dies um so leichter ausführen, da mit der vorhergehenden Scheibe nur ein Stück der oberen Blasenwand entfernt worden war mit einem sehr flachen Abschnitt des Inhaltes. Beim Vergleichen dieser Zeichnung mit dem auf Tafel I. befindlichen Sagittalschnitte, zeigte sich eine grosse Uebereinstimmung der Form. Nur darin differirten beide, dass in Tafel I. der Stand des *orificium urethrae internum* ein etwas höherer war als der hier vorliegende. Auf jeden Fall aber ist eben damit die Form und Lage der Blase bei jugendlichen und kräftigen Männern bestimmt, wie man sich auch durch Talgausgüsse überzeugen kann, mag man nun dieselben durch den Ureter oder durch die *urethra* ausführen. Sicher ist wenigstens die von *Kohlrausch* abgebildete Kugelform nicht eine den natürlichen Verhältnissen entsprechende. Von einem Blasenhalse, als von einer trichterförmigen Verjüngung der Blase nach der Harnröhre zu, ist auch hier keine Rede.

Für eine weitere Ausdehnung der Blase ist, wie auch die Abbildung lehrt, genügend Platz vorhanden. Das fettreiche Zellgewebe zu beiden Seiten kann gut ausweichen, ebenso wie die Dünndarmschlingen mit dem *peritonaeum* leicht von der anschwellenden Blase erhoben und verschoben werden können. Es wird fernerhin der Mastdarm abgeplattet werden und ausserdem durch Entleerung der grossen Venenplexus Platz geschafft, bis schliesslich die Blase den Raum des Beckens fast allein ausfüllt. Mit diesen Volumsveränderungen ändern sich auch die Verhältnisse des Bauchfells zur Blase. Schon bei dem geringen Grade der Anfüllung, wie er hier vorliegt, war nur die obere Wand und ein kleiner Theil der Rückseite vom Bauchfelle überzogen, so dass bereits ein Zugang auch oberhalb der *symphysis ossium pubis*, wenn gleich ein schmaler, vorhanden war. Es liegt auf der Hand, dass dieser Zugang unterhalb des Bauchfelles mit der zunehmenden Füllung und Erhebung der Blase an Breite gewinnen muss. Weiter ist der Zugang an den vom *peritonaeum* freien Stellen gegen das *perinaeum* hin. Man braucht sich nur die Spitze des Messers im *orificium urethrae* heraufsteigend zu denken, um die Möglichkeit grosser Blaseneinschnitte nach vorn, den Seiten und hinten hin verstehen zu können.

Hinter der Blase liegt ein flacher Abschnitt des Bauchfellsackes mit einigen durch den Schnitt halbirten Schlingen des *ileum*. Dahinter die Douglas'sche Falte, und hinter dieser ein Blindsack des Bauchfells, der sogenannte Douglas'sche Raum. Derselbe zog sich in schräger Richtung nach vorn und unten, und besass eine Tiefe von $1^1/_2$ Centimeter. Er enthielt etwa 20 Gramme gefrorenen Wassers, eine so geringe Quantität, dass schon hieraus der frische Zustand des Cadavers erkannt werden konnte.

Die Saamenbläschen, welche unmittelbar am Schnittrande lagen, wurden durch Wegnahme von etwas Zellgewebe noch völlig freigelegt. Medianwärts von ihnen biegen unter scharfer Krümmung die *vasa deferentia* nach vorn und oben zu ab, bis sie mit freier langer Schnittfläche endigen. Man erkennt ihr feines Lumen und die Stärke ihrer Wandung. An ihrem vorderen Ende etwas nach auswärts markiren sich die weiss gehaltenen Querschnitte der Ureteren.

Der Mastdarm, der mit wenig Koth angefüllt war, ward kurz vor seiner letzten Endkrümmung getroffen. An ihm liess sich genau nachmessen, dass die Entfernung bis zur Afteröffnung reichlich $9^1/_2$ Centimeter betrug. Vergleicht man hiermit das Verhältniss des Bauchfelles, welches bereits von der vorderen Fläche des Mastdarmes sich gänzlich entfernt hat, und unter Bildung des Douglas'schen Raumes noch $1^1/_2$ Centimeter herabstieg, so ergibt sich, dass dasselbe von der Afteröffnung reichlich $7^1/_2$ Centimeter entfernt war, dass man also in dieser Höhe am Mastdarm Operationen hätte unternehmen können, ohne eine Verletzung des Bauchfellsackes befürchten zu müssen. Es stimmt dieses Verhältniss mit dem auf Tafel I. völlig überein.

Für den Mastdarm tritt in ähnlicher Weise sowie für die Blase die Frage auf, welche Veränderung des Bildes durch die verschiedenen Volumsveränderungen zu Stande kommen würde. Und zwar kann es sich auch hier um Volumunterschiede bedeutender Grösse handeln, wie die Erfahrung lehrt und auch das Experiment der Talginjectionen am Cadaver zeigt. Der Raum der hierbei erforderlich ist, wird in ähnlicher Weise geschafft wie bei der Blase. Das Zellgewebe und das Fett werden verdrängt, der Douglas'sche Raum mit den Därmen etwas gehoben und bei sehr starker Anfüllung des Mastdarms auch die Blase etwas nach vorn und oben gerückt. Beifolgende Abbildung aus Pirogoffs Atlas ist in dieser Beziehung besonders instructiv.

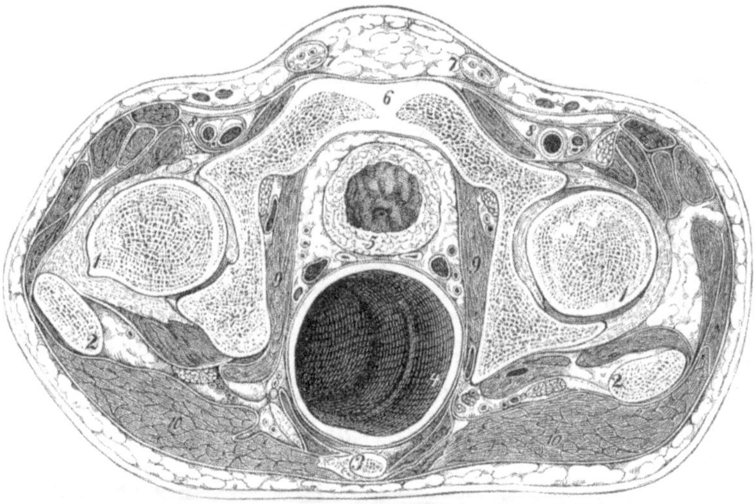

Fig. 1. Querdurchschnitt durch das Becken eines 15jährigen Knaben.
Pirogoff, Fasc. III. Tab. 16. *Figur* 1.

1. 1. Oberschenkelköpfe. 2. 2. grosse Trochanteren. 3. Steissbeinspitze. 4. Mastdarm, stark durch Luft ausgedehnt. 5. Harnblase. 6. Oberer Rand der Schaambeinsymphyse. 7. 7. Saamenstränge. 8. 8. Grosse Schenkelgefässe. 9. 9. *m. obturator internus.* 10. 10. *m. glutaeus maximus.*

Es ist wenig zur Erläuterung hinzuzufügen. Die grosse Aehnlichkeit der einzelnen Formen mit meiner Abbildung wird das Verständniss wesentlich erleichtern. Ueber die Hälfte der Beckenhöhle wird von dem stark ausgedehnten Mastdarm ausgefüllt. Letzterer ist zwei Zoll über dem *anus* durchschnitten und vorher durch Luft gewaltsam ausgedehnt worden. Die halbmondförmige Falte ist auch bei dieser Ausdehnung nicht ausgeglichen worden, sondern springt von der rechten Seite aus deutlich in die Höhle sichelähnlich vor.

Beachtenswerth ist die Begrenzung des Beckenraumes. Der Schnitt geht wie oben erwähnt durch die *spina ischii* und theilweise durch das *ligamentum spinoso-sacrum,* verläuft also zwischen dem *foramen ischiadicum majus* und *minus.* Dem entsprechend ragt vom Körper des Sitzbeines beiderseits ein Knochenzacken ziemlich weit nach hinten vor und an denselben schliesst sich in der ganzen Länge das *ligamentum spinoso-sacrum* an bis zum Kreuzbeinwirbel. Rechts ist dieses Band nur eine Strecke weit vom Kreuzbein an zu verfolgen und reicht nicht bis zur Spitze des Sitzbeines wie links. Da das *ligamentum spinoso-sacrum* eine horizontale Richtung hat, das *ligamentum tuberoso-sacrum* in mehr verticaler

Richtung aufsteigt, so ist auch von letzterem nur ein kleines Stück zu sehen. Man findet es am Kreuzbein nach dem Rande des *glutaeus* hin, wo es dann vom anderen Bande abweichend sich in die Tiefe verliert. Zwischen beiden Bändern liegen links die *vasa pudenda* mit dem zugehörigen Nerven; rechts sind dieselben bereits weiter davon entfernt, und in der Nähe der *spina ischii* zu suchen.

Beiderseits nach innen zu vom *lig. spinoso-sacrum* markirt sich ein dunkler Streifen, der theils nach der *spina ischii* sich hinzieht, theils mit der Fascie des *m. obturator. internus* in Verbindung steht. Es ist dies der oberste Theil des *levator ani, m. coccygeus*. Der *levator ani* schliesst wie ein muskulöser Trichter die Beckenhöhle nach abwärts und wird deshalb nicht unzweckmässig mit dem Zwerchfelle verglichen. — Alle Schnitte, die noch weiter nach abwärts die Blase schneiden, müssen somit in den Bereich dieses Muskels fallen und denselben als einen die Beckenorgane begrenzenden muskulösen Ring zur Ansicht bringen. Einen solchen tiefer angelegten Querschnitt zeigt die hier folgende Figur.

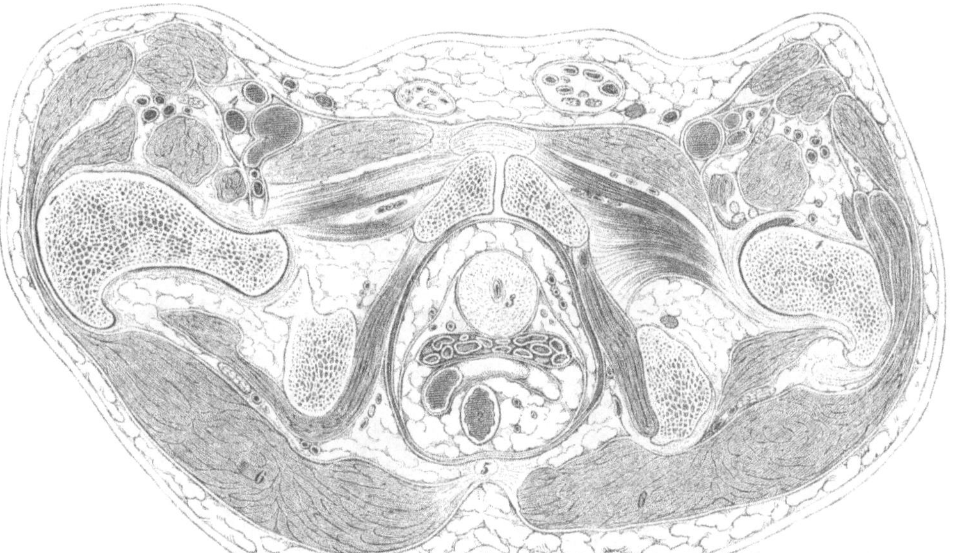

Fig. 2. Querdurchschnitt durch den untersten Theil der Beckenhöhle. Cadaver eines älteren Mannes.

1. 1. Oberschenkelköpfe. 2. Mastdarm. 3. Harnblase. 4. 4. Schenkelgefässe. 5. Steissbeinspitze. 6. 6. Grosse Glutäalmuskeln.

Figur 2 stellt einen Querschnitt vor, den ich durch das Becken eines älteren Mannes anlegte. Er schnitt die Symphyse, ging links durch das *foramen ischia-*

dicum minus, rechts noch etwas darunter durch den Sitzknorren; hinten verlief er in der Höhe der Steissbeinspitze. Man erkennt sofort die durch den *levator ani* umgegrenzte Beckenhöhle, welche hinten Mastdarm, eine Dünndarmschlinge, Saamenbläschen und den Anfangstheil der Blase mit der Harnröhre enthält.

Da hier beträchtlich tiefer geschnitten wurde, so sieht man auch links den *gemellus inferior* in völligem Zusammenhange mit dem winkligen *obturator infernus* verlaufen. Trotzdem ist noch Douglas'scher Raum mit Bauchfell vorhanden. Es ergibt sich hieraus, dass der Stand des Bauchfellsackes ein tieferer war, als bei den jugendlichen Cadavern in vorliegender Tafel und Tafel I. Nimmt man dazu, dass bei neugebornen Kindern ein besonders hoher Stand des Bauchfells zum Becken vorhanden ist, so wird sich dieses Verhältniss als ein normales, dem Alter entsprechendes, bezeichnen lassen, und daraus die Regel ergeben, bei alten Leuten ganz besonders vorsichtig bei Mastdarmoperationen zu verfahren, um nicht das hier tiefer hinabreichende Bauchfell zu treffen.

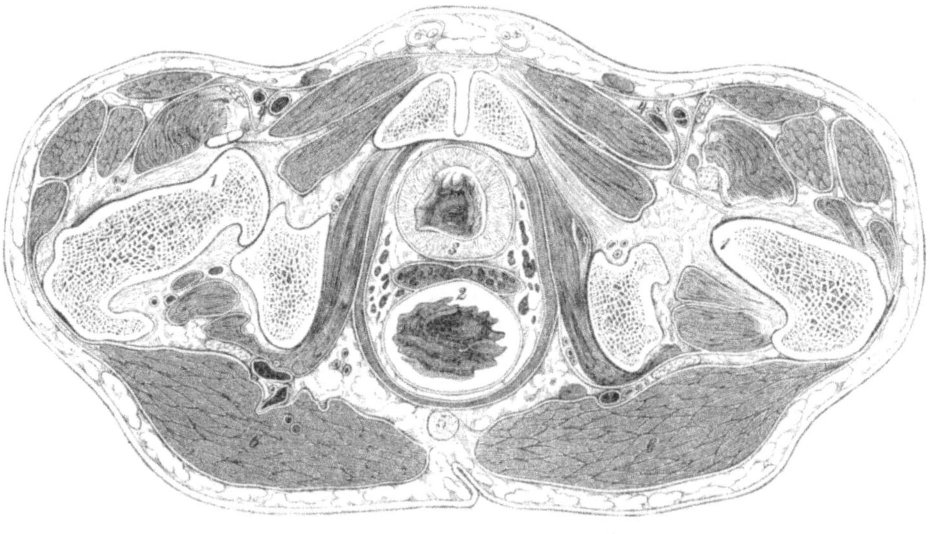

Fig. 3. Durchschnitt durch den untersten Theil des Beckens eines erwachsenen Mannes mit gefülltem Mastdarm. *Pirogoff III.* 16. 3.

1. 1. Schenkelköpfe. 2. Mastdarm. 3. Blase. 4. Schenkelgefässe. 5. Steissbeinspitze. 6. 6. Grosse Glutäalmuskeln.

Fig. 3 ist aus dem Atlas von *Pirogoff* entnommen und verkleinert wiedergegeben worden. Nach *Pirogoff*'s Angaben (*Text, fasc. III, p.* 58) war der Cadaver eines erwachsenen Mannes durch Frost gehärtet worden, bei dem eine gefüllte Harnblase und gefüllter Mastdarm vorlagen. Der Schnitt ging durch den unteren Theil der Symphyse, 7 Linien unterhalb des oberen Randes derselben, durch das *foramen ovale*, die Tuberosität des Sitzbeins, nahe an der *incisura ischiadica minor* und der Insertion des *ligamentum tuberososacrum*, und trat in der Höhe der Schwanzbeinspitze hinten aus. Es ward die untere Fläche des Schnittes abgebildet, so dass man wie bei der Tafel von oben nach abwärts in den Körper hineinblickt.

Ueber den *levator ani* selbst können natürlich solche Durchschnitte keine klare Anschauung geben, wenigstens nicht in physiologischer Hinsicht, da nur ein geringer Theil seiner Fasern getroffen wird. Man wird ihn also nicht auf Grund solcher Abbildungen hin, als Zusammenschnürer der unteren Beckeneingeweide auffassen dürfen.

Vergleicht man diesen Durchschnitt, der in gleicher Höhe wie der bei Fig. 2 genommen ist, so sieht man, in welcher Weise der Raum für den gefüllten Mastdarm gewonnen wurde. Man erkennt aber auch deutlich, dass zugleich mit der Mastdarmfüllung eine Erhebung des Douglas'schen Raumes und der untersten Dünndarmschlingen verbunden war; denn von all diesen Theilen ist auf diesem Schnitte nichts mehr vorhanden. Zwischen Blase und Mastdarm zeigen sich nur die Schnitte der Saamenbläschen, die also mit dem erhobenen Blasengrunde auch weiter hinauf über die Schnittfläche getreten sind.

A u s s e r h a l b d e r B e c k e n h ö h l e hat man beiderseits die am Halse geschnittenen Oberschenkelknochen mit den Gelenkbändern; und daneben die Muskelgruppen mit den grossen Gefässen. Da die Köpfe nur nach innen und oben eine Kugelgestalt zeigen, so wird jeder Transversalschnitt der in der Nähe ihrer Mitte durchgeht, auch ein Stück des Halses mit treffen, und daher um so weiter nach abwärts auch umsomehr von der Kugelgestalt abweichende Formen hervorbringen. Nur der innere Contur wird noch einen Kreisabschnitt darstellen, nämlich da, wo das *ligamentum teres* aus der Tiefe heraussteigt und sich in die Grube am Kopfe selbst inserirt. Weiter hinauf zeigen sich die Gelenktheile besser.

Fig. 4 stammt von der Reihe von Durchschnitten die an dem Körper eines älteren Mannes von mir ausgeführt wurden und wiederholt in Holzschnitten zur Vergleichung mit den Schnitten jugendlicher Körper von mir zur Vergleichung herangezogen worden sind. Der Schnitt ist zwar etwas höher geführt als der auf der Tafel abgebildete, ist aber deshalb gut vergleichbar, weil er die ganze Länge des *ligamentum spinoso sacrum* traf.

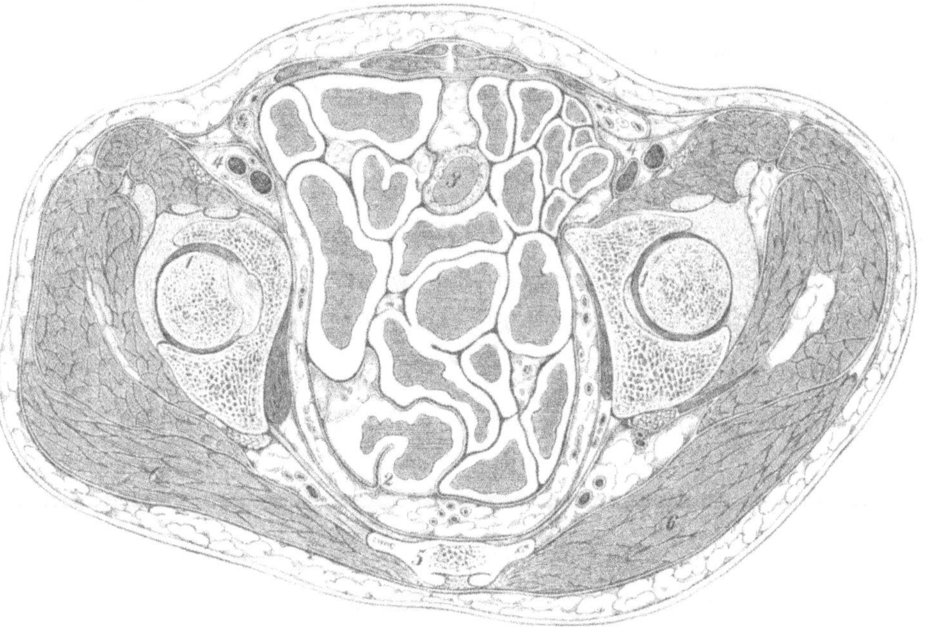

Fig. 4. Querschnitt durch das Becken eines älteren Mannes in der Höhe des *ligamentum spinoso-sacrum*.

1. 1. Oberschenkelköpfe. 2. Mastdarm. 3. Harnblasenspitze. 4. 4. Schenkelgefässe. 5. Unteres Ende des Kreuzbeines. 6. 6. Grosse Glutäalmuskeln.

Man erkennt die Köpfe des Oberschenkelknochen in ihren Pfannen nahezu halbirt. Von der *symphysis ossium pubis*, die in Folge der stärkeren Beckenneigung beträchtlich tiefer lag, ist noch nichts zu sehen. Dagegen zeigt sich sehr gut das Verhältniss des Saamenstranges zu den grossen Schenkelgefässen. Entsprechend der schon oben erwähnten tieferen Lage der Eingeweide bei älteren Leuten hat man hier eine Menge von Darmschlingen vor sich, da wo auf der Tafel nur noch ein flacher Abschnitt vom *ileum* vorhanden war.

Tab. XVII.

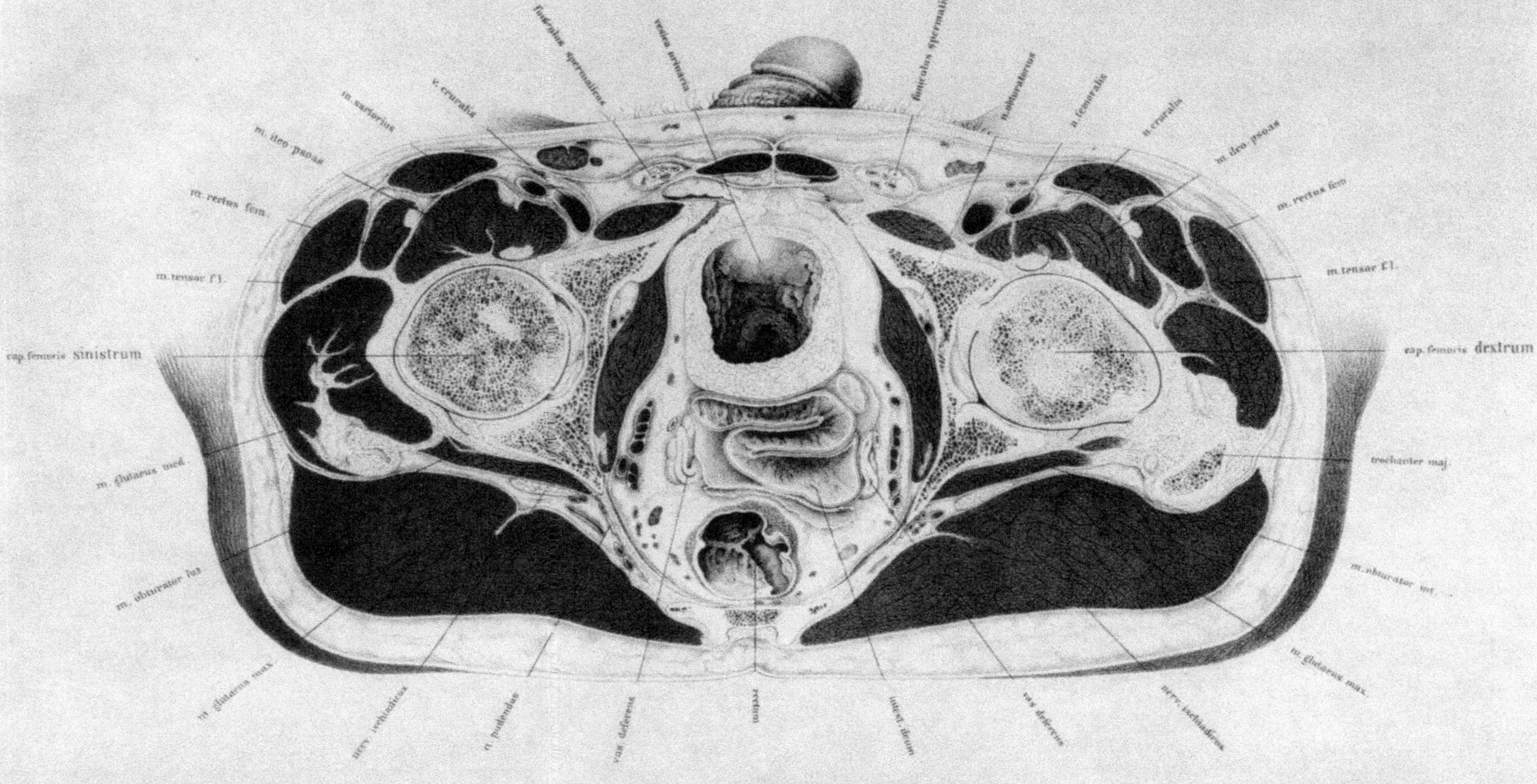

m. sartorius
v. cruralis
funiculus spermaticus
vesica urinaria
funiculus spermaticus
n. obturatorius
n. femoralis
n. cruralis
m. ileo-psoas
m. ileo-psoas
m. rectus fem.
m. rectus fem.
m. tensor f.l.
m. tensor f.l.
cap. femoris sinistrum
cap. femoris dextrum
m. glutaeus med.
trochanter maj.
m. obturator int.
m. obturator int.
m. glutaeus max.
m. glutaeus max.
nerv. ischiadicus
a. pudendus
vas deferens
rectum
intest. ileum
vas deferens
nerv. ischiadicus

TAFEL XVIII.

Es erschien mir wünschenswerth, der Reihe von Querschnitten noch einen Frontaldurchschnitt des Beckens hinzuzufügen und zwar einen solchen, der die Verhältnisse der Hüftgelenke möglichst gut zur Anschauung brächte. Nach mehrfachen Versuchen überzeugte ich mich, dass dazu eine bestimmte Haltung der Beine nothwendig sei, weil bei der gewöhnlichen Stellung, in der sich die Cadaver bei der Rückenlage befinden, die Beine so nach auswärts gerollt sind, dass die Haupttheile beider Oberschenkel, nämlich Kopf, Hals und Schaft nicht in einer gemeinsamen Ebene liegen. Ihre Durchschnittsebenen schneiden sich in ihrer medialen Verlängerung vor dem Körper. Nur wenn man die Schenkel so weit nach einwärts rollt, dass die medialen Ränder beider Füsse sich in ihrer ganzen Länge berühren, liegen beide Oberschenkelknochen mit Schaft, Hals und Kopf in einer gemeinsamen Frontalebene.

Ich band daher die Füsse des frischen Cadavers eines muskelkräftigen 35jährigen Handarbeiters, der seinem Leben durch Erhängen ein Ende gemacht hatte, vor dem Frieren fest an einander und führte nach dem völligen Erstarren des Körpers den Frontaldurchschnitt aus, welcher der vorliegenden Abbildung zu Grunde liegt.

Der Schnitt durch das Becken und die Hüftgelenke gelang in befriedigender Weise; die Symmetrie beider Seiten ist nahezu eine vollkommene zu nennen. Nur der Schaft des rechten Oberschenkelknochen ist nicht in seiner gesammten Länge getroffen worden; der grosse Trochanter nur zum Theile sichtbar, der Anfang der Diaphyse darunter noch stellenweise von Weichtheilen bedeckt. Kopf und Hals der Oberschenkel dagegen wurden ziemlich genau halbirt. Am Becken ging der Schnitt durch die Mitte der Pfannen und verlief durch die Länge des *ligamentum teres* auf beiden Seiten. Ausserdem ging er durch das *foramen obturatorium* und die Darmbeine. Das *promontorium* und die Sitzknorren blieben unberührt in der hinteren Hälfte des Präparates liegen. Man sieht somit von vorn nach hinten in die Beckenhöhle hinein und hat also zur linken Hand die rechte Seite des Cadavers, zur rechten Hand die linke.

Die Abbildung zeigt das untere Ende der Abdominalhöhle, begrenzt oben durch die Durchschnitte der drei platten Bauchmuskeln, weiter nach abwärts durch den nach innen zu ziemlich stark vorspringenden Wall des *iliopsoas*, der lateralwärts von seiner centralen Sehne den *nervus cruralis* in sich birgt.

Zwischen diesen muskulösen Wandungen liegen die Därme, und reichen bis zur Harnblase herab, deren vorderes Ende so getroffen worden ist, dass die Höhlung gerade noch eröffnet wurde. An den Darmdurchschnitten, die oben mehr dem *jejunum*, unten mehr dem *ileum* angehören, wie man leicht aus der Beschaffenheit der Schleimhaut erkennen kann, ist ersichtlich, dass die Darmschlingen vielfach ihrer Länge nach getroffen wurden. Man hat viel weniger einfache Querschnitte vor sich als dies bei den vorhergehenden Abbildungen des Rumpfes der Fall war. Es müssen somit die Darmschlingen eine mehr der Längsachse des Körpers parallele Richtung verfolgt haben.

Von den einzelnen Darmtheilen erkennt man am oberen Rande des rechten *psoas* den quergeschnittenen *processus vermiformis*, an der medialen Seite der linken *vena iliaca* den Querdurchschnitt des Mastdarmes. Letzterer wurde nach Vollendung der Zeichnung noch im erstarrten Zustande in Beziehung auf seinen Verlauf besonders untersucht. Er stieg hinter dem Douglas'schen Raume in der linken Körperhälfte nahe an der Mittellinie in die Höhe, bog dann am linken *psoas* scharf nach vorn ab, so dass er in die Schnittebene fiel, und zog sich dann unter Bildung eines grossen nach vorn gerichteten Bogens etwas in die rechte Körperhälfte hinüber, um sich dann nach links und hinten an das *colon descendens* anzuschliessen, welches mit seiner Schnittfläche oben an den linken platten Bauchmuskeln zu erkennen ist. Er zeigte somit in seinem unteren Theile eine Abweichung von dem gewöhnlichen Verlaufe, wie er auch im Atlas von *Pirogoff, fasc. III. B, Tab. XV, Fig.* 1 abgebildet ist; stimmt also auch nicht vollständig mit den Verhältnissen auf Tafel I und II überein.

Man kann sich durch Talgausgüsse leicht davon überzeugen, dass in einzelnen nicht gar zu seltenen Fällen die Sförmige Krümmung des *rectum* in frontaler Richtung am Kreuzbeine nicht scharf ausgeprägt ist; Varietäten, die durch die verschiedene Länge des *mesorectum* bedingt sind. Ist letzteres stark ausgebildet und weit hinabreichend, so ist die Lage des *rectum* dadurch freier und von dem Zustand der Nachbarorgane abhängiger. Kürze und Straffheit dieses *mesenterium* bedingen eine festere und constantere Lage des Darmes.

Ebenso ist der Einfluss seiner Anfüllung und der Festigkeit seiner Wandungen hierbei im Auge zu behalten. Starke Kothanhäufungen und grosse Schlaffheit seiner Wände vermögen die ursprünglichen Krümmungen beträchtlich auszugleichen.

Es lässt sich durch Versuche nachweisen, wie es auch die klinischen Beobachtungen am Krankenbette ergeben, dass man im Stande ist mit voluminösen und langen Instrumenten die Krümmungen des Mastdarmes so weit auszugleichen, um sogar bis in die *flexura iliaca* hinaufzugelangen. Man kann auch nur auf diese Weise fremde Körper, die von aussen hineingeschlüpft sind und sich in den Krümmungen festgekeilt haben, mit der Zange fassen und glücklich herausziehen.

Die Harnblase enthielt nur wenig Urin und war fest um ihren Inhalt zusammengezogen. Sie liegt nur durch wenig Fett getrennt über den Querschnitten des *levator ani*. An beiden Seiten des letzteren schliessen sich die Durchschnitte des *obturator internus* an, der seine Begrenzung nach abwärts durch die *membrana obturatoria*, seitlich durch die Beckenknochen erhält. Verfolgt man den Raum zwischen Därmen und Becken beiderseits von der Blase nach aufwärts, geht man also unter dem Bauchfelle in die Höhe, so kommt man zunächst auf 2 ovale weissgehaltene Querschnitte, welche die *ligamenta lateralia vesicae* darstellen. Sie liegen von der Blase so weit entfernt, weil dieselbe klein und contrahirt war. Eine angefüllte Blase würde sie an ihrer oberen Fläche tragen und zugleich den ganzen Raum in der unteren Beckenapertur einnehmen, wie verschiedene Abbildungen von *Pirogoff* zeigen.

Weiter nach aufwärts in dem gleichen Raume zwischen Bauchfell und Becken liegt das quergeschnittene *vas deferens* und darüber die *vena obturatoria*, *nervus obturatorius* und eine kleine Arterie. Die Hauptarterie zum *foramen obturatorium* ging von der *a. epigastrica* ab.

Endlich gelangt man auf dem begonnenen Wege zur *vena* und *arteria iliaca*. Beide Gefässe liegen an der inneren Wand des *psoas*, wie es auch die vorhergehenden Querschnitte des Rumpfes zeigen, aber nicht neben einander, sondern hinter einander, so dass hier auf dem Frontalabschnitte die Arterie gerade über der Vene erscheinen musste.

Die Verhältnisse des Hüftgelenkes, die schon oben kurz angedeutet wurden, erfordern noch mehrere Bemerkungen. Es ward schon erwähnt, dass der Schnitt beiderseits das *ligamentum teres* der Länge nach getroffen hatte. Es ist gut ersichtlich, dass dieses Band die übermässige Adduktion bei gleichzeitiger Streckung beschränkt, und die feste Stellung des Beckens und Rumpfes bei dieser Haltung mit sichern hilft. Da der Schnitt zugleich durch die *incisura acetabuli* ging, so ist auch der Verlauf der *arteria acetabuli* zum Theil frei gelegt. Namentlich lässt sich auf der linken Seite des Beckens dieses Gefäss eine Strecke weit nach aufwärts verfolgen.

Knorpelflächen, Bandapparat, Ausdehnung der Gelenkhöhle ergeben sich schon aus der Zeichnung. Bemerkenswerth erscheint auch die Architektur der den Rumpf tragenden Oberschenkelknochen, und zwar ebenso in ihrer Gesammtanlage wie in ihrer feineren Textur. Es ist das Verdienst *Meyer*'s, auf die Anordnung der spongiösen Substanz vornehmlich im Halse des Oberschenkels aufmerksam gemacht zu haben, welche die Tragkraft dieser Knochen wesentlich erhöht. Es ordnen sich die einzelnen Knochenplättchen und Knochenspangen zu Reihen, die von den Rändern der compakten Masse sich ablösen und sich im Mittelpunkte des Kopfes kreuzen. Namentlich auf dem Durchschnitt des linken Oberschenkels wird man in der Zeichnung Andeutungen dieser Struktur wiederfinden.

Die Gelenkhöhlen selbst zeigen sich nur als Spalten. Ihre Ausdehnung nach abwärts erläutert bis zu welcher Grenze intrakapsuläre Brüche des Schenkelhalses hinabreichen können und wo das Gebiet der extrakapsulären Frakturen anfängt. Da die innerhalb der Kapsel liegenden Frakturen das obere Bruchstück isoliren und nur in Verbindung mit dem *ligamentum teres* und der schwachen *arteria acetabuli* lassen, so ist ersichtlich, dass auch abgesehen von der Schwierigkeit einer genauen Reposition und Retention der coaptirten Theile eine Anheilung des oberen Stückes, wegen der so ungünstigen Ernährungsverhältnisse, zu den grössten Seltenheiten gehören muss.

Eine Vermehrung der Gelenkflüssigkeiten, wie sie bei Entzündung des Gelenkes vorkommen kann, wird bei gestreckter Lage des Gelenkes nicht im Stande sein, die Flächen der Pfanne und des Kopfes von einander zu entfernen. Das starke *ligamentum ileofemorale* presst in Folge seiner Torsion bei der vollkommenen Streckung beide Knorpelflächen fest aufeinander. Dagegen wird bei Beugung des Gelenkes eine solche Entfernung beider Flächen durch Vermehrung der Gelenkflüssigkeit zu Stande kommen können. Und zwar ist der Grad derselben in der That, wie Versuche ergeben, ein nicht unbedeutender. Spritzt man nach dem Vorgange von *Bonnet* durch die Pfanne Flüssigkeiten in die Gelenkhöhle, so nimmt das Gelenk die Stellungen nach einander ein, welche der Kapselhöhle einen immer grösseren Raum gewähren, welche aber auch schliesslich das *ligamentum ileofemorale* in den Zustand der grössten Erschlaffung versetzen. Der Oberschenkelknochen erhebt sich und rollt etwas nach aussen. Lässt man nun das Gelenk gefrieren, so kann man Durchschnitte machen, die das Verhältniss der Gelenkflächen zu einander bei dieser Stellung gut anschaulich machen. Eine solche Abbildung in genau halber Grösse ist die hier beigegebene.

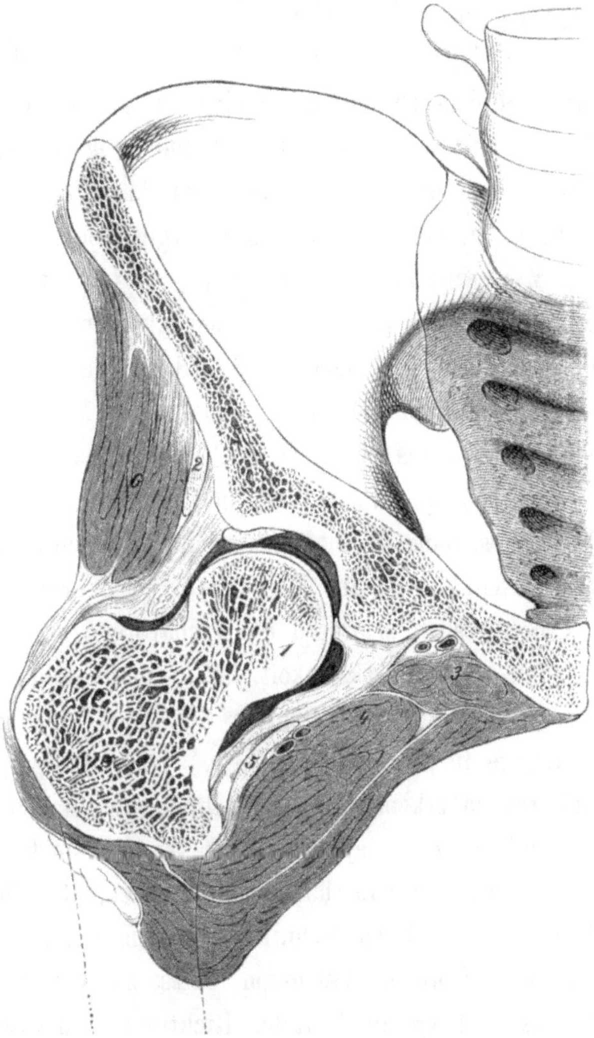

Fig. 1. Frontalschnitt eines mit Talg injicirten gefrorenen Hüftgelenkes. $^1/_2$.

1. Oberschenkelkopf. 2. Sehne des *m. rectus.* 3. *m. obturator externus.* 4. *m. pectineus.* 5. Sehne des *iliopsoas.* 6. *m. glutaeus minimus.*

Das Präparat wurde von dem frischen und normalen Leichnam eines jugendlichen Frauenzimmers genommen. Um den Oberschenkel leichter beweglich zu machen, wurden die oberflächlichen Muskeln hinweggenommen und der Oberschenkel-Knochen selbst in der Mitte abgesägt. Beim Einspritzen des Talges von der Pfanne aus, wobei ein möglichst starker Druck angewendet wurde, erhob sich der Oberschenkel und ward auswärts gerollt. In dieser Stellung ward nach dem Gefrieren die Durchsägung in frontaler Richtung vorgenommen, wobei der Schnitt nicht genau in der Mitte des Kopfes sondern etwas vor derselben durchging und am *trochanter minor* nach hinten aus dem *femur* herauskam, so dass die punktirten Linien nur die Richtung des weggenommenen Oberschenkelschaftes andeuten.

Die Talgmasse, welche hier durch die dunkle Schattirung wiedergegeben ist, hatte auf dem Durchschnitte eine Stärke von 6 Millimeter, war ein Stück weiter in der Tiefe noch etwas stärker und umgab den Kopf wie eine Kappe; sie erstreckte sich nach abwärts bis zum Ansatze der Synovialhaut und hatte letztere an ihrer hinteren Wand blasig vorgetrieben.

Man wird also, vorausgesetzt, dass bei Coxalgieen, welche ähnliche Gelenkstellungen zeigen, gleichgrosse Flüssigkeitsmengen in der Gelenkhöhle sich vorfinden, eine wirkliche Verlängerung des Schenkels erwarten können. Allein man wird darauf verzichten müssen, dieselbe durch Messung nachzuweisen. Selbst wenn es möglich wäre, bis zu einem halben Centimeter genau messen zu können, was bei der gleichzeitigen Beckenverschiebung kaum annehmbar ist, so wird die Beugung des Beines, ohne welche eine solche Abweichung des Kopfes von der Pfanne nicht möglich ist, die genaue Messung der wirklichen Verlängerung unmöglich machen.

Schliesslich erfordern die Verhältnisse der Schwellkörper und der Harnröhre noch unsere Aufmerksamkeit. Wie man sieht, verlief der Schnitt vor der *prostata*, schnitt die Schwellkörper des *penis* nahe ihrer Wurzel und ging durch die Harnröhre in ihrer *pars bulbosa*. Schwellkörper, Arterien, Schwellkörpermuskeln sind gut zu erkennen. Ueber ihnen breitet sich die Fläche des *m. transversus perinaei profundus* aus mit einer Anzahl starker Venen.

Da es mir wünschenswerth erschien, alle diese Theile noch ein Stück weiter hinten im frontalen Schnitte zur Anschauung zu bringen, so schnitt ich von dem festgefrorenen Leichnam eines zweiten normal gebauten muskelkräftigen Mannes so lange in frontaler Richtung dünne Scheiben ab, bis ich auf die *pars prostatica* der Harnröhre kam. Der am Schlusse beigefügte Holzschnitt gibt die Abbildung davon in verkleinertem Maassstabe, so dass dieselbe erläuternd zu den Verhältnissen auf der vorliegenden Tafel hinzutritt.

Man erkennt sofort aus den Verhältnissen der Schenkelköpfe und der Hüftgelenke, dass wir uns auf diesem zweiten Durchschnitte ein beträchtliches Stück weiter hinten befinden. Der linke Schenkelkopf ist nur noch mit einem flachen Abschnitte getroffen worden und steht nicht mehr in Verbindung mit dem *femur*.

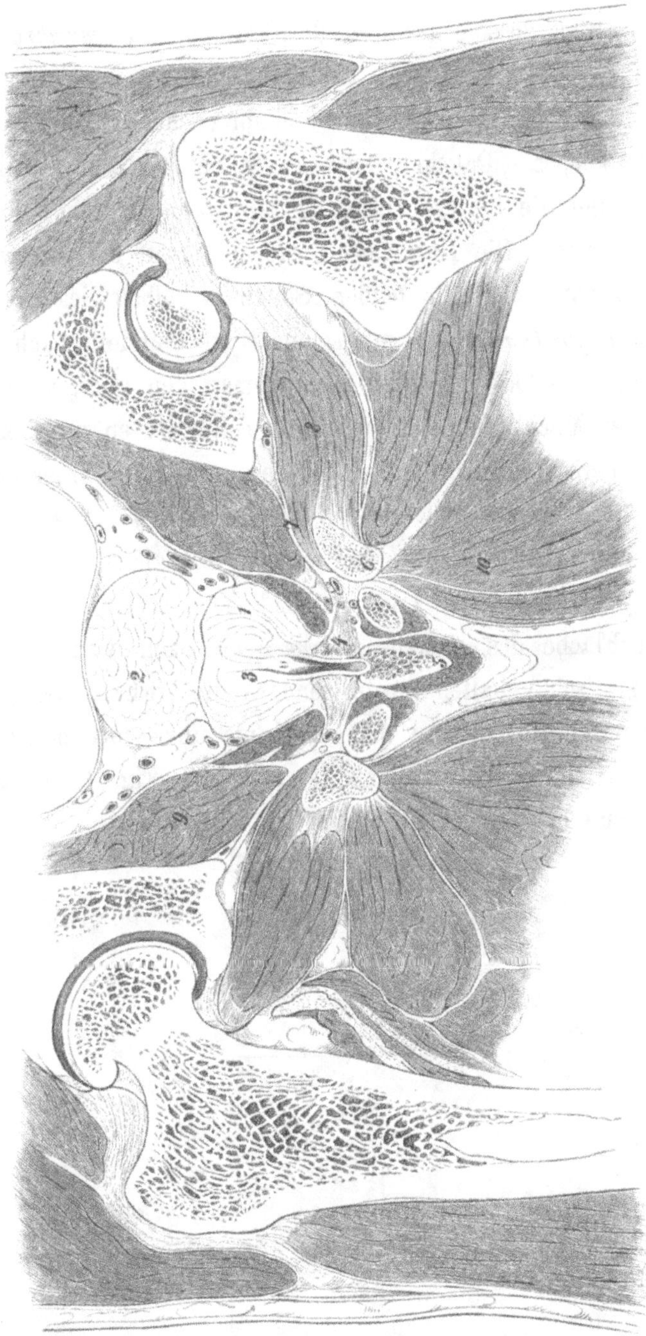

Fig. 2. Frontalschnitt eines normalen männlichen Beckens in der *pars membranacea urethrae*. $^1/_2$.

1. *prostata.* 2. Harnblasenwand. 3. *caput gallinaginis.* 4. *m. transversus perinaei profundus.* 5. *bulbus corp. cavernos. urethrae.* 6. *ramus ascendens oss. ischii.* 7. *membrana obturatoria.* 8. *m. obturator externus.* 9. *m. obturator internus.* 10. *m. adductor magnus.*

Der Körper des Sitzbeins zeigt eine grössere Durchschnittsfläche, entsprechend der stärkeren Entwickelung desselben hinter der Pfanne. Die *membrana obturatoria*, der aufsteigende Ast des Sitzbeins, die *mm. obturator internus* und *externus* zeigen noch gewisse Aehnlichkeit mit den entsprechenden Theilen auf der Tafel; ebenso die Schwellkörper. Dagegen tritt an Stelle der Blasenspitze die hintere Wand der Blase und die hintere Hälfte der *prostata* mit dem Schnepfenkopfe in die Schnittfläche herein. Die Harnröhre liegt in ihrer *pars membranacea* und *prostatica* eröffnet vor uns. Zu beiden Seiten derselben liegt der mächtige *m. transversus perinaei profundus*, der mit seinen Muskelbündeln nach der Mittellinie hin sich ausbreitet. Oberhalb desselben erkennt man den quergeschnittenen *m. levator ani*, der der Mächtigkeit seiner vorderen Bündel entsprechend, auch einen ziemlich grossen Querschnitt zeigt. Um ihn herum geht ein Fascienzug, der sich aus der oberen *fascia pelvis* und unteren *fascia perinaei* zusammensetzt. Beide Fascien stossen am inneren Rande des *levator ani* zusammen, und helfen den Stützapparat der *prostata* bilden. Das oberflächliche Blatt der *fascia perinaei* zieht auf der unteren Fläche des *transversus perinaei* nach vorn. Die Abbildung, welche nicht schematisch gehalten wurde, sondern die Verhältnisse des Praeparates möglichst getreu wiedergibt, stimmt bis auf einige unwesentliche Formen ziemlich genau mit der von *Henle* (Eingeweidelehre, pag. 504. Fig. 392) gegebenen Zeichnung überein, welche hierbei verglichen werden möge.

Tab. XVIII.

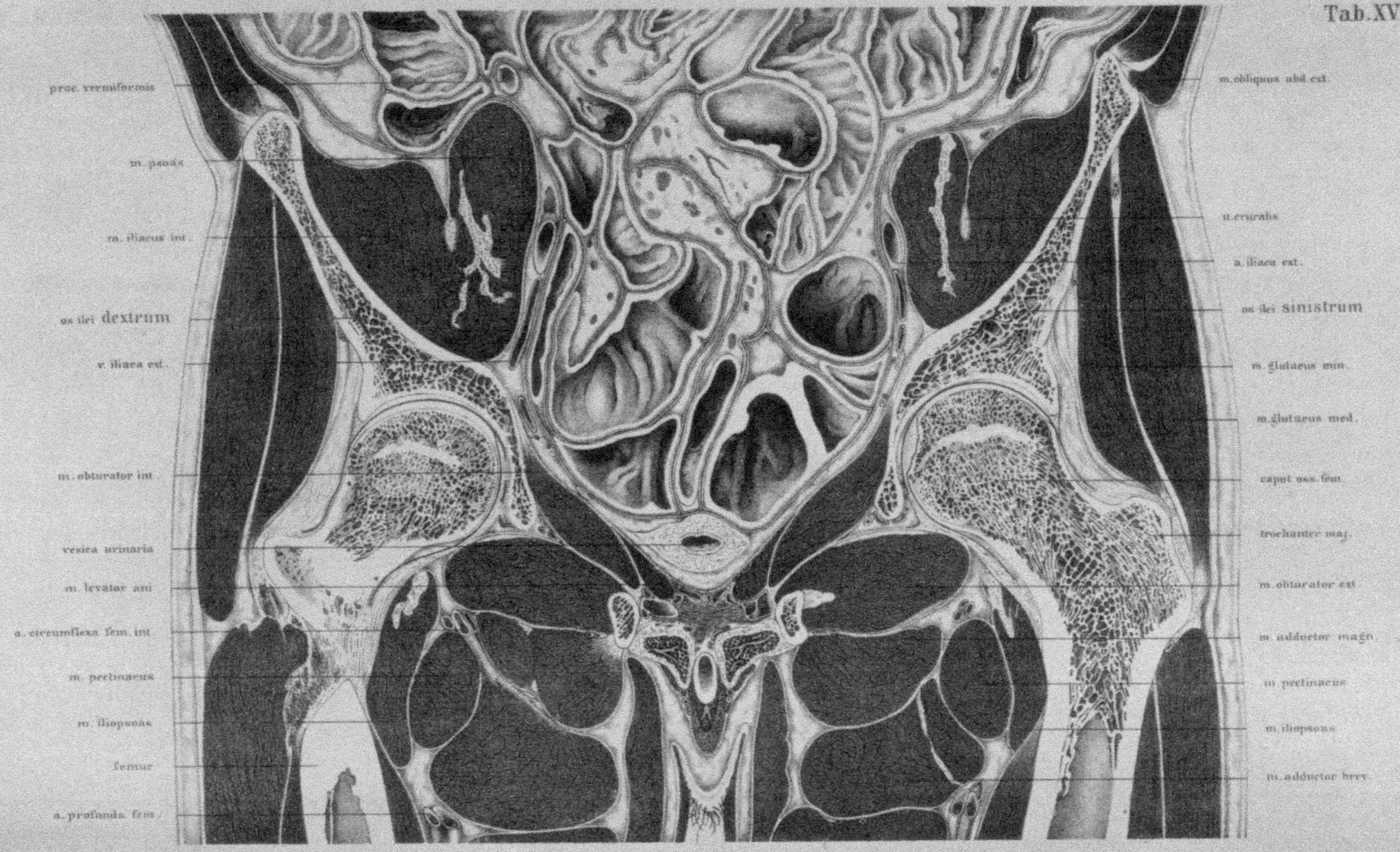

proc. vermiformis
m. psoas
m. iliacus int.
os ilei dextrum
v. iliaca ext.
m. obturator int.
vesica urinaria
m. levator ani
a. circumflexa fem. int.
m. pectinaeus
m. iliopsoas
femur
a. profunda fem.
m. obliquus abd. ext.
n. cruralis
a. iliaca ext.
os ilei sinistrum
m. glutaeus min.
m. glutaeus med.
caput oss. fem.
trochanter maj.
m. obturator ext.
m. adductor magn.
m. pectinaeus
m. iliopsoas
m. adductor brev.

TAFEL XIX.

Figur 1.

Um die Formen der Kniegelenkhöhle und die Ausbuchtungen der Kapsel recht anschaulich zu machen, spritzte ich unter starkem Drucke durch eine *Pravaz*'sche Hohlnadel Wasser in das Gelenk ein und liess dann erst die Extremität, der ich im Knie eine leichte Beugestellung gegeben hatte, frieren. Sie gehörte zu einem normalen jugendlichen weiblichen Körper, der seines frischen und normalen Zustandes wegen sich für die Durchschnitte besser eignete als die übrigen gerade vorhandenen männlichen Cadaver. Der Schnitt verlief ziemlich genau in der Mitte, und theilte die Extremität somit in zwei nahezu gleiche Theile, von denen der rechte zur Abbildung benutzt wurde, nachdem das gefrorene Wasser aus der Gelenkhöhle herausgenommen worden war.

Die Gelenke, nicht nur das Hüft- und Schultergelenk, stehen sämmtlich unter dem Drucke der Atmosphäre, und können aus diesem Grunde im normalen Zustande bei der geringen Masse der *Synovia*, die sie enthalten, nicht die freien Hohlräume zeigen, wie man sie nach der Eröffnung am weichen Präparate findet. Daher stellt sich auch auf dem Durchschnitt eines normalen Gelenkes die Synovialhöhle als ein feiner Spalt dar, der nur, wie beifolgende Durchschnittszeichnung eines normalen Kniegelenks ohne vorhergegangene Injektion zeigt, sich durch eine einfache schwarze Linie wiedergeben lässt.

Vergleicht man das hier vorliegende Gelenk mit dem injicirten, auf der Tafel abgebildeten, so erkennt man sofort die Bedeutung der schwarzen Linien, welche die Gelenkspalte andeuten. Man sieht ferner die Lageverhältnisse der *patella* bei normalem und abnormem Gelenke. Während bei dem normalen Gelenke dieselbe den Oberschenkelknochen mit einem kleinen Theile ihrer Knorpelfläche berührt, wie die Tangente einen Kreisbogen, ist die Berührung bei dem angefüllten Kniegelenke vollständig aufgehoben. Die *patella* schwebt, getragen von der Flüssigkeit, wie ein Bret auf dem Wasser, und muss deshalb bei der Untersuchung dem drückenden Finger so lange nachgeben, bis sie den dahinterliegenden Oberschenkelknochen erreicht.

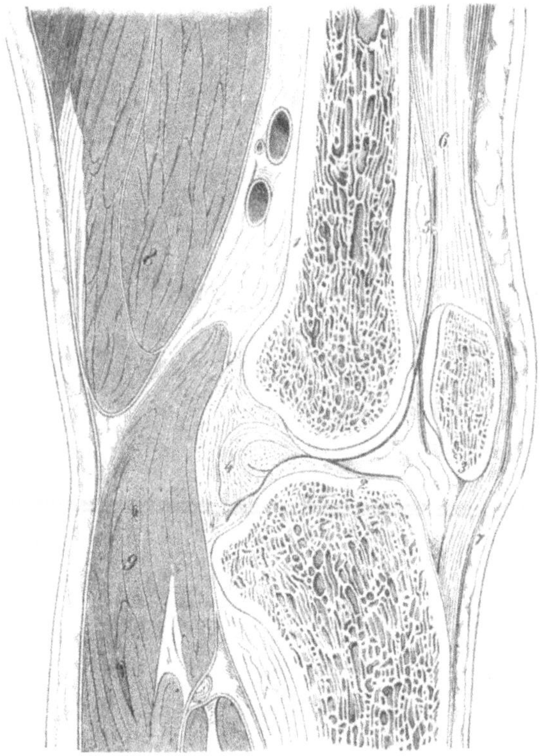

Längsdurchschnitt durch das gefrorene Kniegelenk eines erwachsenen kräftigen Mannes. 1/2.

1. *femur.* 2. *tibia.* 3. *patella.* 4. *lig. cruc. post. abscissum.* 5. *bursa mucosa.* 6. *m. extensor quadriceps.* 7. *lig. patellae.* 8. *m. semimembranosus.* 9. *m. gastrocnemius.*

Die Geräumigkeit der Gelenkhöhle ist gut ersichtlich. Während auf dem Holzschnitte der Schleimbeutel des Streckmuskels wie getrennt davon erscheint, weil die breite Communicationsöffnung, die ihn mit der oberen Ausbuchtung der Kapsel verbindet, nicht durch den Schnitt getroffen wurde, ist bei dem injicirten Gelenke auf der Tafel XIX. nichts von einer solchen Trennung zu sehen. Die eingetriebene Flüssigkeit ist in alle Theile und Buchten der Gelenkhöhle gelangt, und hat selbst die hintere Kapselwand so weit abgehoben, dass die Rückfläche des lateralen *condylus femoris* sichtbar geworden ist. Das *ligamentum mucosum patellae* und das *ligamentum cruciatum anticum* fielen gerade in die Schnittfläche.

Es ist bekannt, dass *Bonnet* der erste war, welcher Injektionsversuche an Gelenken anstellte, und durch dieselben nachwies, welche Stellung des Gelenkes der grössten Geräumigkeit der Synovialhöhle entspricht. Es zeigte sich, dass es bei allen Gelenken die Beugestellung war, die die grösste Flüssigkeitsmenge in die Gelenkhöhle eintreten liess, und dass bei starkem Injektionsdrucke alle Gelenke, mochten sie nun vorher irgend welche andere Stellung innegehabt haben, die Beugestellung einnahmen und in derselben beharrten, so lange der Druck anhielt. Der Gedanke lag nun nahe, dass auch bei den Erkrankungen der Gelenke, die mit Flüssigkeitserguss in die Synovialhöhle verbunden sind, die Beugestellung, welche die Kranken dem Gelenke unwillkührlich dabei zu geben pflegen, durch den Druck der Flüssigkeit direkt hervorgebracht werde.

Gegen eine solche Auffassung sprechen aber bei dem Kniegelenke mehrere Momente, die sich gerade bei der Betrachtung vorliegender Abbildung gut erläutern lassen. Die Geräumigkeit der Gelenkhöhle hängt grösstentheils mit davon ab, dass die in die Strecksehne eingewebte Kniescheibe von der Condylenfläche sich entfernen lässt. Dies ist aber nur dann in weiter Ausdehnung möglich, wenn die Strecksehne erschlafft ist, also im Zustande der Streckung oder der nur schwachen Beugung des Gelenkes. Bei jedem höheren Grade von Beugung muss durch die dadurch bedingte Spannung des *quadriceps* die Kniescheibe gegen die Condylen angepresst werden, dadurch also eine Einschränkung des Kapselraumes hervorrufen. Man wird deshalb am Kniegelenke zu erwarten haben, dass in Folge der Ausbreitung des Synovialraumes weit unter die Strecksehne hinauf, auch bei der gestreckten Lage, sich ziemlich grosse Mengen Flüssigkeiten injiciren lassen, und die höheren Beugegrade geradezu ungünstig auf eine solche Injektion einwirken müssen. Es erschien mir daher angezeigt, eine Wiederholung der *Bonnet'*-schen Versuche am Kniegelenk vorzunehmen; und zwar an ganzen Cadavern, mit möglichster Schonung der Theile am Kniegelenk. Die Methode, welche ich hierbei anwendete, war folgende:

Der normale, möglichst frische Leichnam wurde nach gewaltsamer Lösung der Todtenstarre der unteren Extremitäten mit dem Rücken auf einen horizontal stehenden Tisch gelegt; der Unterschenkel hing über den freien Tischrand herab und wurde während des Versuches von einem Gehülfen durch Unterstützung der Ferse in der nöthigen Lage fixirt. In die *tibia* wurde an deren oberem Drittel eine Schraube eingetrieben, an deren freiem Ende eine Holzplatte befestigt war, die zum Festhalten einer Scheibe diente, welche einen mit Gradtheilung versehenen Halbkreis darstellte; diese Scheibe wurde in der Weise gestellt, dass ein im Mittelpunkt des Kreises befestigtes Senkblei bei vollständiger Streckung des Beines auf dem Nullpunkt stand, so dass man sofort die Grade der Beugung direct ablesen konnte. Auf die Rotation des Unterschenkels bei der Beugung wurde dabei keine Rücksicht genommen. Zur Injektion wurde, um die Diffusion der Flüssigkeit durch die Kapsel zu vermeiden, eine entsprechende Kochsalzlösung benutzt, die sich in einer 150 Centimeter langen, graduirten Röhre befand, an deren unterem Ende ein kurzer Kautschukschlauch, welcher eine starke *Pravaz*'sche Nadel trug, befestigt war. Die Röhre wurde in schräger Lage durch einen auf dem Tisch verschiebbaren gabelförmigen Halter so fixirt, dass die den Höhenunterschied des Einstichspunktes und des Niveaus der Flüssigkeit angebende senkrechte Linie immer dieselbe blieb, wodurch also der Druck, den die gleichbleibende Höhe des Halters angab, constant erhalten wurde. Es bildete somit der Apparat ein rechtwinkliges Dreieck, dessen Hypotenuse durch die schräg liegende Röhre, dessen eine Kathete durch ein Stück des Halters, dessen andere Kathete durch eine horizontale Linie gebildet wurde, welche parallel der Tischplatte lief und vom Einstichspunkt bis zum Halter reichte. Da der Einstichspunkt möglichst nahe der Drehaxe gelegt ward, so blieb derselbe bei den Beugungen des Knies nahezu unverändert und man konnte nun bequem bei dem wechselnden Wasserspiegel in der Röhre nach Kubikcentimetern die Verringerung oder Vermehrung der Flüssigkeit in der Röhre ablesen. Der Halter musste natürlich stets unter den Meniscus der Flüssigkeit untergeschoben werden, während der Nullpunkt der Glasröhre in unveränderter Lage zum Einstichspunkt gehalten wurde. Während also die Kathete des Dreiecks, die den Druck angab, immer dieselbe blieb, änderte sich die Länge der Hypotenuse und die Länge der anderen Kathete, sie wurden grösser bei Verminderung des Volumens des Synovialraums, kleiner im umgekehrten Fall.

Durch diese Untersuchungsmethode ward es möglich, was die *Bonnet*'schen Versuche nicht leisten konnten, folgende Punkte genau zu bestimmen. Zunächst konnte man die Abhängigkeit der Capacität des Synovialraums von der Winkelstellung des Beines erforschen, da der Druck der Flüssigkeit auf die Kapselwandungen immer ein und derselbe blieb, und diese bei der Intactheit der Leiche und der Extremität ihr ursprüngliches Verhältniss in Bezug auf die Bedeckungen mit Haut, Fett, Muskeln u. s. w. darboten. Sodann konnte der Grad der Beugung, bei welchem die Synovialhöhle das Maximum ihrer Capacität erreicht und der von *Bonnet* als Mittellage zwischen Beugung und Streckung bezeichnet wird, genau angegeben werden. Endlich konnte man das Volumen des Synovialraumes bei den verschiedenen Stellungen des Beines nach Kubikcentimetern messen.

Die vorstehenden Zahlen, welche die Winkelgrade der jedesmaligen Beugung angeben, sind nach der obigen Beschreibung leicht zu verstehen: 0° entspricht der vollständigen Streckung des Beines, 10° der Beugung um diese Zahl von

Graden, sodass nun der Oberschenkel mit dem Unterschenkel einen Winkel von 170° bildet u. s. w. Die Volumzahlen geben die jedesmalige Flüssigkeitsmenge in der Kapsel nach Kubikcentimetern an; die Zahlen des Druckes den Höhenunterschied der besprochenen Punkte.

I. Versuch. Leichnam eines etwa 50jährigen Mannes, der noch ziemlich frisch war. Muskulatur und Ernährungszustand verhältnissmässig gut. Die Todtenstarre des Schenkels wurde gewaltsam gehoben. Der Druck betrug 19 Ctm.

Winkel	0°,	10°,	20°,	30°,	40°,	50°,	60°,	70°,	80°,	90°,	100°
Volumen	312,	328,	332,	331,	330,	326,	316,	303,	283,	265,	255

Nachherige Controlversuche ergaben ganz geringe Differenzen, so dass die Diffusion der Flüssigkeit durch die Kapsel minimal war.

II. Versuch. Cadaver noch ganz frisch. Keine Todtenstarre. Der Leichnam war der eines abgemagerten Zuchthaussträflings. Der Druck betrug 23 Ctm.

Winkel	0°,	10°,	20°,	30°,	40°,	50°,	60°,	70°,	80°,	90°,	100°,	110°
Volumen	114,	128,	137,	141,	141,	140,	135,	125,	112,	99,	86,	75

III. Versuch. Dasselbe Cadaver wie bei dem vorigen Versuch, aber das andere Knie. Der Druck betrug 34 Ctm.

Winkel	0°,	10°,	20°,	30°,	40°,	50°,	60°,	70°,	80°,	90°,	100°,	110°
Volumen	83,	95,	104,	111,	110,	109,	107,	93,	91,	83,	66,	54

IV. Versuch. Männlicher Leichnam, 50 Jahre alt, Zuchthaussträfling aus Waldheim. Cadaver 8 Tage alt. Schlechter Ernährungszustand. Todtenstarre gewaltsam gehoben. Der Druck betrug 42 Ctm.

Winkel	0°,	10°,	20°,	30°,	40°,	50°,	60°,	70°,	80°,	90°
Volumen	$143\frac{1}{2}$,	$149\frac{1}{2}$,	$151\frac{1}{2}$,	$146\frac{1}{2}$,	139,	130,	118,	102,	88,	78

V. Versuch. Frischer, 2 Tage alter, muskulöser Leichnam eines wohlgebildeten 36jährigen Mannes; die starke Todtenstarre ward gewaltsam gehoben. Kniegegend normal.

Winkel	0°,	10°,	20°,	30°,	40°,	50°,	60°,	70°,	80°,	90°,	100°
Volumen	79,	90,	98,	104,	101,	98,	82,	91,	67,	50,	32

Controlversuche ergaben, dass die Fehler durch Diffusion der Flüssigkeit fast null waren.

VI. Versuch. Mann in den 30er Jahren, gut genährt. Das Knie war sehr steif und konnte nur mit grosser Gewalt gebeugt und beweglich gemacht werden. Der Druck betrug 52 Ctm.

Winkel	0°,	10°,	20°,	30°,	40°,	50°,	60°,	70°,	80°
Volumen	$108\frac{1}{2}$,	$118\frac{1}{2}$,	125,	$125\frac{1}{2}$,	$124\frac{1}{2}$,	115,	105,	101,	95

Die Resultate, welche aus diesen Versuchen hervorgehen, fasse ich in folgende Sätze zusammen:

1. Die Kniegelenke zeigen bei gleichem Grade der Beugung an verschiedenen Individuen eine sehr grosse Differenz der Capacität des Synovialraumes.

Die Verschiedenheit des Druckes kommt hierbei nicht in Betracht, da ja gerade beim niedrigsten Druck das Volumen der Flüssigkeit im Gelenk am grössten war. Es ist vielmehr der Zusammenhang der Gelenkhöhle mit benachbarten Schleimbeuteln, der diese Erscheinung bedingt.

2. Die Capacität des Synovialraumes erreicht bei einem bestimmten Grade der Beugung ihr Maximum, und zwar beträgt der Winkel, bei welchem dies geschieht, durchschnittlich zwischen 20°—30°.

Dieser Satz lehrt uns, dass die Angabe *Bonnet's*, nach der das Capacitätsmaximum in der halbgebogenen Stellung eintrete, unrichtig ist; denn wir sehen, dass vielmehr die beginnende Beugung diejenige Lage ist, in der die Synovialhöhle das grösste Volumen zeigt.

Aber noch ein zweites nicht minder interessantes Verhältniss ist aus den vorstehenden Versuchen ersichtlich. Es zeigt sich nämlich, dass die Zunahme der Capacität von der völligen Streckung bis zu 10° Beugung am stärksten ist, geringer die Zunahme von 10°—20°, und noch geringer in den betreffenden Fällen von 20°—30°. Hieraus folgt die praktisch wichtige Thatsache, dass schon eine ganz geringe Beugung, wie die von 10° ist, die relativ höchste Capacitätszunahme der Kapsel bedingt.

Endlich: ist das Gelenk in der Stellung, in welcher es am meisten Flüssigkeit zu fassen vermag, vollständig angefüllt, so lässt es sich, ohne Gefahr einer Ruptur der Kapsel, mit Gewalt in die gestreckte Lage zurückführen. Auch in diesem Punkte differiren meine Resultate von denen *Bonnet's*.

3. Mit dem Maximum der Beugung fällt das Minimum der Capacität der Synovialhöhle zusammen.

Hierdurch ist die bei Gelegenheit der Therapie der penetrirenden Gelenkwunden ausgesprochene Ansicht *Bonnet's* widerlegt, dass die Extension des Beines diejenige Lage sei, welche die Capacität der Kapselhöhle am meisten verkleinere. Zwar werden bei gestreckter Lage, wie Durchschnitte durch gefrorene Kniegelenke zeigen, die Gelenkflächen durch die straff gespannten Seitenbänder dicht aneinander gehalten, trotzdem aber ist die Geräumigkeit der Kapsel in dieser Lage eine verhältnissmässig bedeutende, und zwar ist sie grösser, als bei halber; beträchtlich grösser, als bei vollendeter Beugung. Beugt man das Knie gewaltsam aus der gestreckten Lage, so tritt, wenn das Gelenk in dieser Lage mit Flüssigkeit ganz erfüllt war, wegen der mit der Beugung zunehmenden Verringerung des Kapselvolumens ein Grad der Beugung ein, bei welchem die Kapselwand zerreist und die Flüssigkeit in die umliegenden Gewebe tritt.'

Aber auch die klinischen Verhältnisse lassen gegen die Richtigkeit der mechanischen Theorie *Bonnet*'s am Kniegelenk Zweifel erheben. Gerade diejenigen Fälle von *Arthromeningitis acuta serosa*, welche am wenigsten die Bandapparate des Gelenkes in Mitleidenschaft ziehen, und vorzugsweise durch reichlichen Erguss in die Gelenkhöhle ausgezeichnet sind, zeichnen sich durch eine oft vollkommene Streckung des Kniegelenkes während der ganzen Dauer der Erkrankung aus, eine Beobachtung, die ich wiederholt gemacht habe, die auch ihre Bestätigung bei *Volkmann* (Krankheiten der Bewegungsorgane. 1865. p. 195) findet. Ebenso können selbst reichliche Blutergüsse in das Kniegelenk eine gestreckte Lagerung der Extremität recht gut vertragen lassen.

Figur 2.

Der hier vorliegende Längsdurchschnitt eines normalen rechten Fusses stammt von demselben weiblichen Cadaver, welcher der anderen Abbildung auf dieser Tafel zu Grunde liegt. Der Schnitt lief in der Nähe des inneren Fussrandes und traf der Reihe nach *tibia, talus, calcaneus, os naviculare, os cuneiforme primum, os metatarsi primum* und die erste *phalanx* der grossen Zehe. Bei der zweiten *phalanx* trat die Säge heraus, da die Zehe etwas nach aussen abgebogen war in der Weise, wie es beim Tragen engen Schuhwerkes vorzukommen pflegt. Man sieht daher beim Betrachten des Fussdurchschnittes von innen her, das Nagelglied der grossen Zehe nahe neben den anderen liegen.

Der Schnitt ging näher dem inneren Fussrande durch die Länge des Fusses als er von *Weber* (Gehwerkzeuge, Tab. XI), *Volz* (Beitrag zur chirurgischen Anatomie, Tab. X), *Henle* (Gelenke, Fig. 136, 137) angelegt wurde. Aber auch nur dadurch war es möglich, das Würfelbein und dritte Keilbein zu vermeiden, welche so weit nach innen vorspringen, dass sie bei den weiter nach aussen angelegten Längsschnitten mit getroffen werden und dadurch das Verständniss des

Bildes erschweren. Die Knochen des Fusses liegen nicht einfach so neben einander, dass sie nur eine Wölbung in der Richtung von vorn nach hinten bilden, sondern schieben sich zugleich so unter einander, dass ausser der Längswölbung eine Querwölbung zu Stande kommt. Es lässt sich leicht durch Messung nachweisen, dass durch den Druck der Körperlast bei aufrechter Stellung die Krümmung des Fussgerüstes in doppelter Weise abgeflacht wird, und der Fuss sich nicht nur verlängert, sondern auch verbreitert.

Aus der Abbildung ist recht gut ersichtlich, wie der *talus*, der gerade in seiner Gelenkverbindung mit dem *calcaneus* getroffen wurde, als Schlussstein in das Gewölbe eingesetzt ist. Er keilt sich so zwischen das *os naviculare* und den *calcaneus* hinein, dass er beide Knochen auseinander presst, und somit eine Annäherung beider zu einander verhindert.

Entsprechend dem Gewölbeaufbau, den die einzelnen Knochen des Fusses herstellen, verhalten sich auch die Bänder. Dieselben sind verhältnissmässig schwach an der convexen Rückenfläche, wo an sich schon der auf das Gewölbe pressende Druck die einzelnen Stücke in ihrer Lage erhält, ausserordentlich stark dagegen an der Hohlfussseite angelegt, wo sie das Auseinanderweichen der Knochen zu verhindern haben. Die Form der Knochen allein ist es nicht, welche den kunstvollen Bau sichert: derselbe müsste auseinanderfallen, wenn nicht die kolossalen Bandapparate der Fusssohle, die noch durch die *fascia plantaris* mit ihren Anheftungen an die vorderen Theile des Knochengerüstes verstärkt werden, die Spannung erhielten.

Ich habe nicht nöthig, die Aufzählung der einzelnen Theile hier zu wiederholen. Die genaue Bezeichnung auf der Abbildung selbst erläutert die Bedeutung der Weichtheile genügend. Dagegen sei noch mit einem Worte auf das Fettpolster aufmerksam gemacht, welches gerade an den Hauptdruckstellen der Fusssohle besonders stark entwickelt erscheint, um durch eine möglichst grosse Vertheilung des Druckes auf verschiedene Punkte die Macht desselben abzuschwächen. Die Stärke desselben beträgt an der Ferse über 1 Centimeter und in der Gegend des Ballens, da wo man das eine Sesambein der grossen Zehe durchschimmern sieht, nahezu ebenso viel; so dass wir auf einer weichen Unterlage einhergehen, die die Rauhigkeiten des Bodens theilweise ausgleicht.

Tab. XIX.

Fig. I

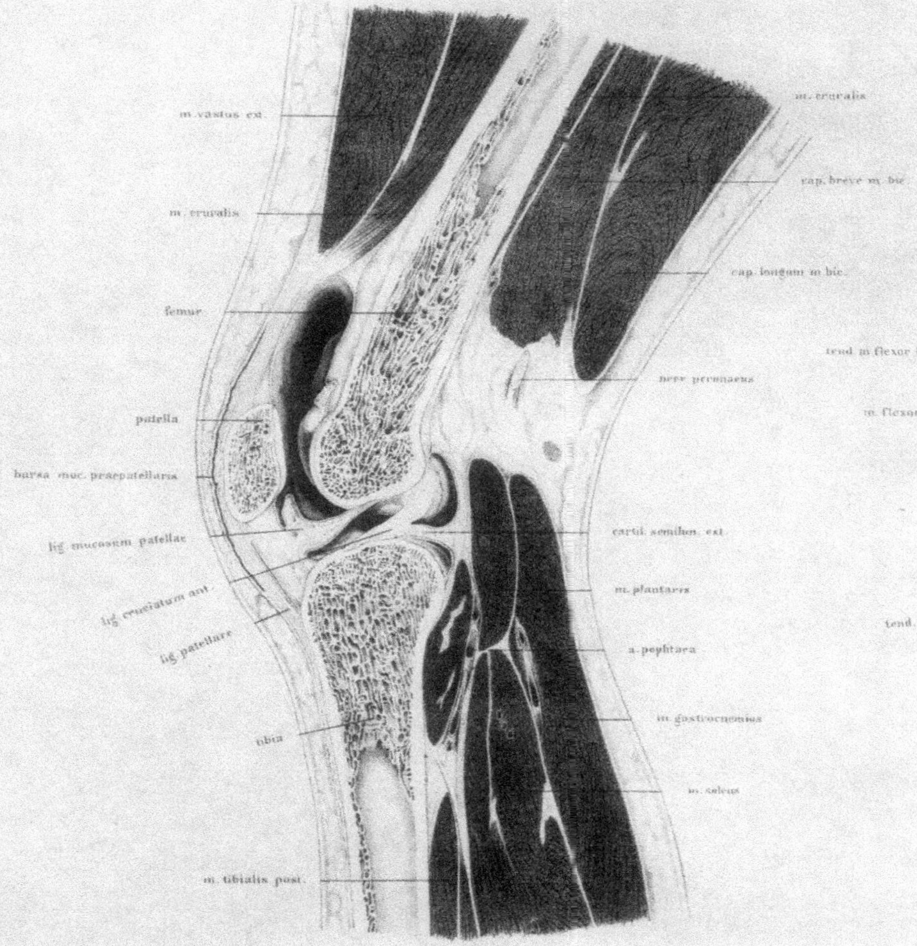

Fig. II.

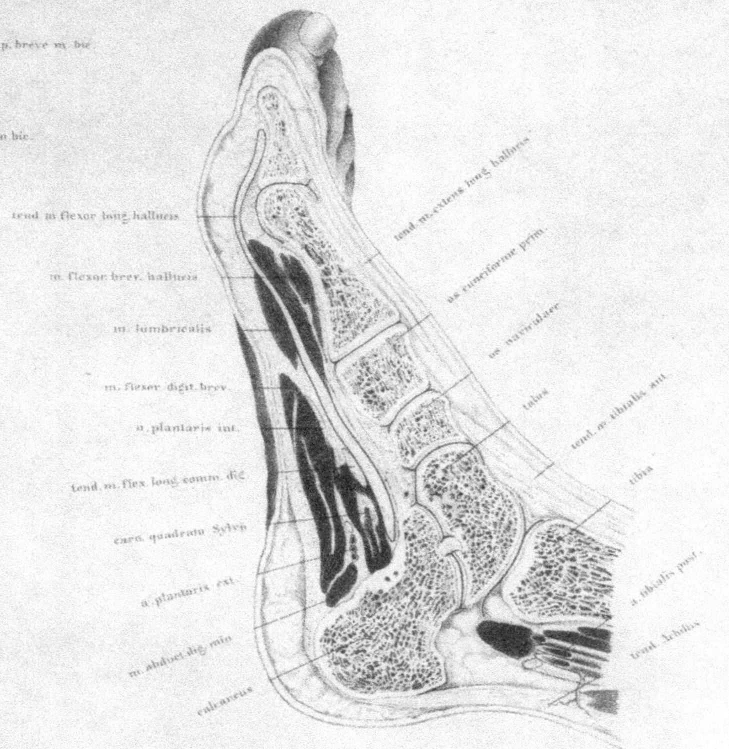

TAFEL XX.

Die zwei Oberschenkeldurchschnitte, welche auf der vorliegenden Tafel abgebildet sind, wurden von einem vollständig normalen kräftigen Individuum genommen, demselben, welcher im Durchschnitte auf Tab. I A und I B vorliegt. Das Cadaver blieb vierzehn Tage lang bei einer Kälte von ca. — 8° R. im Freien liegen. Nach dieser Zeit war er vollständig durchgefroren und liess sich gut durchsägen. Die Abbildungen wurden nach derselben Methode angefertigt wie alle übrigen.

Die Schnitte wurden so geführt, dass der erste (Tab. XX. Figur I) unmittelbar unter dem *ligamentum Poupartii* parallel demselben, also schräg zur Richtung des Oberschenkels angelegt ward. Er stellt demnach den Scarpaschen Schnitt dar und ist zu vergleichen mit dem von Legendre gegebenen (*Anatomie homalographique, Pl. XXIII*), und dem von Volz abgebildeten (Chirurg. Anatomie der Extremitäten, Taf. VI. Fig. 3).

Der zweite Schnitt (Tab. XX. Figur II) ward nicht parallel dem ersten, sondern rechtwinklig zur Achse des Oberschenkels nahe dem *perinaeum* geführt, so dass beide Schnitte einen Keil mit nach aussen liegender Basis und nach innen gelegener Spitze aus dem Oberschenkel herausnehmen.

Die folgenden Schnitte liefen einander parallel, so dass sie Scheiben bildeten, von denen jede circa vier Centimeter Stärke hatte. Sämmtliche auf dieser und den folgenden Tafeln abgebildete Schnitte gehören demnach zu einem muskelkräftigen Oberschenkel und schliessen sich der Reihe nach von oben nach unten an einander an. Die übrigen Durchschnitte, welche von der Kniegegend an bis zum Fusse herabführen, sind von einem anderen normalen männlichen Cadaver genommen, welcher fast gleiche Verhältnisse zeigte.

Auch bei diesen Durchschnitten wurde demselben Principe gefolgt wie bei den übrigen. Es wurde jedesmal die obere Fläche der Scheibe abgebildet, so dass man bei der Uebertragung auf den eigenen Körper gleichsam von oben in das Bein hineinsieht, und zwar in das der linken Seite.

Bei dem symmetrischen Baue der Extremitäten können diese Abbildungen aber auch zugleich für den rechten Schenkel gelten, nur in umgekehrter Richtung, so dass man dann die untere Fläche der Scheiben wie bei den Amputationsstümpfen vor sich hat.

Stellt man einen Spiegel vertikal, rechts neben jede Abbildung, so bekommt man im Spiegelbilde gleichsam einen Durchschnitt des anderen Beines, und man kann dann leicht erkennen wie der Durchschnitt durch beide Schenkel geführt von oben und von unten her betrachtet sich ausnehmen würde.

Aus diesem Grunde unterliess ich es auch, beide Schenkel zugleich zu durchsägen und paarige Abbildungen zu geben, welche die Orientirung ganz bedeutend erleichtern; denn wenn auch die Symmetrie nicht so strict in der Natur durchgeführt ist, dass nicht einzelne Abweichungen von derselben vorkommen, so sind sie doch zu unbedeutend um einen solchen Aufwand an Arbeit und Material zu rechtfertigen.

Was zunächst die Knochenverhältnisse auf Tab. XX. Figur I. betrifft, so erkennt man leicht den kreisrunden Durchschnitt des Oberschenkelkopfes, allseitig mit einer dünnen Knorpelschicht umkleidet, und von der dunkelen Gelenkspalte umgeben. Er wird umgriffen von einem Theile der Pfanne, an den sich der durchschnittene Körper des Sitzbeins, oder vielmehr dessen oberer Ast der in der *incisura ischiadica minor* getroffen wurde, ansschliesst. Der Schnitt traf dann das *foramen obturatorium* und trat schräg durch den unteren Schaambeinast, mit welchem auch die Wurzel eines Schnellkörpers getroffen wurde, heraus. Ausser der *membrana obturatoria* wurde daher auch das *ligamentum tuberososacrum* mit getroffen.

Oberhalb der Hüftgelenkkapsel erkennt man, durch einen Schleimbeutel davon getrennt, den *m. psoas* und damit verwachsen den Antheil des *m. iliacus.*

Unter dem äusseren Ende dieses Muskels liegt die durchschnittene Sehne des *m. rectus femoris.* Der zweite Ansatz dieses Muskels ist mit der Bandmasse am Rande des *acetabulum* verwachsen, und konnte nicht davon in der Zeichnung getrennt werden.

Oberhalb des *m. iliopsoas* sieht man die Fascie über den platten *nervus cruralis* herab an die Gefässe laufen bis sie unten mit der Fascie des *pectinaeus* zusammenstösst und an die Hüftgelenkkapsel sich ansetzt. Man hat somit hier den Anfang der Schenkelgefässscheide bereits vor sich und sieht, wie dieselbe einen prismatischen Raum bildet, dessen äussere Wand bis zum *musc. sartorius* führt. Der Verschluss dieses Raumes nach aufwärts wird durch ein einfaches Blatt hier angedeutet, wie es bei der Präparation gefunden wurde.

Nach auswärts von *m. sartorius* liegt der mit seiner Umgebung sehnig verwachsene Ansatz des *tensor fasciae*, und zwischen beiden der *nerv. cut. fem. externus*. Darauf kommt der *m. glutaeus medius*, schon an der stark sehnigen Fascie kenntlich, von der er einen Theil seiner Fasern entspringen lässt. Die schräge Durchschnittsfläche seiner Fasermasse ist in der Zeichnung nicht ganz deutlich wiedergegeben worden. Denselben Mangel zeigt auch die Fläche des mehr nach innen gelegenen *m. glutaeus minimus*. An letzteren schliesst sich dann weiter die Sehne des *m. pyriformis* an und der ebenfalls schräg getroffene *gemellus superior* mit dem *obturator internus*. Derselbe war in seinem winkligen Verlaufe sehr kenntlich; ebenso klar sichtbar war der darunter gelegene mächtige Schleimbeutel, welcher durch einen schwarzen Strich auf der Abbildung wiedergegeben ist. Die eben erwähnte Reihe von Muskeln bildet die obere Grenze für den Gefäss- und Nervenraum, während die untere von *glutaeus maximus* gegeben wird. Man wird den *nervus ischiadicus* leicht als solchen auf der Abbildung erkennen.

Die Fascie, welche vom *m. glutaeus medius* kommt, um den *m. glutaeus maximus* zu überziehen, wird auf diesem letzteren bedeutend schwächer; sie umgeht dann dessen medialen Randwulst um theils sich an das *ligam. tuberoso-sacrum* zu inseriren, theils auf die Fascie des *m. obturator internus* überzugehen.

Vor der Adductorengruppe erkennt man die durchschnittenen *mm. pectinaeus, add. longus* und *brevis*. Der *adductor magnus* ist nicht mit berührt worden, weil der Schnitt oberhalb seines Ansatzes durch das Becken gegangen ist.

Von *m. gracilis* ward nur der sehnige Ansatz durchschnitten.

Die *arteria acetabuli*, welche in dem vorliegendem Falle von der *a. circumflexa femoris interna* entsprang, liegt hart am Hüftgelenk.

Sowie in der Zeichnung der Muskeln auf die Richtung der Fasern Rücksicht genommen wurde, so ist auch die Stärke der Faserbündel möglichst genau wiedergegeben worden. Vor allen andern springen die groben Bündel des *glutaeus maximus* deutlich in die Augen.

Man wird nun freilich aus der vorliegenden Zeichnung nicht viel entnehmen können, um daraus allein die Formation des Schenkelringes und die anatomischen Beziehungen der Schenkelbrüche zu verstehen, sondern sich damit zu begnügen haben, die Stärke der einzelnen Lagen und ihre Schichtung zu einander an der vorliegenden Region in ihrem natürlichen Verhältnisse vor Augen zu haben. Ich glaube aber auch nicht, dass man mehr gewonnen haben würde, wenn man den Schnitt etwas weiter hinauf gelegt hätte. Schon Linhart bemerkt mit Recht, dass zur Darstellung der Bruchverhältnisse einfache Durchschnitte nicht genügen und so hat denn auch die Abbildung von Volz, Tab. VI. Fig. 3., welche besonders darauf gerichtet zu sein scheint, wenig Werth in Bezug auf diesen Gegenstand, abgesehen davon dass sie die Gefässscheide und die Sehne des *rectus femoris* nicht völlig naturgetreu wiedergiebt.

Tab. XX. Figur 2 zeigt einen rechtwinklig auf die Achse des Oberschenkels geführten Querschnitt, unmittelbar unter dem *trochanter minor*. Man sieht noch die unterste Parthie des *musc. iliacus* sich breit an die innere Fläche des Oberschenkelknochens ansetzen; daneben nach einwärts den *musc. pectinaeus*, nach aussen den *cruralis*. Die *arteria femoralis* hat schon die *profunda* abgegeben, welche auch bereits durch ein Fascienblatt vom Hauptstamme geschieden wird.

Die drei Adductoren liegen auf der inneren Seite übereinander; ober- und unterhalb des *add. brevis* die beiden Aeste des *nervus obturatorius*, in der Zeichnung fälschlich etwas zu stark angegeben; neben ihnen die Aeste der *arteria circumflexa fem. interna*. Weiter nach innen an dieser Muskelgruppe liegt der bereits fleischig gewordene *m. gracilis*.

Der *sartorius* ist mehr in die Mitte herübergetreten, und schickt sich bereits an, die *arteria fem.*, welche auch schon eine mehr oberflächliche Lage zur begleitenden Vene angenommen hat, als ein muskulöser Deckel zu überlagern. Der *m. rectus femoris* mit seinem inneren Sehnenstreifen liegt auf dem *cruralis* und *vastus externus;* neben ihm der *tensor fasciae latae*, welcher von der Sehne des *glutaeus maximus* förmlich umfasst wird.

Bemerkenswerth ist das starke Fascienblatt, welches unter ihm vom *glutaeus maximus* kommt und sich zwischen *vastus externus* und *rectus femoris* nach einwärts wendet.

Der *glutaeus maximus* hat noch nicht seine Anheftung an dem Knochen genommen, sondern setzt sich in dieser Höhe durchaus an die *fascia lata* an, deren Stärke auf der äusseren Fläche des Oberschenkels in dieser Höhe besonders bedeutend ist. Von ihm bedeckt, aber durch einen feinen Fascienstreifen in der ganzen Länge von ihm getrennt, nach der Tiefe zu, liegt der gemeinsame Kopf des *m. biceps* und *semitendinosus;* darüber die starke Sehne des *m. semimembranosus.* Zwischen ihnen und dem *adductor magnus* erkennt man den *nervus ischiadicus* und eine mässig starke Arterie, einen Verbindungsast der *a. ischiadica* mit der *perforans prima* von der *a. profunda.*

Die Scheibe, deren obere Fläche hier abgebildet wurde, hatte eine Stärke von fünf Centimeter.

Vergleicht man die Arteriendurchschnitte auf beiden Abbildungen miteinander, so zeigt sich, dass die Schenkelarterie ihre Lage zum Knochen und zur begleitenden Vene in ihrem Verlaufe nach abwärts ändert. Je weiter nach abwärts, um so mehr entfernt sich der Knochen des Oberschenkels von der Arterie. In der Höhe des horizontalen Schaambeinastes lag sie so nahe dem darunter liegenden Knochen, dass die Ausführbarkeit einer Compression des Gefässes gegen die feste Unterlage leicht erkennbar war. Noch auf Figur I der vorliegenden Tafel ist die Entfernung der Arterie vom Schenkelkopfe so unbedeutend, dass sie das Andrücken des Gefässes gut ermöglicht, aber bereits in Figur II wird der Raum zwichen beiden so gross, dass ein starker Druck nothwendig erscheint, um Gleiches zu erreichen, mag er mit dem Finger oder einer Gummischlinge ausgeführt werden. Ausser dieser Entfernung des Gefässes vom Knochen tritt aber auch eine Veränderung der Richtung auf. Während auf Figur I die Arterie oberhalb des Knochens liegt, so dass eine senkrecht von vorn einwirkende Gewalt Gefäss und Knochen gleichzeitig zerschmettern kann, liegt weiter nach abwärts, bei Figur II bereits so weit seitlich von dem sich nach auswärts wendenden Femur, dass bei gleicher Richtung einer traumatischen Einwirkung die Arterienverletzung ohne Knochenverletzung möglich wird, oder auch umgekehrt, dass der Knochen durchbrochen werden kann, ohne gleichzeitige Gefässverletzung.

Aber auch die Lage der Arterie zur Vene verändert sich im weiteren perpherischen Verlaufe. Von der Abdominalhöhle angefangen, legen sich die Hauptgefässe abwechselnd zu einander in sagittaler und frontaler Ebene. Auf der Lendenwirbelsäule liegt die *aorta abdominalis* unmittelbar neben der *vena cava.* In der Beckenhöhle liegt die *arteria iliaca* vor der *vena iliaca,* am inneren Rande des *psoas,* um sich dann weiter bei der Passage des Schenkelringes auf die laterale Seite der Vene zu legen. Aber bald verlassen die Gefässe auch dieses Verhältniss wieder. Bereits unter der *fossa ovalis,* ist wie Fig. II zeigt, die Vene unter die Arterie getreten und bedeckt sie von hinten her bis zur Kniekehle hinab, so dass bei der Aufsuchung der *arteria poplitaea* von hinten her erst die Vene dem Messer entgegentritt, und hinweggeschoben werden muss, um die Arterie zugänglich zu machen.

Tab. XX.

Fig. I.

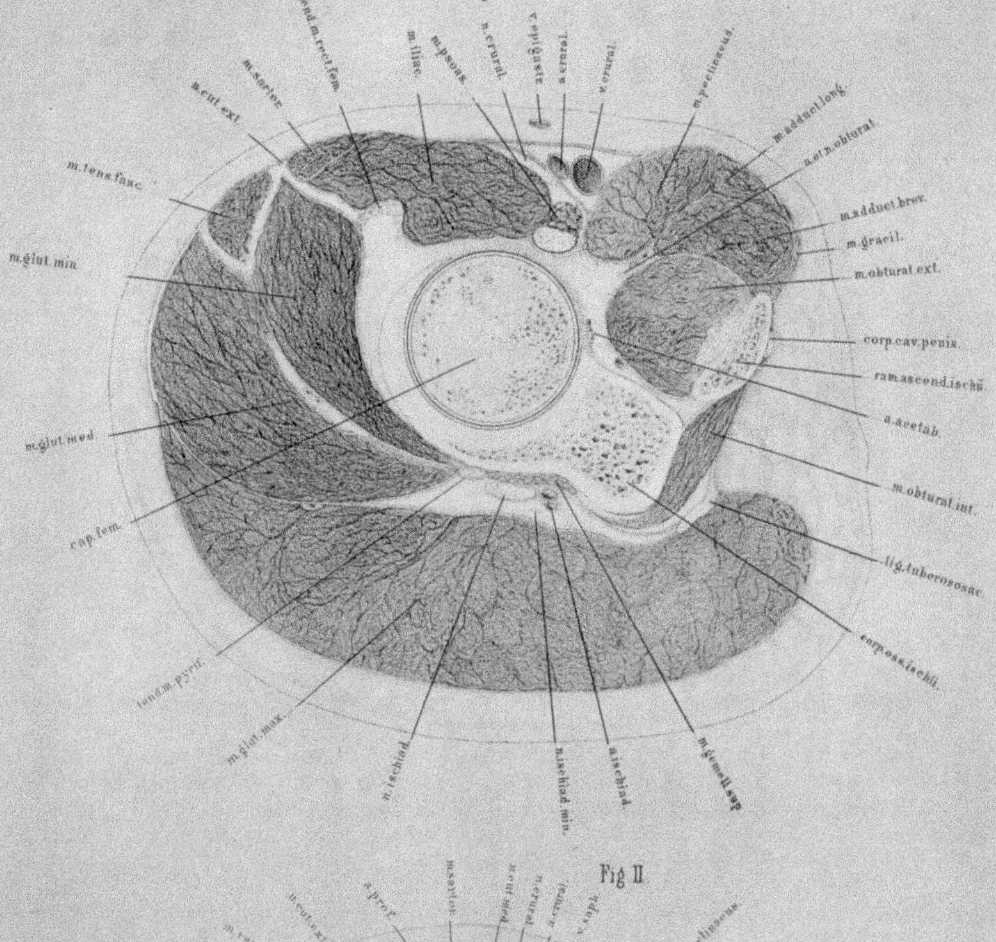

Fig. II.

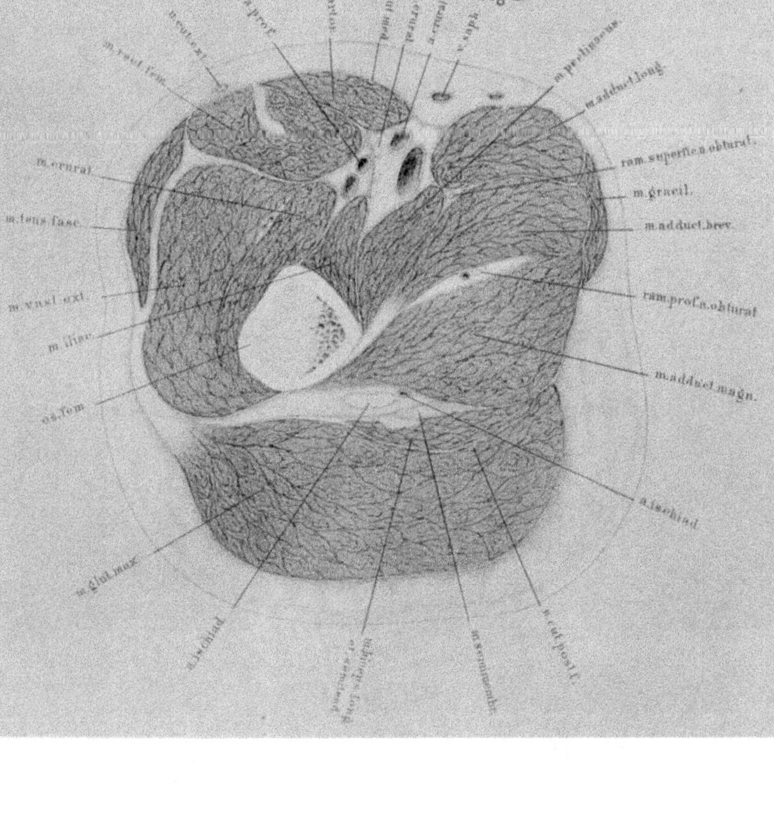

TAFEL XXI.

Fig. I auf der vorliegenden Tafel gibt einen Durchschnitt des Oberschenkels etwas unter dem oberen Drittel. Der Schnitt fiel nämlich, da die Scheibe der vorhergehenden Abbildung eine Dicke von fünf Centimeter hatte, etwa sechs Centimeter unterhalb des *trochanter minor*.

Man erkennt die einzelnen Portionen des *m. quadriceps femoris*, deutlich durch Fascien von einander gesondert. Am hinteren Rande des *vastus externus*, der von der durch die Sehne des *tensor fasciae* verstärkten mächtigen Fascie umkleidet wird, liegt das Ende des *m. glutaeus maximus*. Derselbe geht mit einer stark sehnigen Masse an den Oberschenkelknochen, und grenzt an dieser Stelle die Beugemuskeln vom lateralen Theile des Streckmuskels ab.

Von den Beugemuskeln, welche den *nervus ischiadicus* bedecken, haben sich der *biceps* und *semitendinosus* fast vollständig von einander getrennt. Der *semimembranosus* hat auch bereits Fleischmasse gewonnen. Ueber ihnen liegen die drei Adductoren; zunächst der mächtige *adductor magnus*, auf welchem der *adductor brevis* dicht aufliegt. Zwischen diesem und dem *adductor longus* erkennt man die *arteria profunda* und *n. obturator*. Auf der andern Seite des *adductor longus*, zwischen ihm und dem *vastus internus*, befindet sich der Raum für die *arteria* und *vena femoralis*. Man erkennt deutlich die Form der Gefässscheide, ihre Bildung durch die Fascienblätter und den Verschluss durch den *m. sartorius*, welcher immer mehr auf die Innenseite des Oberschenkels rückt. Dadurch kommt derselbe auch dem *gracilis*, welcher eine ganz ähnliche Form hat, immer näher, bis endlich im weiteren Verlaufe beide Muskeln sich theilweise decken.

Fig. II repräsentirt einen Durchschnitt durch die Mitte des Oberschenkels, da wo *sartorius* und *gracilis* an einander stossen, und der kurze Kopf des *biceps* die Stelle des *glutaeus* im *ligam. intermusculare externum* zwischen *vast. externus* und den Flexoren einzunehmen beginnt. Ausser dem *rectus femoris* liessen sich die einzelnen Theile des *quadriceps* nicht mehr vollständig durch Fascien isolirt abzeichnen, dagegen behielt der *rectus* mit seiner centralen Sehne immer noch seine isolirte Lage bei.

Die Arterie, welche bedeutend mehr seitwärts zum Knochen zu liegen kommt als auf den vorhergehenden Abbildungen, liegt noch in derselben Fascienscheide, zwischen *adductor longus* und *vastus internus*, bedeckt vom *sartorius*. Dagegen hat der *adductor longus* schon bedeutend an Mächtigkeit verloren, und der *adductor brevis* fehlt bereits in dieser Höhe gänzlich.

Die *arteria profunda* ist an der Stelle getroffen worden, wo sie hart am Knochen den *adductor magnus* durchbohrt, so dass dieser Muskel auf dem vorliegenden Durchschnitte den Knochen gar nicht berührt.

Die drei Beugemuskeln sind vollständig von einander isolirt und so an die Rückseite gelagert, dass der *nervus ischiadicus* seine Stelle bereits in einer Furche zwischen dem langen Kopfe des *biceps* und des *semitendinosus* einnimmt.

In Bezug auf die Lage der auf diesen Tafeln gegebenen Durchschnitte ist noch hinzuzufügen, dass der Schenkel in etwas nach aussen gerollter Stellung durchschnitten und abgebildet wurde.

Tab. XXI.

Fig. I.

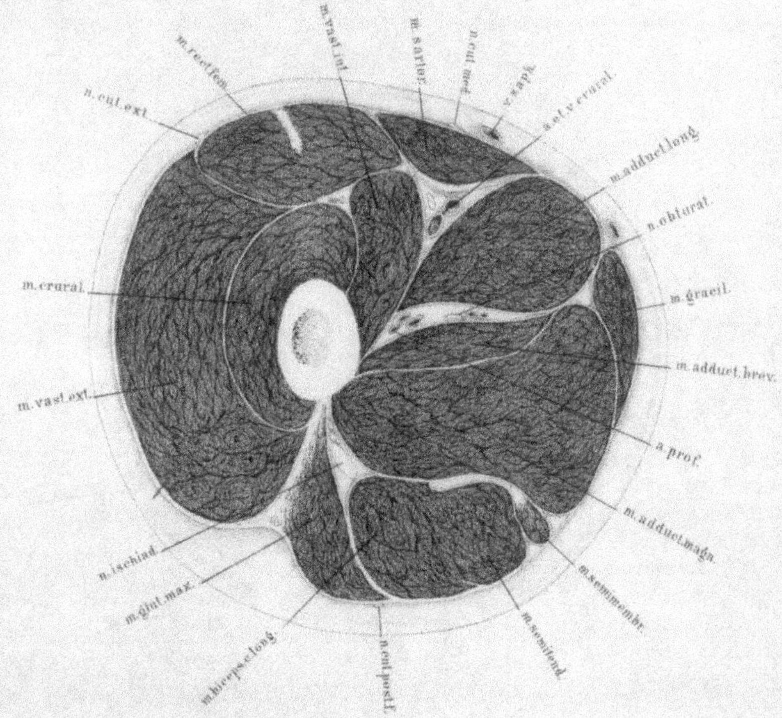

Fig. II.

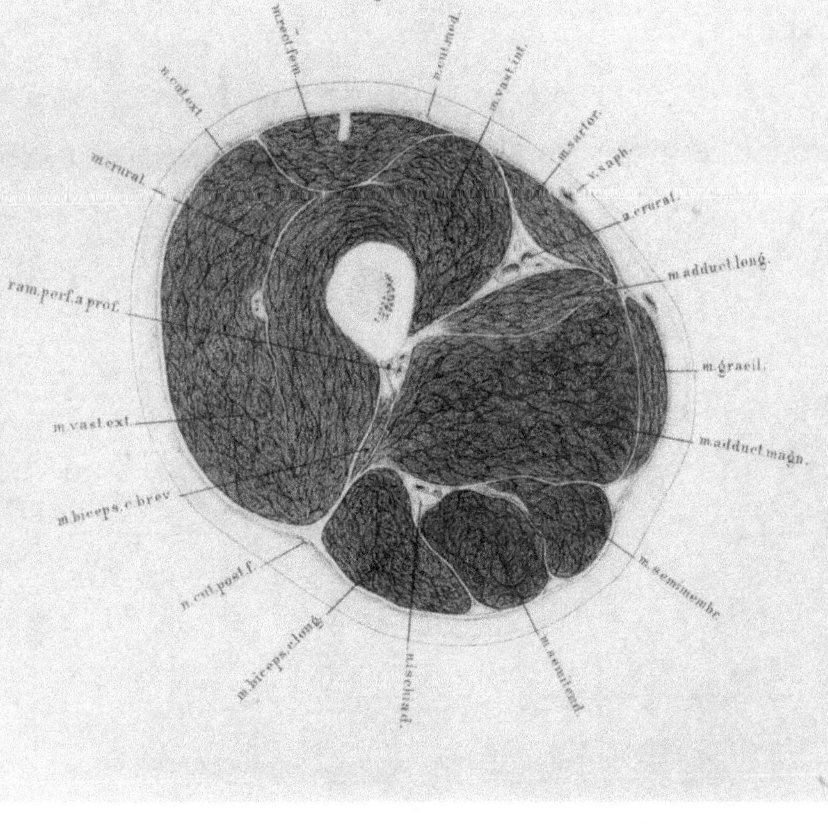

TAFEL XXII.

Die auf dieser und den folgenden Tafeln abgebildeten Querschnitte der untern Extremität stammen von einem anderen Cadaver als die vorhergehenden. Aber sie schliessen sich gut an dieselben an, da sie ebenfalls vom einem kräftigen, normal gebauten Mannes mittleren Alters herrühren. Die Arterien wurden injicirt, der Körper in Rückenlage zum Gefrieren gebracht und die Beine in ihrer Lage unverändert gelassen, so dass sie etwas nach aussen gerollt lagen.

Fig. I. Der Schnitt verläuft bei dieser Figur durch das untere Drittel des Oberschenkels, reichlich eine Hand breit über dem oberen Rande der Kniescheibe, an der Durchtrittsstelle der Schenkelarterie durch den *m. adductor magnus.* Man hat den linken Oberschenkel vor sich, und zwar die obere Fläche des unteren Stückes, so dass man auch hier von oben nach abwärts gleichsam in den eigenen Oberschenkel hineinblickt, und somit links die äussere, rechts die innere Seite der Extremität vor sich hat.

Der *m. adductor longus* ist nicht mehr zu sehen. Knapp oberhalb des Schnittes hat er seine Endigung gefunden. Von den Adductoren ist nur noch der *adductor magnus* vorhanden; seine Durchschnittsfläche legt sich von unten her an die grossen Gefässe an. Er steht nicht mehr in Verbindung mit der *linea aspera* des *femur,* sondern Alles was hier von Fleischfasern zu sehen ist, setzt sich in die Endsehne fort, welche am *condylus internus femoris* endigt. Es ist also hier gerade die Stelle getroffen worden, wo die Arterie durch die Adductorenlücke hindurch geht, um an die Rückseite des Oberschenkelknochens zu gelangen. Die Arterie selbst liegt von einem Venensystem umgeben, das durch seine vielfachen Anastomosen die Ligatur erschweren muss. An der Knochenseite der Arterie liegt die grosse Vene mit 2 einmündenden kleineren Venen, an der gegenüberliegenden 2 *venae comitantes,* die sich zwischen Arterie und *nervus saphenus major* einschieben. Will man in dieser Höhe die Arterie unterbinden, so muss man zwischen *sartorius* und *vastus internus*, also auf der äusseren Seite des *sartorius* einschneiden, die stark sehnige Fascie unter dem *sartorius* trennen und *nervus saphenus* wie *venae comitantes* bei Seite schieben. Man hat somit mehr Schwierigkeiten auf die Arterie zu gelangen und sie zu isoliren, als weiter oben, wie eine Betrachtung der Tafeln XX und XXI zeigt.

Es ist nicht richtig, der Arterie einen Spiralgang zuzuschreiben, wenn man ihre Lage zum Knochen beschreibt. Sie liegt allerdings oben vor dem Knochen, weiter unten medial vom Knochen, in der Kniegegend endlich gerade hinter demselben. Man kann sich aber an jedem Präparate, mögen nun die Arterien injicirt sein oder nicht, leicht davon überzeugen, dass die Arterie in ziemlich gerader Richtung nach abwärts zieht, der Knochen dagegen eine Windung um das Gefäss beschreibt. Das Verhältniss der Arterie zum *m. sartorius* bleibt fast in der ganzen Länge des Oberschenkels constant.

In ähnlicher Weise wie die Arterie hat auch der *nervus ischiadicus* seine Lage gegen die oberen Schnitte geändert. Während er weiter oben hinter dem *m. adductor magnus* zu liegen kam, befindet er sich hier neben demselben, hinter dem kurzen Kopfe des *biceps*.

Ueber die Muskeln selbst ist nichts weiter zu bemerken. Die Bezeichnung lässt die einzelnen leicht erkennen. Man erkennt an dem stärkeren Hervortreten der centralen Sehnenstreifen, dass sie sich ihrem Ende nähern. Ebenso ist man ausser Stande, scharfe Grenzen zwischen den einzelnen Bestandtheilen des *quadriceps* zu ziehen, die weiter oben durch Fascienzüge deutlich von einander geschieden waren.

Fig. II. Die vorliegende Figur stellt einen Querschnitt durch das linke normale Kniegelenk in der Höhe der Mitte der *patella* dar. Der Mann, von dem die Extremität genommen wurde, war wahrscheinlich Maurer gewesen, wie mehrere Merkmale am Cadaver vermuthen liessen, und hatte als solcher viel knieen müssen. Dem entsprach auch die starkwandige und weite *bursa praepatellaris*, welche vor der *patella* durch einen breiten und weit herumreichenden schwarzen Strich in ihrer pueren Ausdehnung wiedergegeben ist. Die *patella* liegt mit dem äusseren Theile ihrer hintern Gelenkfläche dem *condylus externus* des *femur* so dicht an, dass nur ein schmaler Spalt beide trennt. Von dem *condylus internus* hebt sie sich dagegen weiter ab. Der Synovialraum theilt sich durch das hereinragende *ligamentum mucosum* in 2 Abtheilungen, von denen die eine der Patellarfläche folgend nach oben und innen zieht, während die andere auf dem *condylus internus femoris* hinläuft.

Diese Lage der *patella* zu den Condylen macht es erklärlich, warum sie bei Luxationen vorzugsweise über den *condylus externus* hinübergleitet. Die Lage selbst ist bedingt durch die Krümmung des *femur* nach einwärts, so dass der Zug der starken Streckmuskeln an sich schon die *patella* zum Abgleiten nach aussen von der flachen Grube zwischen beiden Kondylen bringen müsste, wenn nicht seitliche Bandmassen dieselbe in ihrer Lage sicherten. Diese Bandmassen sind als fibröse Fasern in die seitlichen Sehnenplatten eingewebt, die vom grossen Streckmuskel herab zum Unterschenkel gehen und die Streckwirkung ausser der *patella* und dem *ligamentum patellare* mit fortpflanzen helfen. Sie sind es auch, welche bei Zerschmetterung der *patella* die Bruchstücke in ihrer Lage erhalten, und welche beim Querbruche der *patella* zugleich mit dieser zerrissen werden. Sägt man am Cadaver die *patella* quer durch, unter Erhaltung dieser Seitenplatten, so weichen auch bei der Beugung des Kniees die Patellarhälften wenig auseinander, schneidet man sie aber noch nachträglich durch, so erfolgt sofort eine bedeutende Entfernung beider Knochenstücke von einander. Daraus erklärt es sich, warum Sternbrüche der *patella* relativ gut heilen. Hier wird die *patella* allein getroffen und zerschmettert, während bei Querbrüchen, welche durch Zerreissung zu Stande kommen, auch die Bänder zerrissen werden und somit der Streckmuskel die dislocirende Wirkung auf das obere Bruchstück ausüben kann.

Man sieht auf der Abbildung von der *patella* aus die breiten Bandmassen nach beiden Seiten zum *femur* herabziehen, und wie eine Kappe das gesammte Kniegelenk vorn und seitlich umgeben.

Hinter den Knorpelflächen der Kondylen des *femur* erkennt man die Ausbreitung der Synovialhöhle, zwischen beiden die starke Bandmasse der Kreuzbänder.

Nerv, Vene, Arterie liegen dicht hinter einander, von aussen nach innen; der *ischiadicus* ist getheilt in den nach aussen unter dem *biceps* gelagerten *n. peronaeus* und den mehr nach der Mitte und nach innen zu gelegenen *n. tibialis*.

Die Muskeln, welche noch auf der ersten Figur so grosse Fleischmassen zeigten, sind in ihrer räumlichen Ausdehnung sehr zusammengeschwunden. Sie sind zum Theil schon völlig in ihre Endsehnen übergegangen und gestatten dadurch die Formbestimmung des Contours durch die Knochentheile, wie dies für alle Gelenkregionen charakteristisch ist.

Bei Kniegelenkhydrops wird, wie schon oben auseinander gesetzt wurde, die *patella* von der Gelenkfläche des Oberschenkels abgehoben; die Ausdehnung der Kapsel erfolgt vornehmlich nach vorn. Die hinteren Parthieen sind wenig nachgiebig und können deshalb auch nur wenig von der Hinterfläche der Kondylen sich entfernen.

Fig. I.

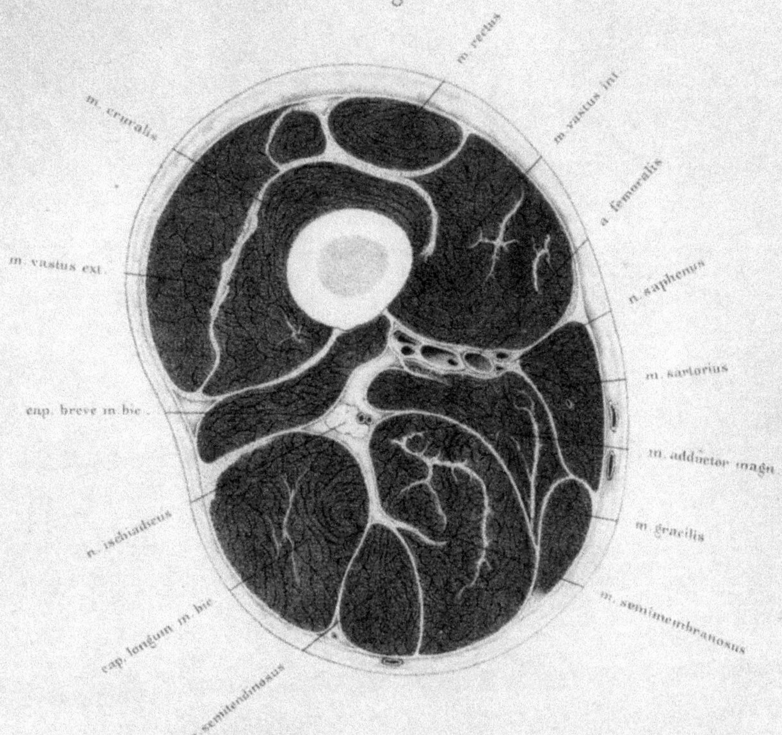
m. rectus
m. cruralis
m. vastus int.
a. femoralis
m. vastus ext.
n. saphenus
m. sartorius
cap. breve m. bic.
m. adductor magn.
n. ischiadicus
m. gracilis
m. semimembranosus
cap. longum m. bic.
m. semitendinosus

Fig. II.

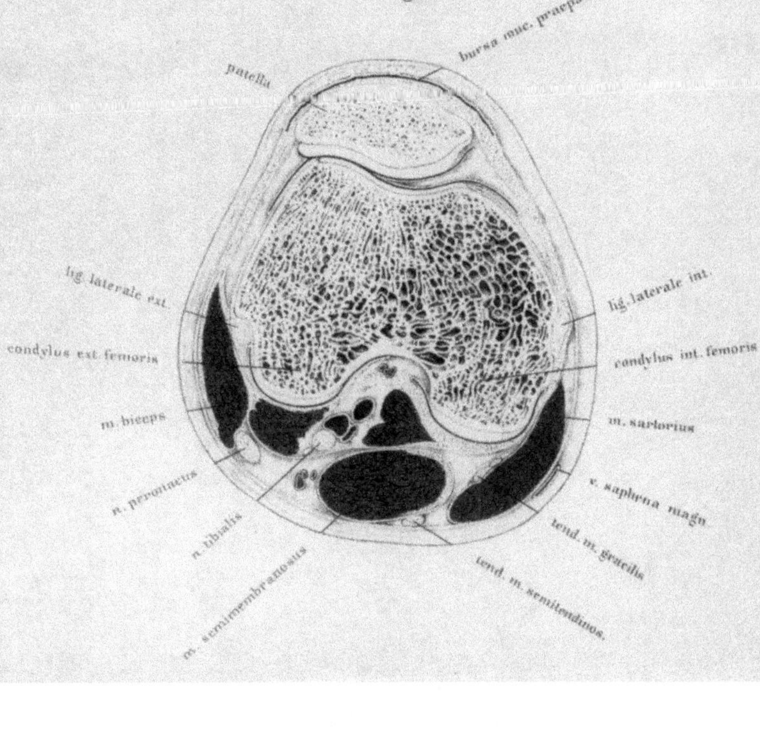
bursa muc. praepatellaris
patella
lig. laterale ext.
lig. laterale int.
condylus ext. femoris
condylus int. femoris
m. biceps
m. sartorius
n. peronaeus
v. saphena magn.
n. tibialis
tend. m. gracilis
m. semimembranosus
tend. m. semitendinos.

TAFEL XXIII.

Fig. 1. Die hier vorliegende Abbildung gibt einen Querschnitt durch das obere Drittel des linken Unterschenkels eines kräftigen Mannes, desselben, von dem die auf den vorhergehenden und folgenden Tafeln abgebildeten Schnitte genommen waren.

Aehnliche Abbildungen, welche hierbei verglichen werden mögen, findet man bei *Volz* (a. a. O. Tafel IX, Fig. 1) und im Atlas von *Pirogoff* (Fasc. 4, Tab. VIII, Fig. 8).

Das feste Gerüst, von dem die Muskeln entspringen, wird von *tibia* und *fibula* nebst dem zwischen ihnen ausgespannten *ligamentum interosseum* gebildet. Dazu kommt das von der *fibula* schräg nach vorn und aussen ziehende starke *ligamentum intermusculare fibulare*, welches zwischen Peronäen und Streckmuskeln gefunden wird; ferner die mächtige, um die Gesammtmuskulatur ziehende Fascie, an welcher namentlich der *tibialis anticus* mit vielen Faserzügen entspringt.

Die stark entwickelte Muskulatur zerfällt in drei Gruppen. Nach vorn zu liegen die Extensoren, *tibialis anticus* und *extensor digitorum communis longus*, begrenzt nach rückwärts vom *ligamentum interosseum.* Der *extensor longus hallucis* ist noch nicht zu sehen; er entspringt erst ein Stück weiter nach abwärts, vom *ligamentum interosseum.* Nach aussen, der *fibula* aufliegend, findet man den *m. peronaeus longus*, welcher zu der zweiten Muskelgruppe gehört, vom grossen Zehenstrecker getrennt durch das *ligamentum intermusculare fibulare.*

Nach rückwärts von beiden Knochen findet sich die dritte Gruppe, die an Masse bedeutend überwiegenden Flexoren, die ungefähr auf dem Durchschnitte den doppelten Raum einnehmen als die beiden anderen Gruppen zusammengenommen. Ihre tiefe Schicht zeigt analog der Extensorenseite nur zwei Muskeln. Der *tibialis posticus* legt sich zwischen *tibia* und *fibula* an das *ligamentum interosseum*; der *flexor digitorum*, von dem noch wenig zu sehen ist, an die *tibia.* Hinter ihnen breiten sich die grossen Flächen des *soleus* und *gastrocnemius* aus, so wie auch noch an der hinteren Wand der *tibia* ein Streif vom *popliteus* zu sehen ist, dessen unterster Ansatz eben noch getroffen wurde. Dieser Muskel lag somit fast völlig zwischen diesem und dem vorhergehenden Schnitte durch das Kniegelenk (Tafel XXII).

Die zu den drei Gruppen gehörigen Nerven sind weiss markirt. Der *nervus peronaeus superficialis* liegt zwischen *m. peronaeus* und *fibula.* Nur durch das *ligamentum intermusculare fibulare* davon getrennt liegt auf der *fibula* und dem *ligamentum interosseum* der *nervus peronaeus profundus.* Der *nervus tibialis posticus* wird zwischen *flexor longus hallucis* und *soleus* gefunden.

Die drei Arterien, *tibialis antica, tibialis postica* und *peronaea* sind nebst ihren Venen leicht zu erkennen. Die beiden letzteren Arterien liegen dicht neben einander, da der Schnitt unmittelbar unter ihrem Ursprunge geführt ward, von dem *ligamentum interosseum* durch den *tibialis posticus* getrennt, und scheiden die tiefe Schicht der Flexorengruppe von der Wadenmuskulatur, welche die oberflächliche Schicht ausmacht. Die *a. tibialis antica* liegt dagegen direkt auf dem *ligamentum interosseum*, und zwar auf dessen Vorderseite. Der zwischen *m. tibialis anticus* und *extensor digitorum* laufende Spalt führt direkt auf das Gefäss, so dass die Aufsuchung leicht vorgenommen werden kann und nur Schwierigkeiten findet wegen der Tiefe des Weges, den das Messer zu nehmen hat, bei stark entwickelter Muskulatur.

Fig. 2. Der hier vorliegende Durchschnitt durch die Mitte des linken Unterschenkels kann verglichen werden mit den Abbildungen bei *Henle* (Muskellehre Fig. 142) und *Volz* (a. a. O. Tab. IX, Fig. 2). Die Verhältnisse der Muskeln, Gefässe und Nerven sind leicht verständlich, so dass nur wenig zu ihrer Erläuterung hinzugefügt zu werden braucht. Nur die Stellung des Durchschnittes erfordert eine besondere Bemerkung. Man hat als vordere Spitze in der Zeichnung die *crista tibiae*, und nach hinten zu die Masse der Wadenmuskulatur. Dieselbe schiebt sich aber so nach der innern Seite hin, dass man meinen könnte, die Weichtheile seien vor dem Gefrieren gewaltsam aus ihrer ursprünglichen Lage gebracht worden. Es ist auch keine Frage, dass bei der Rückenlage des Cadavers, welche als die einfachste, der Willkühr am wenigsten ausgesetzte, beim Frieren beibehalten wurde, die Weichtheile auf der Beugeseite einen Druck erleiden; und ich will nicht bestimmen, in wie weit derselbe den *soleus* und *gastrocnemius* beeinflusst hat, um die Abweichungen von der Lage hervorzubringen, die beide Muskeln auf den Bildern *Henle's* und *Volz's* zeigen. Von einer abnormen Muskellagerung ist aber keine Rede. Man hat zu erwarten, dass auch am lebenden Körper während der Rückenlage die ruhenden Muskeln ähnliche Formen zeigen werden. Bei der Stellung der ganzen Zeichnung wurde die nach auswärts gerollte Haltung des Beines absichtlich beibehalten, da dieselbe der mittleren Stellung der Beine im Zustande der Ruhe entspricht.

Unter den Wadenmuskeln sind hier die Flexoren sämmtlich zu erkennen. Der *flexor digitorum* hat an Stärke bedeutend zugenommen. Der *flexor longus hallucis* ist zwar noch schwach, hat aber bereits die *arteria peronaea* zwischen sich und *fibula* genommen, und dadurch von der *a. tibialis postica* abgesondert.

Ebenso ist auf der Vorderseite der *extensor longus hallucis* erschienen, so dass nun die *a. tibialis antica* zwischen ihm und dem *tibialis anticus* zu liegen kommt. Die Lage der Arterie ist aber immer noch eine so tiefe, dass auch an dieser Stelle die Aufsuchung und Unterbindung zwar ausführbar aber nicht empfehlenswerth ist. Erst weiter unten, nach dem Fussgelenke zu, wird mit dem Abnehmen der Fleischmasse der Weg zur Arterie kürzer, und dieselbe dadurch besser erreichbar.

Auch die Peronäen sind nun vollständig vorhanden, und der *nervus peronaeus superficialis* schon so weit an die Oberfläche vorgerückt, dass er sich bereits zum Durchtritte durch die Fascie vorzubereiten scheint.

Vergleicht man beide Durchschnitte, welche die Lage der einzelnen Theile in der oberen Hälfte des Unterschenkels wiedergeben, so erkennt man zunächst die oberflächliche und der Untersuchung leicht zugängliche Lage der Tibia. Veränderungen dieses Knochens durch Erkrankung werden sich leicht diagnosticiren lassen, ebenso wie traumatische Zerstörungen. Die Fibula dagegen liegt in dieser Beziehung ungünstiger. Die dicken Massen der sie umgebenden Muskeln gestatten eine Untersuchung in gleichem Grade nicht. Man wird daher weitere Hülfsmittel hier benutzen müssen, wie die Constatirung des fixen Schmerzes bei Druck an entfernter Stelle, um Verletzungen des Knochens in dieser Höhe bei erhaltenen Weichtheilen nachzuweisen.

Der Weg, den das Messer zu nehmen hat, wenn es sich darum handelt die Fibula freizulegen, ist durch das *ligamentum intermusculare fibulare* vorgezeichnet. Die Muskeln, welche dieses Ligament begrenzen, *peronaeus* und *extensor longus hallucis*, sind leicht an der Aussenfläche des Beines zu bestimmen; ebenso wie die Abbildungen die Tiefe abmessen lassen, welche der Wunde zu geben ist bei kräftigen Individuen. Gefässe grösseren Calibers wird man hierbei nicht treffen, wohl aber wird Rücksicht zu nehmen sein auf den *nervus peronaeus*, welcher in den Schnitt fallen muss. Die oberflächliche Lage der Tibia erfordert auch eine Berücksichtigung, wenn es sich um Behandlung von Geschwüren handelt. Gerade hier ist eine Betheiligung des Periostes um so eher zu erwarten, als das Fettpolster ganz besonders spärlich entwickelt ist. Fast an allen übrigen Stellen der Peripherie findet sich mehr Fettmasse und dadurch die umgebende Haut weiter von den darunter liegenden Fascien entfernt als unmittelbar über der Tibia.

Die Arterienstämme mit ihren begleitenden Venen, sind in dieser Höhe des Unterschenkels noch ziemlich nahe ihrem Ursprunge aus der *poplitaea*, und dem zu Folge auch noch nicht weit auseinander gerückt. Sie liegen in dem Innern des Durchschnittes so nahe dem *ligamentum interosseum*, und so geschützt gegen Druck von Aussen durch die beiden Unterschenkelknochen, dass sie weniger den Verletzungen ausgesetzt sind, als weiter nach abwärts und aufwärts. Zugleich entziehen sie sich aber auch durch diese Lage zum Skelet einer Compression. Es ermangelt die feste Unterlage gegen die sie erfolgreich angedrückt werden können, so dass man bis über das Knie hinaufgehen muss, um eine Compressionsschlinge anzulegen, wenn Amputationen oder sonst grössere blutige Operationen an dieser Stelle anszuführen wären.

Tab. XXIII.

Fig. I.

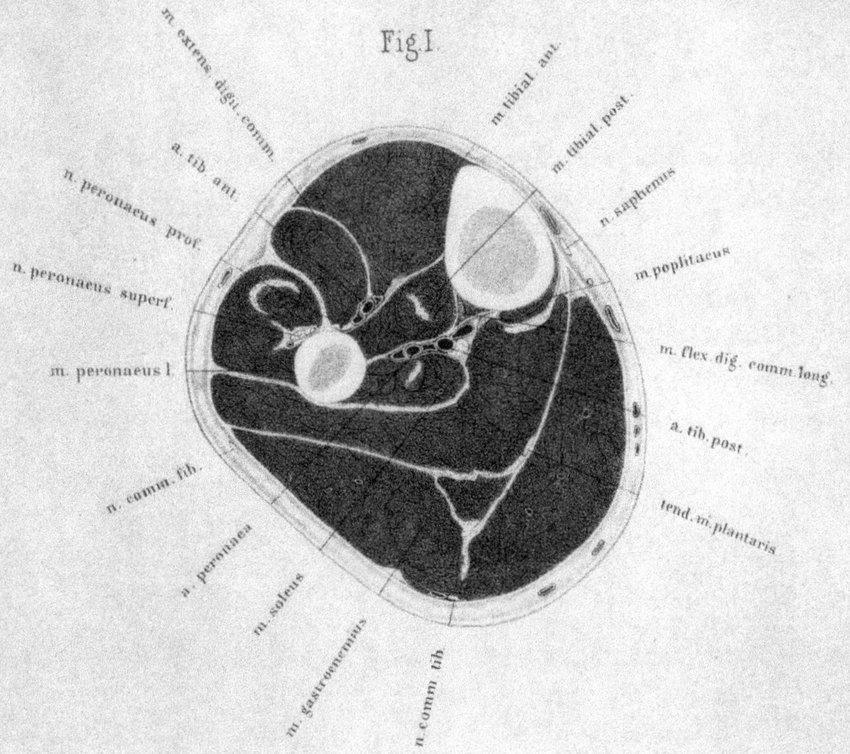

Fig. II.

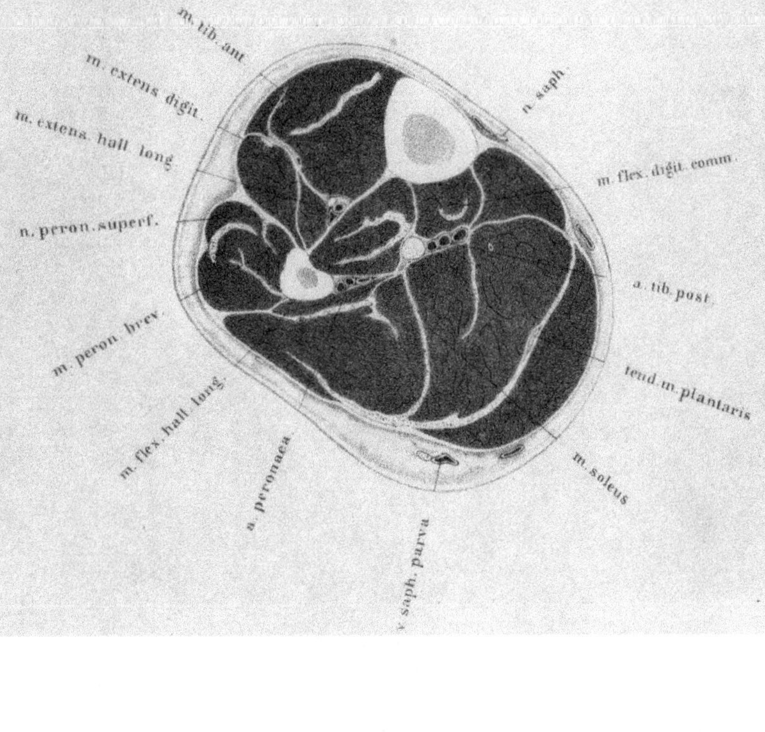

TAFEL XXIV.

Fig. 1. Wir haben hier den Durchschnitt durch den linken Unterschenkel im unteren Drittel vor uns. Der Schenkel ist derselbe wie auf den vorhergehenden und dem nachfolgenden Bilde. Die Nähe des Gelenkes macht sich stark bemerklich. Mit dem Abnehmen der Fleischmassen und dem Zunehmen der sehnigen Parthieen ist das gesammte Bild beträchtlich kleiner geworden. Wenn auch einzelne Muskeln wie *extensor* und *flexor longus hallucis* nebst *peronaeus brevis* stärker geworden sind als auf der vorhergehenden Abbildung, so wiegt dies doch nicht das Abnehmen der Wadenmuskeln auf, deren Durchschnitt die Grösse des Gesammtbildes am Unterschenkel dominirt. *Soleus* und *gastrocnemius* lassen sich nicht mehr von einander trennen. Eine langgezogene sehnige Masse überzieht die hintere Fläche des *soleus;* sie ist das Ende des *gastrocnemius* und nimmt schliesslich auch die Fasern des *soleus* mit auf, bis endlich die rundliche Achillessehne beide Muskeln an den Fersenhöcker anheftet.

Die grösste Fläche zeigt der *flexor longus hallucis*, der gerade in seiner grössten Stärke getroffen wurde. Bei der Bedeutung der Beugung der grossen Zehe für die Ortsbewegung ist auch der Muskel, der dieselbe ausführt, gewaltig angelegt, so dass er an Mächtigkeit den gesammten Zehenbeuger bedeutend übertrifft. Letzterer hat seine Lage zur vorhergehenden Abbildung schon verändert. Er tritt auf diesem Bilde ein Stück zurück, um dann weiter unten den *tibialis posticus* vorzulassen, so dass derselbe in der Malleolargegend nach vollendeter Kreuzung mit dem *tibialis posticus* am weitesten nach innen zu liegen kommt.

Die Lage der tiefen Flexoren unterscheidet sich von der der Extensoren wesentlich. Während bei letzteren der *tibialis anticus* am nächsten der *tibia* liegt und ohne Kreuzung mit seinen Nachbarn an den inneren Fussrand herabzieht, so dass alle drei parallel neben einander verlaufen, liegt der *tibialis posticus* in der Mitte am *ligamentum interosseum*, der grosse Zehenbeuger an der *fibula*, der

Beuger der 4 kleinen Zehen an der *tibia.* Die Muskeln müssen sich somit auf ihrem Wege zu ihren Endigungspunkten mit einander kreuzen. Diese Lage hängt zusammen mit ihrer Passage am *malleolus internus.* Da sie durch den stark nach hinten vorspringenden *calcaneus* auf die Seite gedrängt werden, würden sie einen sehr ungenügenden Halt unter dem kurzen *malleolus internus* finden, wenn der grosse Zehenbeuger und der *tibialis posticus* am innern Rand des Unterschenkels lägen, und der Beuger der kleinen Zehen würde grosse Winkel machen müssen, wenn er an der *fibula* entspränge, um zu den äusseren Zehen zu gelangen. Diesen Uebelständen ist durch die gekreuzte Lagerung, wie sich leicht übersehen lässt, auf einfache Weise abgeholfen.

Die Arterien haben dieselben Muskelinterstitien inne wie höher oben, trotzdem dass die beiden *tibiales* ihre Lage zur *tibia* nicht unwesentlich geändert haben. Sie sind aber infolge der Verringerung der Muskelmasse der Oberfläche bedeutend näher, so dass ihre Erreichung und Ligatur nicht mehr die Schwierigkeiten hat, wie höher oben. Die *a. tibialis antica* wird erreicht, wenn man von oben her zwischen *tibialis anticus* und *extensor longus hallucis* eingeht. Die *tibialis postica* wird gefunden, wenn man den Rand des *soleus* vom *flexor digitorum* ablöst und zurücknimmt. Am ungünstigsten liegt die *a. peronaea.* Ihre Ligatur erfordert ein Eingehen hinter den Peronäen und Abheben des *flexor longus hallucis* von der *fibula.* Hinter dem Knochen kann dann die Arterie hervorgezogen werden.

Fig. 2. Der hier abgebildete Querschnitt des Unterschenkels in der Malleolargegend schliesst die Reihe der Schenkeldurchschnitte ab. Er schneidet die *tibia* unmittelbar über dem *talus;* daher denn auch die Schnittfläche der *tibia* so gross erscheint. An ihrer äusseren Seite liegt der untere Abschnitt der *fibula.* Beide sind durch Bandmassen fest mit einander verbunden, nur nach vorn zu ist ein Spalt offen, der in die Höhle des Fussgelenkes hineinführt.

Die Muskeln sind fast sämmtlich sehnig geworden; nur der äussere Theil des Zehenstreckers, der *peronaeus tertius*, der Strecker der grossen Zehe, deren Beuger, sowie der *peronaeus brevis* zeigen noch Fleisch. Mit dem Auftreten der Endsehnen erscheinen auch die schwarzen Spalten der Schleimbeutel und die Apparate der fibrösen Bänder, welche die Lage der Sehnen am Fussgelenke sichern. Vom *ligamentum cruciatum* ist der obere Theil getroffen, welcher das mediale Ende der Schlingen an die *tibia* befestigt; der Ausgangspunkt desselben von dem *calcaneus* liegt noch in der Tiefe und ist desshalb nicht sichtbar. Unter der mittleren Schlinge, welche den *extensor longus hallucis* einschliesst, liegt die *arteria tibialis antica*, leicht von der Oberfläche aus zu erreichen, wenn man den *extensor l. hallucis* frei legt und bei Seite schiebt, aber nicht zu isoliren ohne weitgehende Zerstörung des *ligamentum cruciatum* und der Schleimbeutel. Günstiger ist die Lage der *a. tibialis postica*, welche bei der Freilegung nur das Zerschneiden eines Schenkels vom *ligamentum laciniatum* nothwendig macht und deshalb gut an dieser Stelle aufgesucht und unterbunden werden kann. Man findet sie zwischen *flexor digitornm* und *flexor longus hallucis* und kann die Schleimbeutel beider Muskeln beim Isoliren der Arterie vollständig vermeiden. Ziemlich weit davon entfernt liegt nach hinten in isolirter Lage die Achillessehne, deren Zerschneidung daher ohne Arterienverletzung gut ausführbar ist.

Die beiden hier abgebildeten Schnitte genügen, um das Hauptsächlichste der Theile in der unteren Hälfte des Unterschenkels zur Anschauung zu bringen. Unzureichend sind dagegen die Verhältnisse des Fusses wiedergegeben, von dem man vielleicht noch eine weitere Serie von Querschnitten hinzugefügt haben möchte. Durch eine Menge von Schnitten, die ich angefertigt und abgebildet vor mir habe, ebenso auch durch die Betrachtung der von *Pirogoff* publicirten Bilder, bin ich aber zu der Ueberzeugung gekommen, dass gerade am Fusse Querschnitte für das Verständniss des Baues wenig leisten. Man wird durch sie zwar eine klare Einsicht gewinnen über den Bau und die Form des knöchernen Gewölbes, für das Verständniss der Anordnung der Weichtheile aber sind sie nur von untergeordneter Bedeutung. Flächenpräparate leisten in dieser Beziehung weit mehr und sind gerade hier für die Beschreibung unerlässlich. Die Menge von kleinen Muskelbäuchen in der Fusssohle, die nur durch sehr dünne Fascien und Zellgewebszüge von einander getrennt sind, die Menge der Sehnen auf dem Fussrücken, die sich nur undeutlich von den Bändern auf Durchschnittsabbildungen unterscheiden lassen, geben stets undeutliche und verwirrende Bilder. Ebenso wird der so wichtige Apparat des *ligamentum cruciatum* absolut unverständlich, wenn man ihn nur auf Durchschnitten und wären dieselben auch noch so zahlreich, studiren wollte. Die Arterien, welche auf Figur 1, wie schon oben erwähnt wurde, viel näher nach der Oberfläche des Unterschenkels gerückt sind, als dies auf der vorhergehenden Tafel der Fall war, die demnach also auch hier viel bessere Verhältnisse zur Aufsuchung und Unterbindung geben, als in der oberen Hälfte des Unterschenkels, bilden ein Dreieck mit 2 nahezu gleichen Seiten. Die Basis dieses Dreiecks wird durch eine Linie gebildet, welche von der *arteria tibialis antica* nach der *peronaea* sich ziehen lässt und ist bei Fig. 1 ziemlich direct nach aussen gerichtet. Dieses Arteriendreieck findet sich in Folge des Endes der *peronaea* auf Fig. 2. nicht mehr, so wie es auf Tafel XXIII. Fig. 1. noch nicht vorhanden war. Es ist dagegen deutlich sichtbar auf Fig. 2. Tafel XXIII. Vergleicht man beide Arteriendreiecke auf dieser und der vorhergehenden Tafel mit einander, so findet man, dass die Richtung ihrer Basis ebenso wie die Länge ihrer Seiten, fast ganz gleich geblieben sind. Es haben somit die 3 Arterien in ihrem Verlaufe an der unteren Hälfte des Unterschenkels ihre Lage zu einander fast unverändert beibehalten; sie ziehen als parallele Gefässröhren herab und treten somit nicht in Folge einer Lageveränderung ihrerseits näher an die Oberfläche, sondern nur in Folge der nach abwärts immer schwächer werdenden Muskelmassen.

Tab. XXIV.

Fig. I.

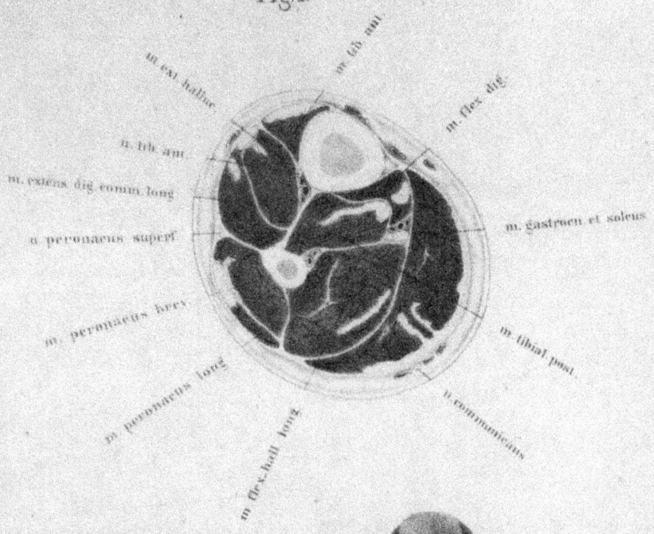

Fig. II.

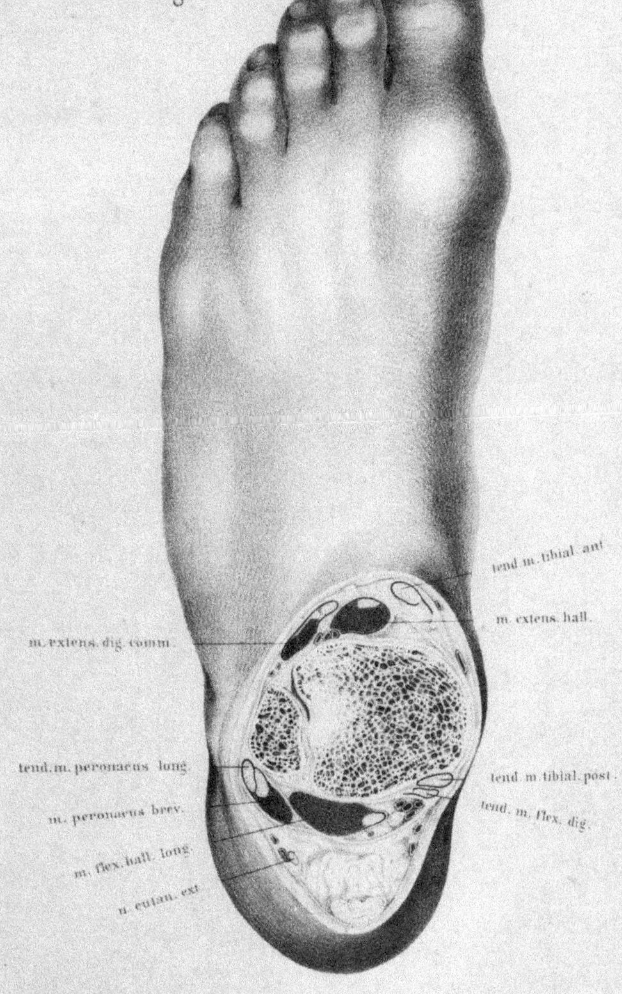

TAFEL XXV.

Zu dem vorliegenden Frontalschnitte des *thorax* in der Tiefe der Schultergelenke wurde die frische Leiche eines sehr muskelstarken grossen Mannes benutzt, der sich erhängt hatte. Die Organe zeigten ausser der beträchtlich vergrösserten Schilddrüse normale Verhältnisse. Bei der Lagerung des Cadavers musste besondere Rücksicht auf die oberen Extremitäten genommen werden, da es wünschenswerth erschien, den *humerus* in der ganzen Länge zu schneiden. Zu dem Zwecke wurde durch Unterlagen in der Gegend des Ellnbogengelenkes dafür gesorgt, dass die Oberarme parallel zur Längsachse des Körpers blieben, wie dies in aufrechter Stellung bei hängenden Armen der Fall ist. Ausserdem wurde der *humerus* beiderseits so weit nach aussen gerollt, dass der *sulcus intertubercularis* gerade nach vorn gerichtet ward. Nachdem das Cadaver in dieser Stellung fest gefroren war, wurde zunächst der Kopf durch einen Sägeschnitt unterhalb des Kehlkopfes entfernt, und die untere Körperhälfte in der Ebene der Brustwarzen abgenommen. Dann erst wurde der Frontalschnitt ausgeführt und zwar in der Weise, dass er durch die Mitte der Oberarmköpfe ging und im Schafte des *humerus* blieb.

Es muss ferner bemerkt werden, dass vor dem Gefrieren die Arterien mit Harzmasse von der *cruralis* aus injicirt wurden. Nach der Injektion wurden die unteren Extremitäten abgenommen, sonst aber nichts vom Cadaver entfernt, um den Stand des Zwerchfells und die Krümmung der Wirbelsäule nicht zu alteriren.

Die Kuppeln der Lungen sind bei diesem Schnitte nicht an ihrem höchsten Punkte getroffen worden. Es ist bekannt, dass beide *arteriae subclaviae* über die Lungenkuppeln hinwegziehen und dabei eine flache Impression an der Pleura hervorbringen, die bei der Betrachtung des inneren Thoraxraumes als flacher Wulst erkannt wird. Die Arterien überschreiten aber nicht die Kuppeln an ihrem höchsten Punkte. Derselbe liegt vielmehr hinter denselben unter dem *plexus brachialis* in der Gegend des Köpfchens der ersten Rippe. Da nun der

Schnitt nur den Bogen der rechten *a. subclavia* getroffen hat, von der linken aber nichts berührte, sondern vor derselben verlief, so ist schon aus der Abbildung ersichtlich, was auch das Präparat bei späterer Untersuchung zeigte, dass die Lungen und Pleurahöhlen sich nach rückwärts noch bedeutend weiter hinauf erstreckten. Die erste Rippe war an ihrem vorderen Ende geschnitten worden. Die rechte hinter dem Ansatze des *m. scalenus anticus,* die linke gerade im Ansatze dieses Muskels. Die Lungenwurzeln liegen hinter der Schnittfläche und zwar die linke noch weiter davon entfernt als die rechte. Dem entsprechend zeigt sich auch auf der linken Seite der Abbildung keine Unterbrechung der Pleuren, während rechts (also links vom Beschauer) die Umschlagsstelle der Pleura in den Schnitt hineinfällt. Durch den dazu tretenden Herzbeutel compliciren sich die Verhältnisse. Man hat zwischen Lungen und Herz je 2 Spalten, die Spalte der Herzbeutelhöhle und Pleurahöhle, und somit je 4 Linien, die 2 Blätter des Herzbeutels und die der Pleura. Die Ausdehnung dieser Höhlen war nicht anders wiederzugeben, als dass die Linien des Herzbeutels und der Pleuren stärker gezeichnet wurden als sie in der Natur sind, so dass ein Missverhältniss der Zeichnung resultirt, welches bei der Betrachtung in Gedanken corrigirt werden muss.

Vom Herzen ist der linke Ventrikel geöffnet und ein Stück des rechten Vorhofes zu sehen. Im Zusammenhange damit erscheint die *vena cava superior* und *aorta ascendens* halbirt. Die *vena cava superior* ist in ihrer ganzen Länge freigelegt, so dass man die Eintrittsstelle der von hinten her in sie einmündenden *vena azygos* vor sich hat. In der Verlängerung der oberen Hohlader ist auch die mehr steil verlaufende *vena anonyma dextra* geschnitten bis zu ihrem Ende, an dem 2 zarte nach oben abschliessende Klappenventile zu sehen sind. Die mehr schräg herabziehende *vena anonyma sinistra* ward mit der vorderen Hälfte des Präparates entfernt. Nur ihr Ende an der Einmündungsstelle der *vena subclavia sinistra* markirt sich als ein grosses Venenlumen unmittelbar über der ersten Rippe linker Seite.

Die aufsteigende *aorta* ist bis zum horizontalen Theile ihres Bogens freigelegt, und nach Entfernung der Injektionsmasse in natürlicher Lage abgebildet. Sie zeigt an ihrem Ursprunge die mächtigen Ausbuchtungen des Bulbus, hervorgebracht durch den starken Injektionsdruck an den Semilunarklappen, von denen zwei, die eine nahezu halbirt, zu sehen sind. Unter den Klappen, im geöffneten linken Ventrikel präsentirt sich der Aortenzipfel der Mitralklappe. Der *liquor pericardii* hatte sich im oberen Theile des Herzbeutels gesammelt. Man erkennt an der grauen Fläche, welche das angeschnittene linke Herzohr oberhalb des linken Ventrikels umgibt, dass dort die beiden Blätter des Herzbeutels nicht unbedeutend von einander abstehen, während sie an allen übrigen Stellen direkt aneinander liegen, so dass alle anderen Partieen der Herzbeutelhöhle nur als Spalten sich markiren. Zwischen linkem Ventrikel und aufsteigender Aorta zeigt sich der grosse Querschnitt der Pulmonalarterie, die ihrer nahezu horizontalen Lage wegen auch ziemlich quer geschnitten werden musste. Man blickt in ihr Lumen von vorn nach hinten hinein und erkennt das Lumen des rechten Astes, der scharf hinter der *aorta* umbiegt, um zur rechten Lungenwurzel zu gelangen, während der linke Ast schräg nach aufwärts und aussen geht, um über den linken *bronchus* hinweg die linke Lungenwurzel zu erreichen.

Die Lage der von der *aorta* abgehenden grossen Arterien ist durch die stark angeschwollene Schilddrüse ziemlich bedeutend alterirt. Dieselbe hatte, wie es auch die Zeichnung wiedergibt, die *trachea* von beiden Seiten her comprimirt und wahrscheinlich auch den dahinter liegenden *oesophagus* bei der Deglutition gehindert. Sie lagerte sich wie ein mächtiger Knollen in die Gabel, welche beide Carotiden mit der *aorta* bilden und bog sie auseinander. An der linken *carotis*, die in sehr grosser Ausdehnung geschlitzt wurde, ist dies noch deutlich zu erkennen, während von der rechten *carotis* nur ein Stück vom Ursprunge an der *anonyma* getroffen ward. Die rechte *carotis* blieb also fast vollständig in der Vorderhälfte des Präparates.

Die linksseitige *a. subclavia* ist auf der Abbildung nicht zu sehen. Da sie aus dem Aortenbogen hinter der *carotis* ihren Ursprung nimmt, so lag sie auch in dem Präparate hinter der Schnittfläche, gedeckt durch den grossen Muskelabschnitt des *pectoralis minor*. Erst ihre Fortsetzung, die *a. brachialis* an der Innenseite des linken Armes, kam in den Schnitt und ist zwischen den begleitenden Nerven auf der Abbildung zu sehen.

Rechts dagegen (also links vom Beschauer) kann man die Fortsetzung der *a. anonyma* zur *subclavia* und *axillaris* gut verfolgen. Nach dem Abgange der flach abgeschnittenen *carotis* zieht sich der Bogen der *subclavia* unter der *vena anonyma dextra* über die rechte Lungenkuppel hinauf, gibt nach vorn zu die quer abgeschnittene *mammaria interna* ab, nach oben die geschlitzte *thyreoidea inferior*, deren Ende von der Schilddrüse verdeckt wird, und wendet sich dann über die erste Rippe hinweg nach aussen, um endlich als *axillaris* hinter der Schnittfläche des *m. coracobrachialis* zu verschwinden. Auf diesem Wege ist ein grosses Stück der vorderen Arterienwand hinweggeschnitten worden, so dass man eine Strecke weit in das Innere des Gefässes hineinblicken kann.

Diesem verschiedenen Verhalten der *arteriae subclaviae* auf beiden Seiten, entsprechen die sie begleitenden Venen. Die rechte *vena subclavia* ist oberhalb der 2. Rippe kurz abgeschnitten, während die linke zwischen *m. scalenus anticus* und *pectoralis minor* weit geöffnet ist. Letztere, welche mehrere kleine Venen aufnimmt, zeigt ein mächtiges Kaliber, und zieht sich mit ihrer inneren Wand ein Stück weit nach aufwärts, der an der Aussenseite der linken *carotis* herabziehenden *vena jugularis* entgegen, von welcher auf der rechten Seite gar nichts zu sehen ist, da sie mit der vorderen Hälfte des Präparates vollständig hinweggenommen wurde. Die *vena subclavia* der rechten Seite liegt demnach weiter vorn als die der linken.

Der *plexus brachialis dexter* ist in seiner gesammten Länge getroffen und freiliegend, während der linke noch verdeckt ist, und nur in seinen Wurzeln unter dem *m. scalenus anticus* sich zeigt.

Die Theile am Halse gruppiren sich um die getroffenen Körper des 5., 6. u. 7. Halswirbels. Der Beginn der Concavität an der Brustwirbelsäule führte die folgenden Wirbel von der Oberfläche nach der Tiefe und entzog sie dadurch dem Schnitte. Am unteren Ende des 7. Wirbels legen sich die Schnittflächen des *m. longus colli* an und lagern sich zwischen Knochen und Schilddrüse. Oberhalb beider Muskeln sieht man zu beiden Seiten der Wirbelkörper die geschlitzten *arteriae vertebrales*, von denen die linke ein bedeutend stärkeres Kaliber zeigt als die rechte. Hinter diesen Arterien kommen die Wurzeln des *plexus brachialis* aus dem Spinalkanale hervor, um weiter nach aussen das Geflecht zu bilden, welches links vollständig, rechts nur zum Theil durch die Schnittflächen der *scaleni* bedeckt ist.

Am weitesten nach aussen und oben liegen die Abschnitte der *sternocleidomastoidei* mit dem Streifen des *platysma;* darunter beiderseits das Lumen der *v. jugularis externa.*

Von Nerven ist der *phrenicus* rechts (also links vom Beschauer) vollständig mit hinweggenommen worden, links ist er zwischen *carotis* und Lunge zu sehen. Die kleine Arterie, welche hier in seiner Begleitung herabsteigt, ist die *mammaria interna.*

Der *vagus* dagegen ist auf der linken Seite des Präparates nur angeschnitten worden, an der Stelle wo er vor dem Aortenbogen vorbeizieht, um unter demselben seinen *ramus recurrens* nach aufwärts zu senden; auf der rechten Seite dagegen ist er quer abgeschnitten, da wo er in die Tiefe zur Lungenwurzel sich begibt.

Die Schultergelenke sind so getroffen worden, dass die Säge auf beiden Seiten vor der *cavitas glenoidea* herabging, somit von der knöchernen Pfanne des Schulterblattes nichts zur Ansicht kam. Die knöchernen Theile der Pfannen liegen hinter einer Frontalebene, welche die Mittelpunkte der Humerusköpfe schneidet. Auf der linken Seite des Präparates war die Schulterblattpfanne noch $^1/_2$ Cent. weit von der Schnittfläche entfernt; auf der rechten Seite dagegen lag sie derselben näher, so dass der *limbus cartilagineus* mit in den Schnitt fiel. Da der Kopf des *humerus* nach innen und hinten gerichtet ist, der *cavitas glenoidea* entgegen, und rechts also der Schnitt etwas tiefer ging, als links, so ist auch rechts das *tuberculum majus* fast vollständig mit weggenommen. Man hat daselbst fast nur die Rundung des Kopfes vor sich, während links das *tuberculum majus* als eckiger Vorsprung sich deutlich markirt. Dem entsprechend ist ferner rechts auch ein Stückchen vom *acromion* zu sehen, und die Kapsel des Gelenks zwischen *clavicula* und *acromion* freigelegt, während links der Schnitt hart vor dem *acromion* vorbeiging und nur das *ligamentum coraco-acromiale* traf. Bei normalen Verhältnissen ragt das *acromion* nur wenig über die Mitte des *humerus* vor, so dass nach vorn zu ein ziemlich grosser Theil des letzteren vom knöchernen Dache unbedeckt bleibt. Der *processus coracoideus* ist beiderseits quergeschnitten und auf der Abbildung zwischen *caput humeri* und *clavicula* leicht zu finden. Er ist hinter den Muskelansätzen abgeschnitten. Trotzdem ist beiderseits der *pectoralis minor* noch getroffen, und zeigt namentlich an der linken Thoraxseite eine mächtige Schnittfläche. Diese Erscheinung ist nur dadurch zu erklären, dass bei der Unterstützung und Vorwärtshaltung der Schulter der erschlaffte Muskel sich stark faltete, so dass er mit seinem hinteren Rand nach rückwärts ausbog.

Die stark gebogenen Schlüsselbeine sind auf beiden Seiten verschieden getroffen worden. Das rechte, weiter nach vorn ragende Schlüsselbein zeigt ausser dem Durchschnitte noch das ganze Acromialende, von dem links nichts zu sehen ist. Hier legt sich die Durchschnittsfläche der Clavicularportion vom *m. deltoideus* vor. Rechts ist dagegen der vordere Ursprung des *deltoideus* vollständig hinweggenommen worden. Nur in seiner äusseren Ausbreitung am *humerus* ist der Muskel beiderseits gleichmässig geschnitten worden; ebenso erkennt man auf beiden Seiten den zwischen ihm und der Schulterkapsel liegenden Schleimbeutel als gebogene schwarze Linie wiedergegeben.

Ueber die Verhältnisse der Kapsel selbst ist Folgendes zu bemerken. Da das Schultergelenk unter dem Druck der äussern Luft steht, und im Innern luftleer ist, so wird der Arm auch durch denselben gegen die Gelenkpfanne angepresst, und somit kann auch die Gelenkhöhle trotz ihrer Geräumigkeit und trotz der Schlaffheit der Kapsel bei mittlerer Ruhestellung nur als Spalt bei Durchschnittsdarstellungen erscheinen. Diesen Spalt erkennt man dicht am Knorpelüberzug des Humeruskopfes. Die denselben umgebende Bandmasse, die ihre Endigung am Halse des *humerus* findet, ist die Kapsel. Während dieselbe am linken *humerus* wie ein starker Ring vom *tuberculum majus* an den Kopf umkreist und auf der Höhe desselben die schräg abgeschnittene Sehne des *biceps* mit einschliesst, stellt sich das Verhältniss am rechten Schultergelenk etwas anders dar. Zunächst zeigt sich hier ein Stück des *limbus cartilagineus,* oben mit scharfer Ecke endigend, um die sich der Gelenkspalt ein Stück weit herumzieht. Nach aussen davon aber präsentirt sich der abgeschnittene *m. supraspinatus*, der die Kapsel mit seiner Endsehne wesentlich verstärkt, und im Anschlusse daran weiter nach aussen die Sehnen des *infraspinatus* und *teres minor* so dicht mit der Kapsel verwachsen, dass keine Trennungslinie angegeben werden konnte. An der innern Seite des Halses schlägt sich die Kapsel locker um, so dass bei der Erhebung des *humerus* die dort liegende Falte ausgeglichen wird.

Die Begrenzung der Kapsel nach der Mittellinie zu wird vom *m. subscapularis* gegeben, der auf beiden Seiten getroffen ward und ziemlich grosse Schnittflächen zeigt. Unter ihm liegt ein Schleimbeutel, der also hier zwischen ihm und der Kapsel zu suchen wäre. Derselbe steht regelmässig mit der Gelenkhöhle in Verbindung, eine Communication, die bei dem vorliegenden Durchschnitte nicht getroffen wurde. Jedoch erkennt man am linken Schultergelenk die Aussenseite des *subscapularis* durch eine schwarze Linie scharf abgegrenzt, welche den Schleimbeutel auf dem Durchschnitte wiedergeben soll. Die Linie läuft bogenförmig mit der Concavität nach aussen und geht dem Contur des Humeruskopfes ziemlich parallel.

Um die Geräumigkeit der Kapselhöhle zu zeigen, die am Schultergelenk in jeder Stellung eine beträchtliche Entfernung des *humerus* von der *scapula* gestattet, wenn eine Flüssigkeit vorhanden ist, welche den dadurch gebildeten Gelenkraum ausfüllen kann, machte ich an mehreren frischen normalen Gelenken Talginjectionen, die ich dann frieren liess und durchsägte. Eins dieser Präparate liegt in der folgenden Abbildung in halber Grösse vor.

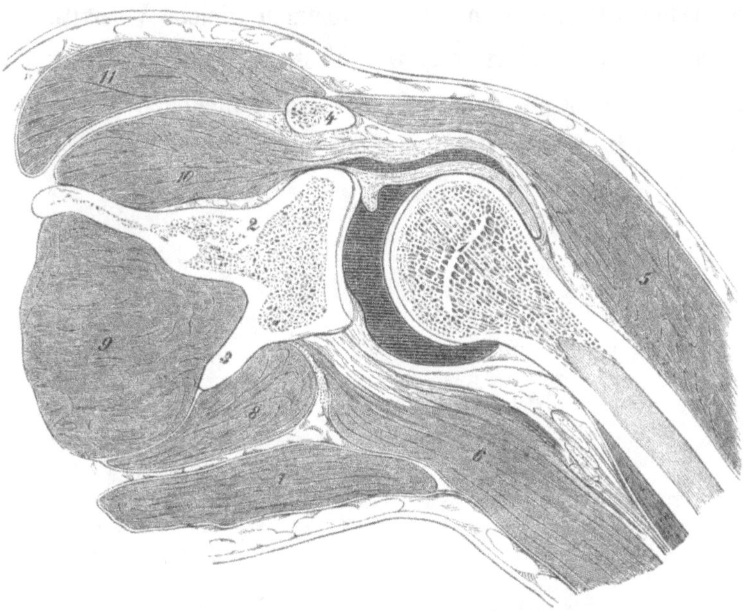

Frontalschnitt durch ein mit Talg injicirtes rechtes Schultergelenk, vordere Hälfte. $^1/_2$.

1 *caput humeri*. 2 *condylus scapulae*. 3. *margo anterior scapulae*. 4. *clavicula*. 5. *m. deltoideus* 6. *m triceps*. 7. *m. teres major*. 8. *m. teres minor*. 9. *m. infraspinatus*. 10. *m. supraspinatus*. 11. *m. cucullaris*.

Die Abbildung zeigt das nahezu in der Mitte geschnittene rechte Schultergelenk von hinten her betrachtet. Der *humerus* befindet sich in halb erhobener und etwas einwärtsgerollter Stellung, die er von selbst unter dem starken Injectionsdrucke angenommen hatte, die also der grössten Capacität seiner Gelenkhöhle entsprach. Die Injection war von der *fossa supraspinata* durch die *cavitas glenoidea* vorgenommen und der Oberarm vorher an seinem unteren Ende amputirt worden, um nicht durch seine Schwere die Bewegung im Gelenke zu hindern. Es zeigte sich, dass die grösste Entfernung des Humeruskopfes von der Pfanne etwas über 1 Centimeter betrug. Es kann also auch bei Entzündungen, die mit Erguss in die Gelenkhöhle verbunden sind, eine nicht unbedeutende Verlängerung der Extremität zu Stande kommen.

Um die Verhältnisse des Herzens vollständiger zur Anschauung zu bringen, wäre es wünschenswerth gewesen, die Schnittfläche noch weiter nach abwärts zu verlängern als dies bei diesem Präparate möglich war. Nach Vollendung der Abbildungen habe ich desshalb auch eine Reihe von Präparaten angefertigt, welche diesem Mangel abhelfen sollten. Leider lässt sich aber keins von diesen Präparaten dazu benutzen, die vorliegende Abbildung nach abwärts zu ergänzen. Man trifft bei verschiedenen Cadavern nie so vollkommen gleiche Verhältnisse, dass sich eine Schnittfläche aus der andern ergänzen liesse. Auch die Benutzung der *Pirogoff*'schen Abbildnngen, sowie der von *Henle* (Eingeweidelehre, p. 547. Fig. 420) gegebene Frontalschnitt, waren zu diesem Zwecke nicht zu benutzen.

Tab. XXV.

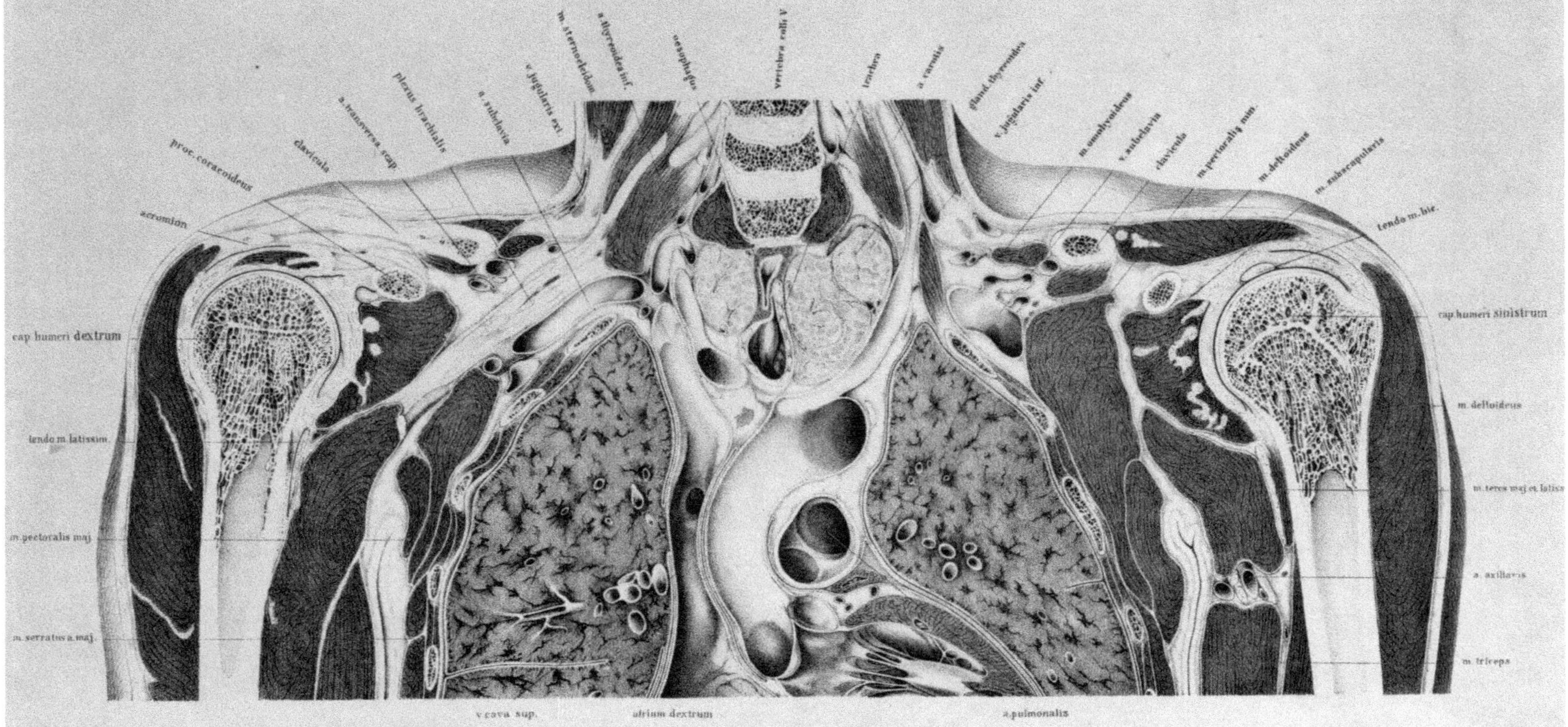
acromion
proc. coracoideus
clavicula
a. transversa scap.
plexus brachialis
a. subclavia
v. jugularis ext.
m. sternocleidom.
a. thyreoidea inf.
oesophagus
vertebra colli V
trachea
a. carotis
gland. thyreoidea
v. jugularis int.
m. omohyoideus
v. subclavia
clavicula
m. pectoralis min.
m. deltoideus
m. subscapularis
tendo m. bic.
cap. humeri dextrum
tendo m. latissim.
m. pectoralis maj.
m. serratus a. maj.
cap. humeri sinistrum
m. deltoideus
m. teres maj. et latiss
a. axillaris
m. triceps
v. cava sup.
atrium dextrum
a. pulmonalis

TAFEL XXVI.

Die auf dieser Tafel abgebildeten Längsschnitte durch das Ellenbogengelenk und die Hand wurden an der rechten oberen Extremität eines normalen jugendlichen weiblichen Cadavers ausgeführt, ohne vorherige Injection der Arterien, und ohne irgend welche Fixirung der Gelenke. Es wurden weder Flüssigkeiten in die Gelenkhöhlen eingespritzt, noch den Gliedern eine bestimmte Stellung aufgezwungen. Sie wurden in der Lage, die sie gerade hatten, zum Gefrieren gebracht und darauf durchsägt.

Figur 1. Man hat in dieser Abbildung das etwas schief sagittal geschnittene rechte Ellenbogengelenk vor sich, von der Radialseite aus betrachtet. Die Säge hat den *humerus* nahezu halbirt, von der *ulna* dagegen nur ein Stück ihrer radialen Seite hinweggenommen. Da der Vorderarm leicht gebeugt und in halber Pronation lag, so ist auch der *radius* in seiner Länge getroffen worden, und zwar so, dass vom Köpfchen nur ein kleiner Abschnitt seiner Ulnarseite übrig blieb. Weiter nach abwärts ward Hals und Schaft schief geschnitten, und zuletzt noch die Markhöhle theilweise geöffnet. In Folge der Pronation lag der *radius* nicht mehr parallel neben der *ulna*, sondern kreuzte sich mit derselben, und war mit dem unteren Ende nach vorn gerichtet.

Die Gelenkhöhle des Ellenbogengelenks ist in ihrer Ausbreitung auf Streck- und Beugeseite des *humerus* gut zu übersehen. Die Faltung der Kapsel in der *fossa supratrochlearis posterior* entspricht dem geringen Grade der Beugung. Bei weiter gehender Beugung würde sich dieselbe ausgleichen und dafür eine Faltung auf der vorderen Seite eintreten müssen. Die Gruben oberhalb der *trochlea* werden bei dem Ende der Beugung und Streckung abwechselnd vom *olecranon* und *processus coronoideus* ausgefüllt, die gefaltete Kapsel aber vorher von einigen Bündeln der diese Bewegungen ausführenden Muskeln, *brachialis internus* und *triceps*, weggezogen, so dass dadurch eine Quetschung vermieden wird.

Man erkennt aus der, wenn auch geringen Breite des Spaltes, dass die Knochen nicht vollständig dicht aneinander lagen. Ausspritzungen der Ellbogengelenkhöhle ergeben, dass bei starkem Druck die halbe Beugestellung eingenommen wird, und die Injectionsmasse die Gelenkflächen ein Stück weit von einander zu entfernen vermag.

Von den Beugemuskeln des Vorderarms sind die Endigungen nicht zu sehen. Der *brachialis internus*, welcher dicht auf der Kapsel des Ellenbogengelenkes aufliegt, ist der Länge nach geschnitten, wie auch die Linien andeuten, welche dem Faserverlauf entsprechen. Sein Ansatz an die *tuberositas ulnae* liegt in der Tiefe unter der Schnittfläche und entzieht sich dadurch der Betrachtung. Ebenso erscheint der darüber liegende *biceps*, mit gleichem Faserverlaufe, glatt abgeschnitten. Es ist aber nur seine laterale Hälfte hinweggenommen worden. Seine Endsehne zog sich in der Tiefe hinter den *radius* und konnte durch Präparation bis zur *tuberositas radii* noch nachträglich frei gelegt werden. Die Sehnenmasse, welche zwischen oberem Ende des *radius* und *ulna* auf der Zeichnung zu sehen ist, bildete einen Theil der Bicepssehne. Ein anderer Theil davon gehörte dem *ligamentum cubiti teres* an, welches den Hemmungsapparat für übermässige Supination bildet, und bei der Pronation im erschlafften Zustande sich befand und dadurch eine grössere Breite einnahm. Der *triceps* auf der Rückseite des *humerus* zeigt seinen vollen Zusammenhang mit *olecranon* und *ulna*. An der Vorderseite des *radius* liegt der *supinator brevis*, weiter davor die Abschnitte des *supinator longus* und *extensor carpi radialis longus*, deren Köpfe mit Entfernung des *condylus extensorius* hinweggenommen worden sind. Von Gefässen und Nerven ist auf dieser Abbildung nichts zu sehen, als ein schräg abgeschnittenes Venenlumen, der *vena mediano-cephalica* angehörig, und der ziemlich quer abgeschnittene *nervus radialis* unter dem *m. supinator longus*. Die Hauptarterie mit den begleitenden Venen nebst *nervus medianus*, welche auf der inneren Seite des Oberarms herabziehen und erst in der *plica cubiti* zur Mitte des Vorderarms abbiegen, blieben in den Weichtheilen unter der Schnittfläche verborgen.

Schnitte in dieser Richtung wie der vorliegende geführt, gelingen in dieser Vollständigkeit nur selten und sind für den Anfang der Betrachtung nicht leicht zu verstehen, da bei der vollständigen Supination mit Parallelstellung der Vorderarmknochen, von der man bei der Beschreibung meist ausgeht, *radius* und *ulna* nicht hintereinander, sondern frontal nebeneinander zu liegen kommen. Ich habe aber gerade die vorliegende Haltung des Armes für den Schnitt ausgewählt, weil es die gewöhnliche Haltung des Vorderarmes ist, bei der der *radius* fast in seiner gesammten Länge sich vor die *ulna* stellt. Eine fast gleiche Abbildung wie die vorliegende findet sich in *Pirogoff*'s *Atlas*, *fasc.* 4. *B.* *Tafel* 4. *Fig.* 7.

Die frontalen Schnitte des Ellenbogengelenkes können nur dann verständliche und nutzbringende Abbildungen liefern, wenn der Vorderarm vollständig gestreckt und supinirt gestellt, ausserdem aber in dieser Haltung bis zur Erhärtung gewaltsam festgehalsen wird. Man findet dann *radius* und *ulna* bei glücklicher Schnittführung in ganzer Länge halbirt, und im Zusammenhange mit dem *humerus*, der freilich bei beträchtlicher Tiefe der oberhalb des Gelenks liegenden Gruben sehr bizarre Bilder geben kann. Vortreffliche Bilder über diese Verhältnisse enthält der Atlas von *Pirogoff* in reicher Auswahl, ebenso wie der Atlas von *Volz*, so dass es nicht wünschenswerth erschien die Zahl derselben noch zu vermehren.

Figur 2. In dieser Figur liegt ein Sagittalschnitt durch den rechten Unterarm, Hand und dritten Finger vor, an demselben Arme gemacht, von dem das Bild in Fig. 1 stammt. Die Abbildung ist so gehalten, dass man von der Ulnarseite aus auf das Präparat blickt. Der *radius* ist in seiner ganzen Länge getroffen. An seine Gelenkfläche schliesst sich das *os lunatum* an, darauf folgt das *os capitatum* in Verbindung mit dem dritten Metacarpalknochen. Auf diesem liegt die Schnittfläche der ersten Phalanx und ein Theil der zweiten. Die dritte Phalanx ist gar nicht getroffen worden, da die Säge bereits unter dem Köpfchen der zweiten Phalanx austrat, so dass das letzte Fingerglied intakt auf der Zeichnung zum Vorschein kommt. Die Gelenke sind nicht besonders für den Durchschnitt vorbereitet worden. Sie stehen an der Hand im Zustand der Streckung, d. h. zwischen Volar- und Dorsalflexion; während die Finger im Zustand der Beugung zum Frieren gebracht und geschnitten wurden. Dieser gekrümmten Lage der Finger entsprechend erscheint auch die fettarme Haut auf der Streckseite glatt gezogen, während die fettreiche Volarseite derselben dicke Wülste bildet, welche die angehefteten Stellen als tiefe Furchen einschliessen. Dass diese Furchen, welche auch bei der Ausgleichung der Wülste als quere Linien sichtbar sind, nicht den Gelenkspalten an allen Stellen entsprechen, ist sofort ersichtlich. Die Furche an der Volarseite der Fingerwurzel liegt beträchtlich weiter nach abwärts als das dazu gehörige Metacarpaphalangalgelenk, ebenso überragt die zweite Furche, wenn auch nicht so bedeutend, das Gelenk zwischen erster und zweiter Phalanx. Man wird daher bei der Exartikulation der Finger von der Volarseite aus nicht das Gelenk treffen, wenn man direkt auf diese Furchen einschneidet. Man wird überhaupt die Fingergelenke sicherer erreichen, wenn man von der Streckseite aus eingeht und bei schwacher Beugung des Fingers ein Stück unter der Hervorragung, welche das Köpfchen der nächst höheren Phalanx bildet, den Schnitt führt.

Entsprechend der beträchtlichen Ausdehnung des Knorpelüberzuges nach der Volarseite hin, erstreckt sich auch die Kapselhöhle an der Volarseite weiter nach aufwärts als an der Streckseite. Die Kapsel selbst ist auch daselbst ziemlich bedeutend verstärkt durch die Sehnenrollen, welche die beiden *ligamenta lateralia* mit einander vereinigen und einer übermässigen Streckung der Finger Wiederstand leisten. Unmittelbar darauf, nur durch Schleimbeutel davon getrennt, liegen die Sehnen der Fingerbeuger, von denen der oberflächliche an der ersten Phalanx verschwindet, um sich zur zweiten Phalanx zu begeben, während die Sehne des tiefen Beugers hart an der zweiten Phalanx hinzieht, um bis zur Endphalanx zu gehen. Nach aufwärts lassen sich die Sehnen beider Muskeln unter der Schnittfläche des *ligamentum carpi volare proprium* hinweg bis in ihre Fleischmassen gut verfolgen. Sie bilden hier die Hauptmasse des Muskelfleisches, welches an Stärke die der Streckmuskeln um ziemlich das Doppelte übertrifft.

Die Zahl der Schnitte, welche an der Hand mit Nutzen ausgeführt werden können, möchte man beinahe unendlich nennen, da bei jeder Veränderung der Stellung neue und interessante Bilder zum Vorschein kommen. Ganz besonders gilt dies für die Regionen des Daumens, wo Schnitte ganz besonders geeignet sind, die für die Luxationen so wichtigen Gelenkverhältnisse klar zu stellen. Leider gestattete es der Raum nicht noch mehr Abbildungen zu geben und ich muss deshalb auf den Atlas von *Pirogoff* verweisen, wo *fasc. IV. B. tab.* 5 u. 6. sehr schöne Frontalschnitte der Hand bietet, und *fasc. IV. A. tab.* 4 u. 5. durch Sagittalschnitte die Anatomie des normalen und luxirten Daumens in ausgezeichneter Weise illustrirt.

Tab. XXVI.

Fig. I.

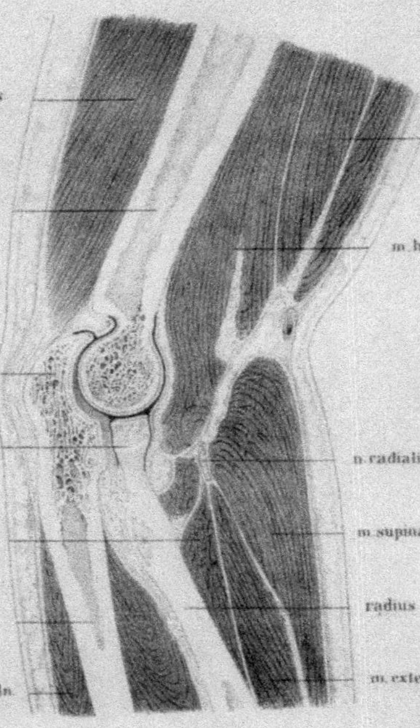

Fig. II.

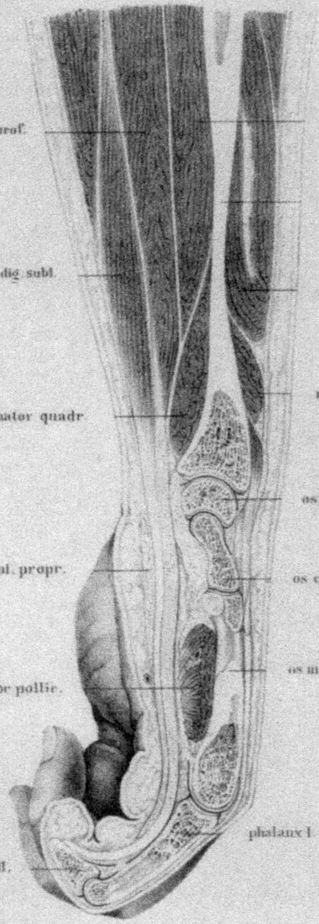

TAFEL XXVII.

Die Reihe der Querschnitte, welche auf dieser und der folgenden Tafel abgebildet sind, wurde an dem linken Arm eines etwa 40jährigen äusserst muskelkräftigen Mannes gemacht, desselben, von dem auch der Frontalschnitt des *thorax* und der Schultergelenke auf Tab. XXV stammt. Die Arterien waren vor dem Gefrieren des Körpers gut injicirt worden. Der Arm selbst blieb in der Haltung wie sie am Leichnam vorlag, nämlich in schwacher Beugung und Pronation. Um an den einzelnen Scheiben Orientirungspunkte zu haben, ward vorher eine Linie gezogen, welche von der Mitte des *biceps* über die Höhe des *m. supinator longus* herab zum Daumen verlief. Nach dieser Linie wurden die einzelnen Scheiben gerichtet, so dass diese Marke an jeder Scheibe und jeder Figur den obersten Punkt bildete. Demgemäss findet sich an den Abbildungen des Unterarms der *radius* über der *ulna* stehend, rechts von beiden Knochen die Beugeseite, links davon die Streckseite. Die Bezeichnungen rechts und links gelten hierbei für den Beschauer. Ohne eine solche Orientirung hat man an den Schnitten des Vorderarms grosse Schwierigkeit sich in den einzelnen Muskelabschnitten zurecht zu finden.

Fig. 1. Der hier vorliegende Schnitt ging durch die Mitte des Oberarms. Man blickt von oben nach abwärts gleichsam in den eigenen linken Arm hinein. Bei der Symmetrie beider Extremitäten hat man aber auch die Fläche des Amputationsstumpfes eines rechten Armes vor sich, wie schon oben bei Besprechung der unteren Extremität gezeigt worden ist. Der Schnitt ist unter dem Ansatze des *m. deltoideus* geführt; *m. biceps* und *m. triceps* nehmen die Hauptfelder ein. Auf der Vorderseite des Knochens liegen ausserdem noch Theile vom *brachialis internus* und *coraco-brachialis.* Auf der medialen Seite, also rechts vom Beschauer, liegen zwischen Beuge- und Streckmuskeln die grossen Gefässe und Nerven. Nur der *n. radialis* hat sich bereits auf seinem Spiralgange an die hintere Seite des *humerus* begeben, begleitet von der *arteria profunda*. Diese Lage des Nerven bedingt es, dass Stösse oder Schläge von hinten her kommend, ihn so stark gegen den Knochen quetschen können, dass eine Lähmung die Folge davon ist.

Die Scheidung der Musculatur der Beuge- und Streckseite ist bereits in dieser Höhe des Oberarms soweit eingeleitet, dass die *ligamenta intermuscularia* sich in eine frontale Ebene eingestellt haben. Das Verständniss der einzelnen Muskelgruppen wird dadurch so sehr erleichtert, dass die Schnitte dieser Gegend kaum noch einer weiteren Erläuterung bedürfen.

Fig. 2. In dieser Figur liegt ein Querschnitt des linken Oberarms in der Mitte des unteren Drittels vor. Die Beuge- und Streckmuskeln haben sich auf beide Seiten des *humerus* so gelagert, dass rechts und links die *ligamenta intermuscularia* in dieser Gegend noch viel deutlicher als bei dem vorhergehenden Schnitte eine Grenzscheide abgeben. Im *ligamentum intermusculare externum* liegt der *n. radialis*, der seine halbe Umkreisung des *humerus* vollendet hat, und hinter ihm der Anfang des *m. supinator longus*. Auf der inneren Seite hat sich der *nervus ulnaris* bereits von dem grossen Gefäss- und Nervenbündel abgesondert. Die *a. brachialis* befindet sich am inneren Rande des *biceps*, bedeckt vom *n. medianus* und den begleitenden Venen. So leicht ihre Lage zu bestimmen und ihre Compression auszuführen ist, so grosse Schwierigkeiten kann ihre Isolirung und Unterbindung geben, wenn dabei nicht die richtige Methode eingeschlagen wird. Man darf nicht, wie schon die Abbildung an sich lehrt, direkt auf das Gefäss einschneiden, man würde sonst durch Nerv und Venen, die gerade hier oft vielfache Anastomosen zeigen, sehr gehindert werden, und, wie die Erfahrung gezeigt hat, leicht die Arterie verfehlen können. Man muss vielmehr auf den *biceps* selbst eingehen, ein Stück nach vorwärts von den Gefässen, und dann seine Scheide von innen her einschneiden, wodurch man direkt auf die Arterie gelangt.

Die Entfernung der Arterie vom Knochen wird durch die Entwicklung des *brachialis internus* bedingt. Mit seiner hier beträchtlich stärker gewordenen Masse hängt es daher zusammen, dass das Gefäss auf dieser Abbildung weiter vom Knochen absteht als auf den Abbildungen der höher oben angelegten Querschnitte. Man vergleiche Figur 1 dieser Tafel, sowie die Tafeln X und XI.

Fig. 3. Der Schnitt auf dieser Figur geht durch den *processus cubitalis* des *humerus* und das *olecranon*. Man hat links den Anfang der *rotula* mit dem Ende des *epicondylus lateralis;* rechts die *trochlea* mit dem weit vorspringenden *epicondylus medialis*. Hinten liegt das weit nach aufwärts greifende *olecranon* in der *fossa supratochlearis posterior*. Die Ausbreitung der Gelenkhöhle und Kapsel ist durch eine dunkle Linie wiedergegeben. Hinter dem *olecranon* liegt ein grosser Schleimbeutel, zwischen der Haut und dem sehnigen Ansatz des *triceps*. Rechts davon in der Furche zwischen *olecranon* und *epicondylus medialis*, der *nervus ulnaris*. Links vom *olecranon* der spärliche *m. anconaeus quartus*. Die Muskeln des Oberarms sind in ihrer Flächenausdehnung sehr reducirt, da sie sich ihren Ansatzpunkten sehr nahe befinden. Dafür treten die Köpfe der Flexoren und Extensoren der Hand und Finger, *pronator teres* und *supinator longus* auf, von denen die letzteren in Folge ihres höheren Ursprunges am *humerus* auch stärker entwickelt sind. Man hat somit nur auf der Vorderseite des Skeletes Muskelmassen vor sich, auf der Rückseite nur Bandmassen und sehnige Theile, welche das Relief der Knochen deutlich hervortreten lassen. Dieses Verhältniss der Muskelmassen, sowie die Lage der Gefässe auf dem Muskelbauche des *brachialis internus* macht es selbst dem Anfänger sofort klar, dass alle Schnitte, welche in das Gelenk hineinführen sollen, auf der Streckseite anzubringen sind; dass man hier eingehen kann, ohne Gefahr einer grösseren Blutung und nur auf den *nervus ulnaris* Rücksicht zu nehmen hat.

Fig. 4. Der hier vorliegende Durchschnitt geht durch den Unterarm in der Höhe des Köpfchens vom *radius*, dessen kreisrunde Circumferenz mit dem *ligamentum annulare* gut sichtbar ist, und durch das obere Ende der *ulna*, welche mit der *fossa sigmoidea minor* dicht an dem *radius* anliegt. Der *brachialis internus* ist zum grossen Theile bereits sehnig und an die *ulna* noch jenseits ihrer Tuberosität breit angeheftet. Die Sehne des *biceps* ist der *tuberositas radii*, welche unter der Schnittfläche liegt, nahe gerückt, auch der Schleimbeutel in der Nähe der Insertion durch die schwarze Linie angedeutet. Die *arteria brachialis* liegt in der Mitte, vor dem Gelenke, eingeschlossen von den Köpfen der Flexoren und Extensoren. Ihre Theilung in *radialis* und *ulnaris* ist bereits sichtbar. Vor derselben liegt die Communication der oberflächlichen Venen mit den tiefen, wodurch der Aderlass an dieser Stelle so ergiebig wird, wenn Contraction der die tiefen Venen umgebenden Muskeln eingeleitet werden. Es ist auf Durchschnitten nicht möglich diese Verhältnisse genau klarzulegen. Es mag aber hierbei erwähnt werden, dass das System der *vena mediana* nicht nur die Venenstämme der *cephalica* und *basilica* mit einander verbindet, sondern auch mit den tiefen Begleitvenen der *arteriae radialis* und *ulnaris* in Communication setzt. Der sehr unregelmässig ausgebildete und meist nur schwache Venenstamm, der in der Mitte der Beugeseite des Vorderarms von der Handfläche nach der *plica cubiti* heraufzieht, verdient keine besondere Bezeichnung, da er keine grössere Bedeutung besitzt, als die Stämme, welche oft neben *basilica* und *cephalica* in der ganzen Länge des Vorderarms heraufziehen. Es ist deshalb wünschenswerth mit dem Namen der *vena mediana* nur den Stamm zu bezeichnen, welcher nach der Tiefe führt und von *Arnold vena mediana profunda* genannt wurde, und die queren Verbindungsäste zwischen *cephalica* und *basilica* als *vena mediano-cephalica* und *mediano-basilica* davon abzuzweigen.

Die Masse der Fexoren ist schon in dieser Höhe stärker entwickelt als auf dem vorhergehenden Durchschnitt. Sie überwiegen die der Extensoren, was auf den tieferen Durchschnitten des Vorderarmes noch deutlicher werden wird.

Fig. I.

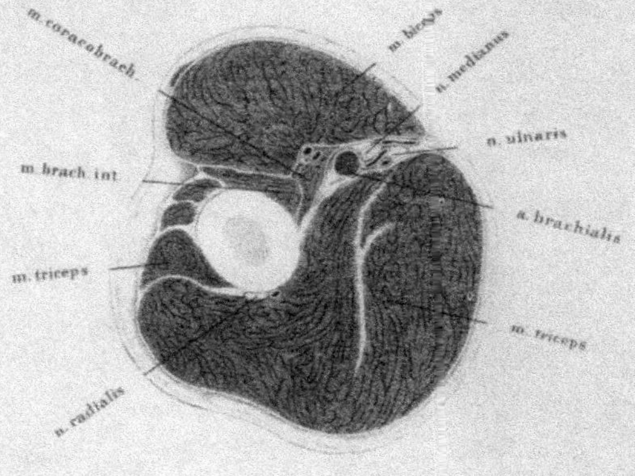

Fig. II.

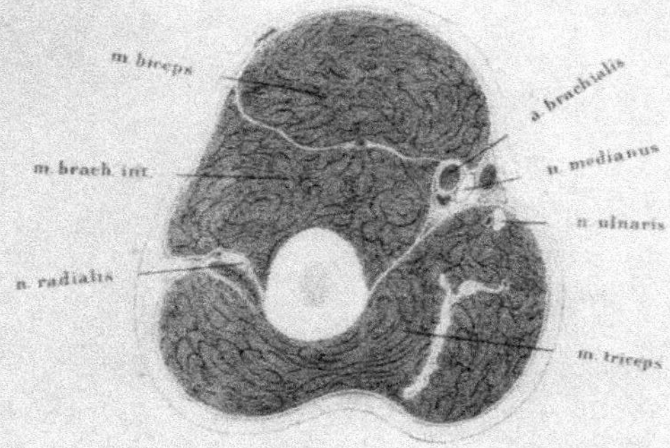

Fig. III.

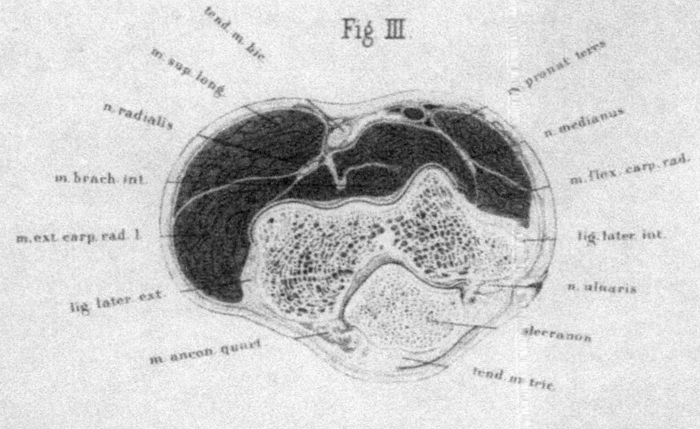

Fig. IV.

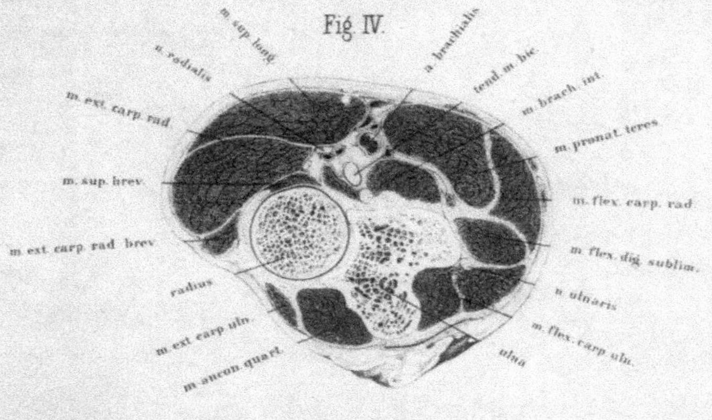

TAFEL XXVIII.

Fig. 1. Der hier vorliegende Schnitt geht durch das obere Drittel des linken Vorderarms. Die *ulna* und der *radius* zeigen fast gleichgrosse Durchschnittsflächen. Nur liegt die *ulna* mit ihrem zugeschärften Rande nach unten der Oberfläche näher, als der tief in Muskelmassen eingebettete *radius*. Man kann die *ulna* in der ganzen Länge des Vorderarmes gut durchfühlen; den *radius* dagegen nur an seinem Köpfchen und an seinem unteren Ende. Die *ulna* gibt dadurch eine leicht zu bestimmende Grenze zwischen Flexoren und Extensoren. Der *flexor carpi ulnaris* bildet auf der Beugeseite den Grenzmuskel. Er setzt sich mit seinem Rande sehnig an die *ulna* an, und bedeckt mit dieser sehnigen Ausbreitung den darunter liegenden tiefen Fingerbeuger. Auf der gegenüberliegenden Seite der *ulna* liegt der Anfang des *ligamentum interosseum* und im Anschluss daran Fascien, welche direkt nach aufwärts ziehen und dadurch eine Trennung der beiden Muskelgruppen herstellen. Links davon (vom Beschauer aus gerechnet) liegen die Supinatoren und Strecker; rechts der *pronator teres* und die Beuger. Zwischen beiden Muskelgruppen erkennt man die Gefässe; in der Tiefe die *a. ulnaris* und die davon abgegangene *interossea communis*, weiter nach aufwärts die *radialis*. Man braucht nur am inneren Rande des *supinator longus* die umhüllende Fascie einzuschneiden und den Muskel zur Seite zu schieben, so liegt die *arteria radialis* frei. Die tiefe Lage der *ulnaris* erschwert an dieser Stelle ihre Aufsuchung und Unterbindung. Von den Nerven wird der oberflächliche Ast des *radialis* unter dem *supinator longus* gefunden, der tiefe Ast liegt im *supinator brevis*. Der *medianus* liegt zwischen *pronator teres* und *flexor dig. sublimis;* der *ulnaris* zwischen diesem und dem *flexor carpi ulnaris*.

Besonderes Interesse bietet der *m. supinator brevis*, dessen Funktion leicht durch diesen Durchschnitt begriffen werden kann. Von der *ulna* ausgehend (seine oberen Bündel am *epicondylus* sind hier nicht zu sehen) wickelt er sich so um den *radius* herum, dass er bei seiner Contraktion denselben nach aussen herumrollen muss. Der Raum, den er am *radius* übrig lässt, wird vom Ansatze des *biceps* eingenommen, der bei seiner Contraktion ebenfalls mit supiniren hilft.

Fig. 2. Beträchtlich grössere Schwierigkeiten für das Verständniss der einzelnen Theile als der vorhergehende, liefert der hier abgebildete Durchschnitt, welcher die Mitte des linken Vorderarmes traf. Und zwar liegt diese Schwierigkeit sowohl in der Menge der einzelnen Muskelabschnitte als in dem Mangel grösserer Fascienzüge, welche die einzelnen Gruppen abgrenzen. Nur das *ligamentum interosseum* mit dem Skelet bildet eine deutlich sichtbare Abgrenzung und auch diese geht nicht durch die ganze Breite der Schnittfläche. *Ulna* und *radius* wenden einander zugeschärfte Ränder zu und sind mit einander durch das *ligamentum interosseum* verbunden. Rechts davon hat der Beschauer die Masse der Flexoren links die Strecker. Nach oben zu vom *radius* werden beide Muskelgruppen durch einen sehr schwachen Fascienzug getrennt; welcher am *radius* ansetzt und die *a. radialis* mit ihren Venen einschliesst. Die Arterie wird unter dem inneren Rande des *supinator longus* auch in dieser Höhe des Vorderarmes leicht gefunden. Die *a. ulnaris* mit dem *nervus ulnaris* ist näher an die Oberfläche getreten als bei dem vorhergehenden Schnitt. Man braucht nur zwischen *flexor carpi ulnaris* und *flexor dig. sublimis* einzudringen, um sie zu erreichen. Der von ihr zum *n. medianus* gehende Fascienzug, welcher sich unter dem Ansatz des *pronator teres* bis zum *radius* hinzieht, trennt die tiefe Schichte des *flexor dig. profundus* und *flexor pollicis longus* von der oberflächlichen Flexorenschichte, in welche sich der *flexor dig. sublimis* unter dem schon sehnig gewordenen *palmaris longus* breit eingedrängt hat. In ähnlicher Weise haben sich auf der gegenüberliegenden Seite des *lig. interosseum* die Strecker in eine oberflächliche und tiefere Schicht getheilt, da hier bereits der lange Abductor und die Strecker des Daumens hinzugetreten sind.

Vergleicht man die Beugeseite mit der Streckseite in Bezug auf die Masse der Muskeln, so erkennt man auf den ersten Blick, dass die Flexoren die Extensoren beträchtlich überwiegen, dass ferner die Hauptgefässe und Nerven auf der Beugeseite sich finden. Handelt es sich also um die Wahl eines Lappens bei Amputation des Vorderarmes in dieser Gegend, so wird man, wenn sonst nichts dagegen spricht, für die Lappenbildung hauptsächlich die Beugeseite benutzen müssen, sowohl wegen der Menge der Weichtheile als der ernährenden Gefässe. Die Bildung grösserer Lappen aus der Streckseite ist schon an sich durch die grössere Nähe des Knochens zur Oberflache schwieriger ausführbar.

Fig. 3. Hier liegt das untere Drittel des linken Vorderarmes im Querschnitt vor. Der *radius* ist betrachtlich starker geworden. Seine Flache ist bedeckt von dem sich breit anheftenden *m. pronator quadratus*, der sich an die Spitze der *ulna* inserirt, um bei seiner Contraktion den beweglichen *radius* gegen die feststehende *ulna* herumzuwenden. Unter ihm, also links vom Beschauer, liegt das *lig. interosseum;* zu beiden Seiten desselben die *vasa interossea.* Die Nähe des Handgelenkes zeigt sich durch das Sehnigwerden der Muskeln an. Die Flexoren und Extensoren der Hand sind bis auf den *flexor carpi ulnaris* vollständig sehnig geworden. In Folge davon liegt die *a. radialis* frei, nur von Haut und Fascie bedeckt, so dass sie sich zum Pulsfühlen und Unterbinden wie kein anderes Gefäss eignet. Die *a. ulnaris* dagegen ist noch vom sehnigen Rande des *flexor carpi ulnaris* bedeckt, den man erst bei Seite ziehen muss, wenn man die Arterie erreichen will. Auf der Streckseite überschreiten die langen Muskeln des Daumens, aus der tiefen Schichte hervortretend, die *extensores carpi radiales.* An ihrer Kreuzungsstelle sind Schleimbeutel angebracht, welche die Reibung vermindern. Angestrengter Gebrauch dieser Muskeln, wie er beim Mähen des Getreides stattfindet, kann diese Schleimbeutel zur Entzündung bringen und eine Geschwulst an dieser Stelle hervorbringen, die unter dem Namen der Schnitterkrankheit bekannt ist. Die Menge der Muskeln auf der Beugeseite überwiegt auch auf diesem Schnitte immer noch die auf der Streckseite, wenngleich bei weitem nicht mehr in dem Grade, wie bei dem vorhergehenden Querschnitt. Im Ganzen hat sich aber die Masse der Muskeln so sehr verringert, dass die Bildung einer Manschette bei Amputation des Vorderarmes an dieser Stelle recht wohl thunlich ist, wie die Abbildung an sich schon genügend erläutert.

Fig. 4. Der Schnitt in dieser Figur geht durch das Handgelenk. Man hat eine schwere Arbeiterhand vor sich. Die Bezeichnung der zahlreichen Sehnen in der Abbildung wird das Zurechtfinden erleichtern. Die Muskeln haben fast sämmtlich ihr Fleisch in dieser Gegend verloren und sind an ihren Sehnen mit Schleimbeuteln versehen, deren zahlreiches Vorhandensein durch die schwarzen Linien angedeutet ist, welche die Sehnenabschnitte umgeben. Die einzige Fleischpartie, welche getroffen worden ist, gehört der Ballenmuskulatur des kleinen Fingers an. Von den Unterarmknochen ist nur ein Stückchen des *radius* getroffen, die Wurzel des *proc. styloideus.* Von den Handwurzelknochen liegen das *os naviculare, lunatum* und *triquetrum* frei. Das nach vorn zu auf dem letzteren artikulirende *os pisiforme* erkennt man noch an seiner in die Gelenkhöhle vorragenden Knorpelfläche.

Die drei Knochen der ersten Handwurzelreihe stellen einen gegliederten und dadurch in seinen einzelnen Theilen etwas beweglichen Gelenkkopf dar, mit dem die Hand in der Pfanne des *radius* und der *cartilago triangularis* frei articulirt. Der Durchschnitt dieses Gelenkkopfes liegt vor uns; er zeigt nicht die Form einer Ellipse, sondern ähnelt einem Parallelogramm mit Abrundung an den kleinen Seiten. Der Gelenkkopf der Hand nähert sich der Form einer Kugel, welche von einer ovalen Pfanne aufgenommen wird in ähnlicher Weise wie der Kopf des *humerus.*

Tab. XXVIII.

Fig. I

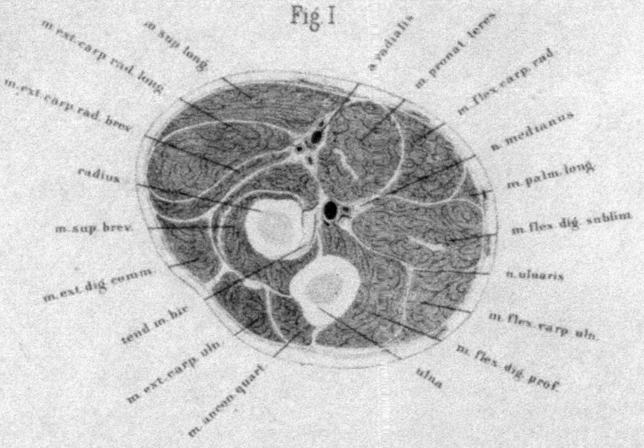

Fig. II.

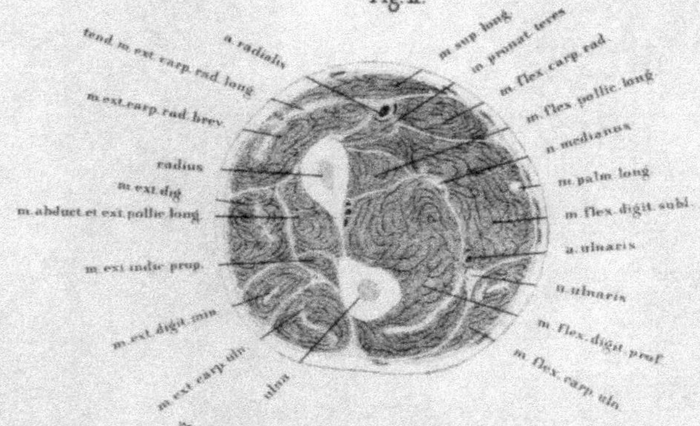

Fig. III.

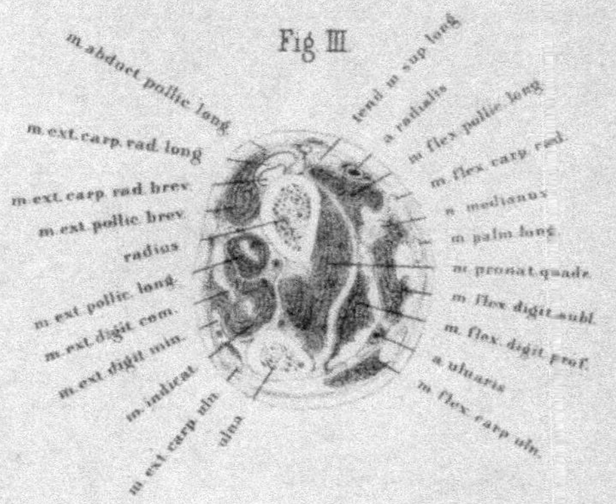

Fig. IV

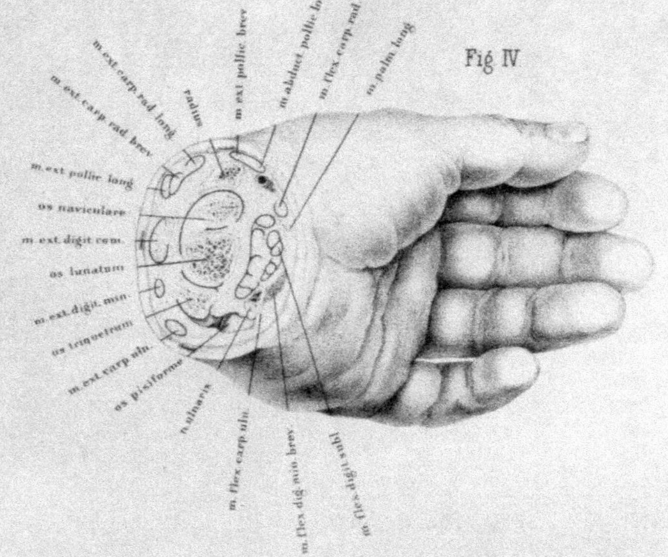

TAFEL XXIX A. B. und XXX.

Das Cadaver, welches ganz frisch, noch im Zustande der Todtenstarre auf die Anatomie gebracht wurde, war der Körper einer Selbstmörderin im Alter von etwa 25 Jahren, die sich im letzten Monate der Schwangerschaft erhängt hatte. Ausser der am Halse deutlich sichtbaren Strangrinne, war nichts von äusseren Verletzungen zu erkennen. Die Genitalien waren in gleichmässiger Weise, dem Schwangerschaftsgrade entsprechend, blutreich und succulent.

Die Erhärtung des Körpers wurde in bekannter Weise ausgeführt und dafür gesorgt, dass während des Durchpausens und Auszeichnens Alles am Präparate seine unveränderte Lage beibehielt. Das Kind, welches beim Durchsägen des mütterlichen Körpers ebenfalls geschnitten worden war, wurde zuletzt wieder zusammengesetzt, so dass eine Zeichnung der ursprünglichen Lage des gefrorenen Kindes im Mutterleibe gewonnen werden konnte. Ich meiselte zu dem Zwecke die Kindestheile sammt dem Fruchtwasser aus der linken Hälfte des *uterus* heraus, befeuchtete die Schnittstellen mit Wasser und liess sie auf die rechte Hälfte des Kindes auffrieren. Das in der rechten Hälfte des *uterus* nun liegende, scheinbar unverletzte Kind konnte so vom Zeichner in ganzer Gestalt abgezeichnet werden. Die linke Körperhälfte des mütterlichen Leichnams wurde nach Entfernung aller Reste von Fruchtwasser mit leerer Uterushöhle abgezeichnet.

Das Kind, welches in zweiter Schädellage sich befand, erwies sich als ein ausgetragenes wohlgebildetes Mädchen. Die Schamlippen schlossen die *vulva,* die Nägel waren gut entwickelt und ragten frei vor. Die Gesammtlänge des Kindes betrug $50^1/_2$ Centimeter; das Gewicht desselben ohne Nabelschnur 3195,0 Gramme. Die Nabelschnur, welche beim Längsschnitte mit angeschnitten worden war, führte zwischen Kopf und rechtem Arme zur *placenta,* welche auf der rechten Seite des *uterus* ziemlich weit nach abwärts lag. Wie aus der Abbildung des Durchschnittes ersichtlich ist, lag das Kind zum grössten Theile in der rechten Hälfte des *uterus.* Vom Kopfe war beim Durchsägen mehr als die Hälfte und zwar in schräger Richtung hinweggenommen worden. Ausserdem war der linke Oberarm sammt einem Theile der Schulter nahezu längsgeschnitten, und der rechtwinklig gegen ihn gebeugte Vorderarm quer getroffen. Vom rechten Vorderarm ragte die Hälfte, ebenso ein Stück des rechten Unterschenkels mit fast dem ganzen Fuss über die Mittellinie nach links hinüber. Das linke Knie war eben gestreift worden. Rücken und Bauch lagen in der rechten Hälfte. Die Hauptmasse des Fruchtwassers befand sich auf der linken Seite. Da die Verhältnisse des schiefen Durchschnittes durch den kindlichen Körper kein bemerkenswerthes Interesse darboten, so habe ich davon abgesehen die betreffende Tafel des grossen Atlas in dieser verkleinerten Ausgabe reproduciren zu lassen. Es zeigte sich eine grosse Schwierigkeit bei der Analyse der einzelnen Theile besonders am Schädel und am Halse. In der Brusthöhle setzte sich die *thymus*, welche fast ein Drittel der oberen Thoraxhälfte einnahm, deutlich von den Lungen ab, welche durchaus normales Gewebe hatten. In der Bauchhöhle ragte die schiefdurchschnittene Leber mit ihrem linken Lappen bis zur Milz hinüber, wie dies für das betreffende Lebensalter charakteristisch ist und auch durch den Holzschnitt der Tafel XIV. beigegeben ist und auf pag. 123 sich findet, erläutert wird. Bemerkenswerth erschien mir die Menge von Flüssigkeit in der Bauchhöhle, die ich wiederholt in gleicher Menge bei Neugebornen vorfand; ebenso die charakterische Färbung des Darminhaltes, welche auf der betreffenden Tafel des grossen Atlas genau wiedergegeben wurden. Der Inhalt der Dünndärme erschien blassröthlich, dass des *colon* gelbgrün, so dass erst im untersten Theile des *rectum* die schwarzgrüne Farbe oder Meconium sich zeigte.

Der *uterus*, welcher über der *symphysis ossium pubis* gefaltet ist, so dass er mit seiner vorderen Wand eine Aussackung bildet, zeigt den Zustand der Erschlaffung. Die grossen und zahlreichen Venen in seinem Gewebe erscheinen in der Uteruswandung als einfache Striche, da sie nur Spalten darstellten, welche erst durch Auseinanderziehen ihrer Wände als Venenlumina erkennbar wurden. Nur in der *portio vaginalis* und der anschliessenden *vagina* zeigten sie offenstehende Venen. Die *portio vaginalis uteri* stand verhältnissmässig tief und lag zum grössten Theile in der linken Körperhälfte, so dass der Schnitt ihre rechte Hälfte traf und nur das Ausgangsstück des Cervikalkanales öffnete, wie auf Tafel XXIX B. zu sehen ist. Derselbe war mit zähem Schleim fest ausgefüllt, und mündete in die Gebärmutterhöhle $^1/_2$ Centimeter unter der Schnittfläche, so dass seine obere Hälfte nicht sichtbar gemacht werden konnte. Seine Länge zu diesem Zeitpunkte der Schwangerschaft macht es wahrscheinlich, dass wir es nicht mit einer Erstgebärenden zu thun hatten, trotzdem dass auf den Bauchdecken keine Narben zu sehen und der innere Muttermund so eng war, dass man nur mit einer starken Kopfsonde hindurchdringen konnte. Bemerkenswerth ist die starke Anschwellung und der Venenreichthum der *vagina*, welche in ihrer rechten Hälfte getroffen ward, so dass man ihre Höhlung besonders gut in der linken Hälfte des Präparates, Tafel XXIX B., sehen kann; besonders auffällig ist aber die beträchtliche Senkung des Scheidentheils des *uterus* nebst der leeren und contrahirten Harnblase. Letztere ist förmlich von der inneren Symphysenfläche herabgeglitten und so bedeutend nach abwärts gerückt, dass die Harnröhre, welche auf der linken Hälfte eben noch angeschnitten ward, eine förmliche Knickung zeigte. Das *orificium uteri externum* steht in der Höhle des unteren Symphysenrandes, während es nach den Angaben von Moreau am Ende der Schwangerschaft in der Höhe des oberen Symphysenrandes liegen soll und von B. Schultze noch höher liegend abgebildet wird.

Die Höhe des *fundus uteri* entspricht ungefähr dem unteren Rande des ersten Lendenwirbels; eine genauere Bestimmung liess sich nicht angeben, da der *uterus* nicht auf seinem höchsten Punkte getroffen worden war, sich vielmehr auf der rechten Seite, nach der er mit seinem Grunde geneigt war, etwas weniges höher noch erstreckte. Da die Theile inzwischen anfingen aufzuthauen, so konnte eine genaue Messung in dieser Beziehung nicht mehr vorgenommen werden. Es ist dies ungefähr dieselbe Wirbelhöhle, welche Moreau angibt, während nach den Messungen von B. Schultze (Wandtafeln, Tafel VI.) der zweite Lendenwirbel die Höhe des *fundus uteri* am Ende der Schwangerschaft angibt.

Die Tiefe der Uterushöhle, und damit im Zusammenhange die der gesammten Bauchhöhle ist geringer als gewöhnlich den Abbildungen nach angenommen wird, trotz des grossen und wohlgebildeten Kindes. Es ist nicht unwahrscheinlich, dass hierbei die Verschiedenheit der Körperhaltung von Einfluss ist, dass bei horizontaler Rückenlage der *uterus* einen Stützpunkt auf der Wirbelsäule findet, während er bei aufrechter Stellung die nachgiebigen Bauchdecken nach vorn zu verdrängt, noch abgesehen von individuellen Verschiedenheiten. Es ist ferner zu berücksichtigen, dass bei Cadavern überhaupt in Folge des höheren Zwerchfellstandes die Tiefe der Bauchhöhle geringer zu sein pflegt als während des Lebens.

In dem hier vorliegenden Falle betrug die Entfernung der Lendenwirbelsäule von der vorderen Bauchwand ziemlich ein Drittel der gesammten Körpertiefe, oder des Sagittaldurchmessers an der Stelle der grössten Bauchhöhle, während bei dem weiblichen Körper, welcher im zweiten Schwangerschaftsmonate von mir untersucht wurde (Atlas Taf. II.), die Lendenwirbelsäule noch ein Stück über die Mitte dieses Durchmessers vorragte.

Endlich ist hierbei noch zu erwähnen, dass die Gefässe des hier vorliegenden Cadavers nicht injicirt worden waren, ein Umstand, der namentlich bei Beurtheilung der Wandstärke des Uterus zu berücksichtigen ist, da die Venen der Uteruswandung fast sämmtlich blutleer waren.

Die Bauchhöhle erstreckte sich bei der relativ geringen Tiefe ziemlich weit hinauf. Das Zwerchfell erreichte mit seinem höchsten Theile die Höhe des siebenten Brustwirbels, während es bei Männern und nicht schwangeren Frauen mittleren Alters die Höhe des neunten bis zehnten Brustwirbels einzunehmen pflegt.

Die Masse der Därme war nach aufwärts gedrängt worden, und befand sich hauptsächlich in dem linken oberen Theile der Bauchhöhle. Der Magen, stark durch Speisebrei ausgedehnt, bog sich in seinem Pylorustheile scharfwinklig nach rückwärts und links um, so dass er zweimal geschnitten wurde. Das *duodenum* zog mit seinem oberen horizontalen Theile direkt nach hinten. Man erkennt an der linken Hälfte im *duodenum* den zusammengezogenen *pylorus*, und ausserdem zeigt sich ein Stück davon entfernt die Einmündung des *ductus pancreaticus* und *ductus choledochus*, der von rechts her kommend oberhalb des *duodenum* als Durchschnitt zu sehen ist. Unter dem *duodenum* liegt das *pancreas*.

Leber und Milz waren nicht vergrössert. Die Maasse der letzteren betrugen nach Länge, Breite und Tiefe 14, 8, 5 Centimeter. Das *duodenum* und den Pylorustheil des Magens hatte der mehr nach rechts liegende *fundus uteri* sammt den übrigen Därmen links hinüber geschoben.

Der Mastdarm, welcher ziemlich angefüllt war, bog noch in der Beckenhöhle zur *flexura iliaca* um. Die Umbiegungsstelle lag rechts, so dass die Flexur in den Schnitt fiel. Zwischen Mastdarm — dessen Falten auf der rechten Seite sich so gelegt hatten, dass man sie auf der Zeichnung für *Kerkring*'sche Falten halten könnte — und *uterus* lag eine Dünndarmschlinge, und zwar der unterste Theil des *ileum*, der zum *colon ascendens* führte: ein Befund, der selbst beim nicht schwangeren *uterus* sonst nur bei Anteversion vorkommen soll.

Bei der Aufsuchung der Bauchfellgrenze im Becken ist Bedacht darauf zu nehmen, das *peritoneum* nicht mit der etwas zu stark gezeichneten Fascie zu verwechseln, welche zwischen *uterus*, Blase und Mastdarm noch ein Stück weiter hinabzieht. Das *peritoneum* geht nur eine kurze Strecke auf die hintere Wand der *vagina* über und überzieht die hintere Wand der contrahirten Harnblase bis zur Hälfte, während die Fascien, welche lockeres, leicht verschiebbares Zellgewebe einschliessen, vorn bis nahe zum *orificium urethrae internum* und hinten bis in die Nähe des Mastdarmendes herabgehen.

Die Brusthöhle erscheint in Folge des hohen Standes des Zwerchfells verhältnissmässig kurz, dafür aber besonders tief; namentlich findet man dies bei Vergleichung des vorliegenden Präparates mit dem Durchschnitte des weiblichen Körpers, welcher der Abbildung auf Tafel II. zu Grunde liegt. Es lässt sich aber darauf allein hin nicht eine Vergrösserung der Thoraxbasis während der Schwangerschaft annehmen, da die Maasse vor und nach derselben zur Vergleichung fehlen. Wenn es auch anatomisch plausibel erscheint, die Erscheinung der unveränderlichen Spirometergrösse während der Schwangerschaft dadurch zu erklären, dass die Verkleinerung des Thoraxraumes in Folge des aufsteigenden Zwerchfells durch den erweiternden Zug der über den *uterus* wie über eine Rolle wirkenden Bauchmuskeln an der Basis eine Compensirung fände, so ist doch das anatomische Verhältniss in dieser Beziehung noch nicht festgestellt. Gerhard fand sogar durch Messung an Lebenden, dass bei 42 Hochschwangeren das Zwerchfell 36 mal einen normalen Stand, 5 mal einen tieferen und nur 1 mal einen höheren hatte. Dorn gewann aus seinen Messungen mittelst des Cyrtometers an lebenden Hochschwangeren und Wöchnerinnen das Resultat, dass in den meisten Fällen die Thoraxbasis eine grössere Breite während der Schwangerschaft als im Wochenbette, dagegen eine geringere Tiefe von vorn nach hinten hatte. Mit der Entleerung des *uterus* kehrte sich das Verhältniss um: der *thorax* fiel von beiden Seiten zusammen, sein Querdurchmesser nahm ab; sein Tiefendurchmesser nahm zu. (Bericht über die Naturforscherversammlung zu Giessen. 1865. pag. 235.)

In der Brusthöhle war mit in Folge der Skoliose der Wirbelsäule der Schnitt nach rechts von der Mittellinie abgewichen, so dass er, in der Lichtung der unteren und oberen Hohlvene verlaufend, den rechten Vorhof und die rechte Lungenwurzel traf. Dadurch wurde das Verhältniss der Einmündung beider Venen in das Herz sehr gut ersichtlich. Die untere Hohlvene, welche kurz vor der Eintrittsstelle in das Herz noch die Lebervenen aufnimmt, kommt von hinten her in das rechte *atrium,* während die obere Hohlvene beträchtlich weiter nach vorn in dasselbe einmündet. Dadurch bilden die Achsen beider Hohlvenen miteinander einen Winkel, der durch die Vorwölbung des *septum atriorum* abgerundet wird. Dieser Hügel, hinter dem das *atrium sinistrum* liegt, ist das *tuberculum Loweri.* Auf der rechten Hälfte erkennt man die äussere Wand des rechten Vorhofes, während man auf der linken den Einblick in den rechten Ventrikel hat, vor dessen Eingang noch ein Stück der rudimentären *valvula Eustachii* liegt. Dieses Klappenrudiment grenzt den hinteren Theil des rechten Vorhofes ab, in welchem sich noch die Stelle des *foramen ovale* erkennen lässt. Im vorderen Theile des *atrium,* auf welches die obere Hohlvene hinweist, bildet der *bulbus aortae* eine flache Vorwölbung. Die *aorta* selbst wurde nicht getroffen, sondern nur ein Stück weit freigelegt. Sie steigt vor der oberen Hohlvene in die Höhe, um dann unter deren Fortsetzung in die *vena anonyma sinistra* zu verschwinden.

Die Lungenabschnitte, welche auf Tafel XXIX A. zu sehen sind, gehören der rechten Lunge an.

Die Weichtheile des Halses sind durch die stark vergrösserte Schilddrüse beträchtlich nach links dislocirt worden. Die *trachea* lag so weit nach der linken Seite hinüber, dass nur ein Stückchen vom Schildknorpel getroffen wurde. Ebenso ist vom *oesophagus* nichts zu sehen.

Die Theile des Kopfes sind durch die Bezeichnungen genügend verständlich.

Das Gehirn war ebenfalls in seiner rechten Hälfte getroffen worden. Man erkennt die Ausstrahlung der Faserzüge in das rechte *corpus striatum.* Unter demselben zieht sich das untere Horn des rechten Seitenventrikels hin mit dem Wulste des *pes hippocampi.* Unter der *dura mater* konnte man bei dem Präparat der rechten Hälfte ein Stück vom *ganglion Gasseri* mit einem Theile der Fasern vom *quintus* erkennen.

Von ganz besonderer Wichtigkeit sind aber die Verhältnisse des Skelettes. Ich habe deshalb nach Vollendung der Zeichnungen die Skelethälften maceriren lassen, möglichst genau aneinander gefügt und in beifolgendem Holzschnitte eine verkleinerte Zeichnung davon beigegeben.

Man erkennt daraus, dass man ein schwach skoliotisches Becken mit skoliotischer Wirbelsäule vor sich hat. Es zeigt sich aber auch, dass die Abweichung des Schnittes von der Mittellinie nicht so bedeutend war, als die Abbildungen

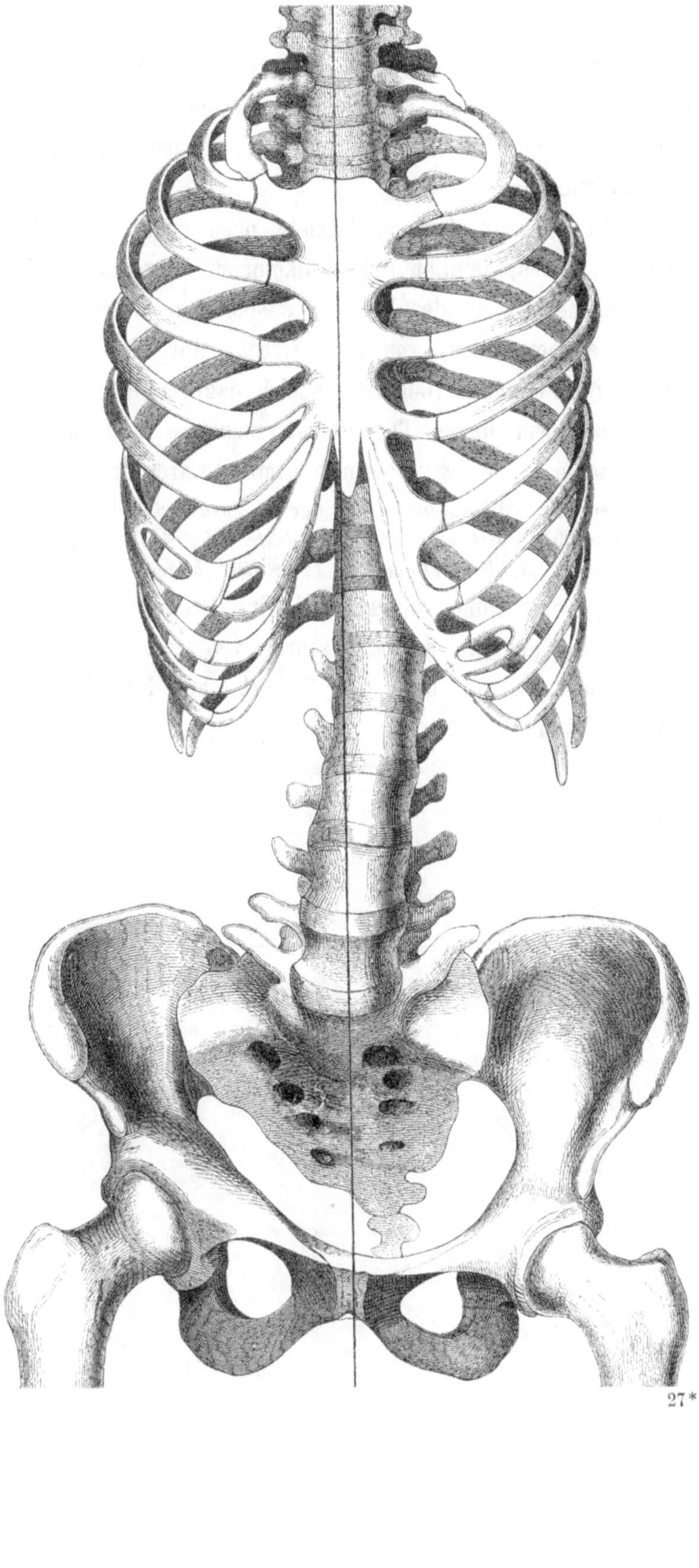

auf den Tafeln vermuthen lassen. Vom Becken, welches ziemlich genau in der Mitte geschnitten wurde, zieht sich der Schnitt nach aufwärts an die rechte Seite der Lendenwirbelkörper, trifft im Brusttheile die Gelenke der Rippen, und gelangt am Halstheile wieder in die Mitte der Wirbelkörper, um dann am Schädel wieder rechts abzuweichen.

Ausser der Skoliose war aber am Skelete noch bemerkenswerth, dass sich zwei Halsrippen vorfanden, nämlich eine vollkommen ausgebildete an der rechteu Seite, und eine rudimentäre an der linken des siebenten Halswirbels. Von Halswirbeln waren sieben vorhanden, von Brustwirbeln nur elf, von Lendenwirbeln fünf. An den fünften Lendenwirbel schloss sich dagegen eine rudimentäre Wirbelbildung an, welche dem oberen Theil des Kreuzbeines aufsass.

Die Beckenmaasse, nach Centimetern bestimmt, waren folgende:

conjugata vera 9,5 (die *conjugata* an der engsten Stelle des Beckens gemessen betrug 9,2); *dist. sacro-cotyloidea dextr.* 6,5; *dist. sacro-cotyloidea sinistr.* 8; *dist. transversa* 14,5; *dist. obliqua sin.* 12,7; *dist. obliqua dextr.* 14.

Das Kreuzbein hatte eine Höhe von 11 und eine Breite von 11,8 Centimetern. Es handelte sich also um ein schwach schräg verengtes Becken, welches aber noch solche Verhältnisse zeigte, dass eine Geburt ohne Kunsthülfe als möglich angenommen werden konnte.

Tab. XXIX A.

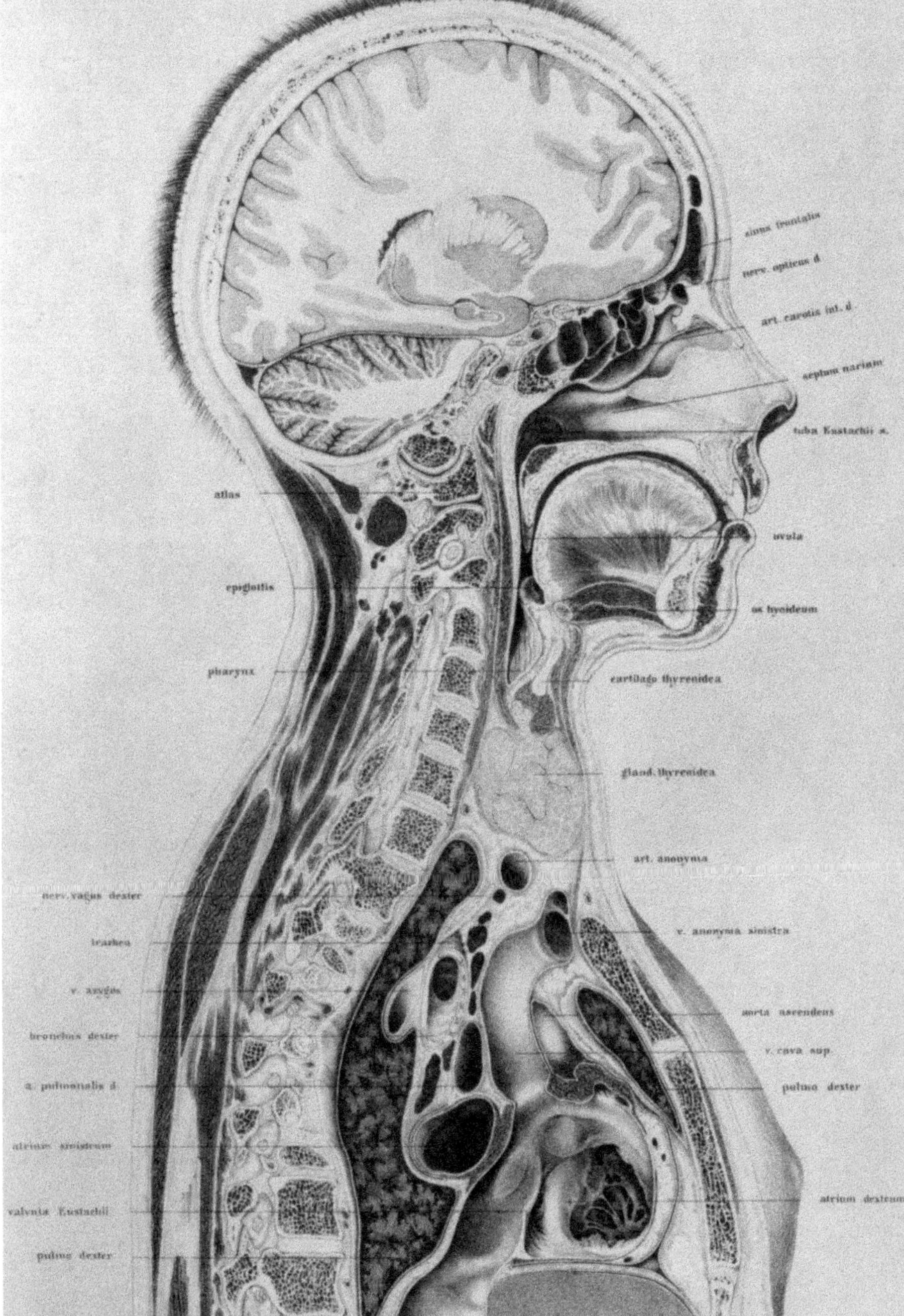

sinus frontalis
nerv. opticus d
art. carotis int. d
septum narium
tuba Eustachii s.
atlas
uvula
epiglottis
os hyoideum
pharynx
cartilago thyreoidea
gland. thyreoidea
art. anonyma
nerv. vagus dexter
v. anonyma sinistra
trachea
v. azygos
aorta ascendens
bronchus dexter
v. cava sup.
a. pulmonalis d.
pulmo dexter
atrium sinistrum
valvula Eustachii
atrium dextrum
pulmo dexter
v. cava inf.
hepar

Tab. XXIX B.

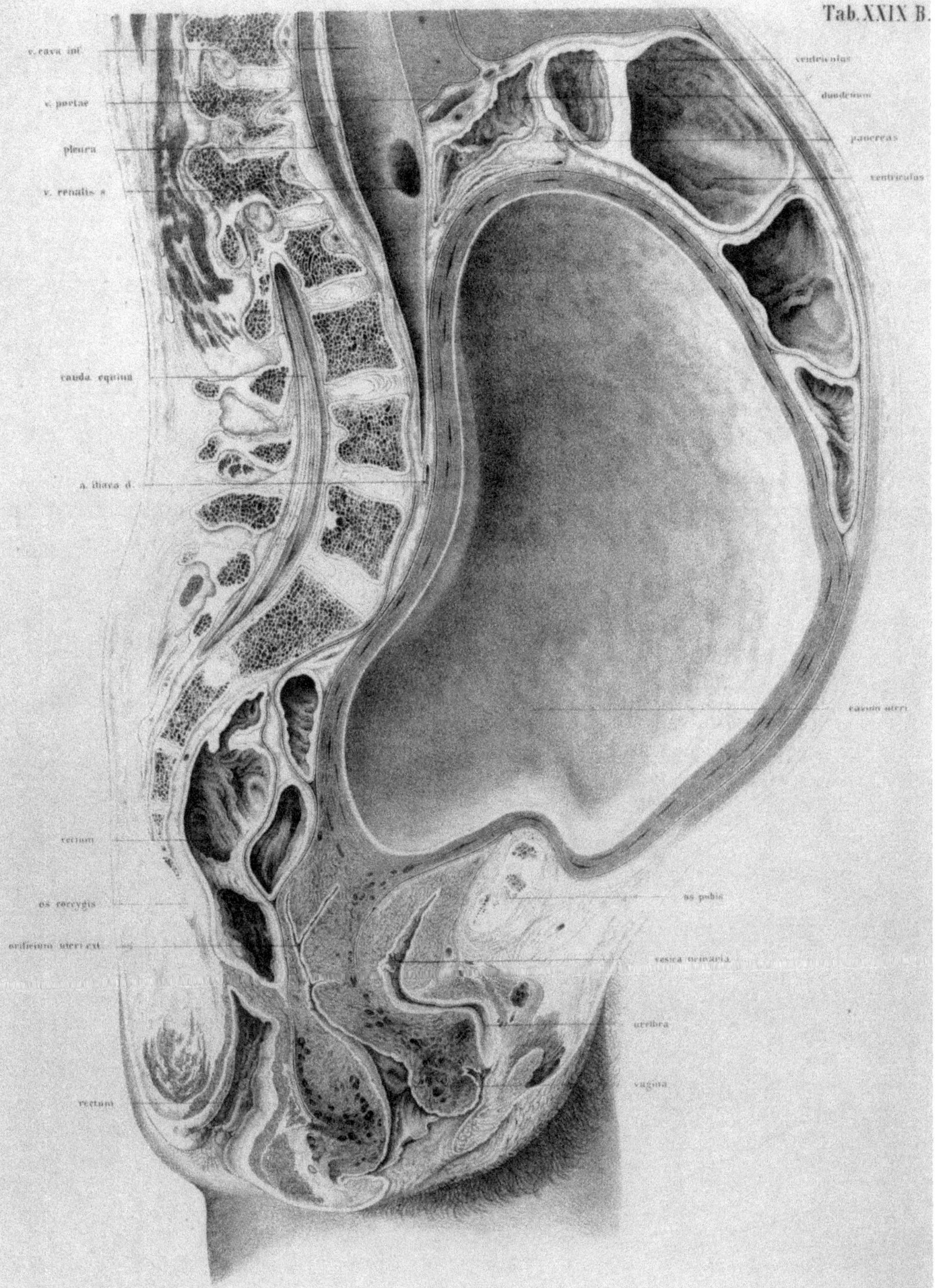

v. cava inf.
v. portae
pleura
v. renalis s.
cauda equina
a. iliaca d.
rectum
os coccygis
orificium uteri ext.
rectum
ventriculus
duodenum
pancreas
ventriculus
cavum uteri
os pubis
vesica urinaria
urethra
vagina

TAFEL XXXI.

Im Monat Mai 1870 kam ein zweiter hochschwangerer Körper auf die Anatomie, und zwar ebenfalls im frischesten Zustande, noch mit Todtenstarre behaftet. Die Frau hatte, wie sich später herausstellte, während der Geburtswehen sich ertränkt. Sie war gross und dem kräftigen Gliederbau sowie den schwieligen Händen nach zu schliessen, eine Arbeiterin, von etwa 35 Jahren. Ausser der später zu erwähnenden Krümmung der Wirbelsäule im Brusttheile waren alle Organe völlig normal. Der stark vorragende Leib liess den bis über den Nabel hinaufreichenden *uterus* gut durchfühlen. Der Kopf des Kindes stand fest im Becken. Bei der Untersuchung der Genitalien zeigte sich, dass das Fruchtwasser noch nicht abgegangen war; die Blase stand apfelgross unverletzt in der *vagina.*

Der Cadaver ward mittels einer künstlichen Kältemischung in horizontaler Rückenlage zum Gefrieren gebracht und danach in gleicher Weise wie die übrigen in der Mitte sagittal durchschnitten. Eine Injection der Gefässe ward nicht vorausgeschickt.

Der Schnitt lief ziemlich genau in der Mittellinie von unten nach oben. Nur an der *symphysis ossium pubis* war die Mitte nicht völlig genau getroffen. Die Abweichung war aber so unbedeutend, dass sie ausser Rechnung kommen kann. Die Gelenkhöhle lag nur eine Linie unter der Schnittfläche. Nachdem das Pausen und die Zeichnung der rechten Hälfte vollständig vollendet war, wozu drei Wochen angestrengter Arbeit nöthig waren, während welcher Zeit dieselbe ebenso wie die linke Hälfte gleichmässig hart gefroren erhalten wurde, wurden von der linken Hälfte die Theile der Mutter abgemeiselt, um die andere Hälfte des Kindes unverletzt und in ursprünglicher Lage zu gewinnen. Es war leider nicht daran zu denken, die Kindestheile so aus dem fest umschliessenden *uterus* herauszubringen, dass an letzterem keine Veränderung der Lage eingetreten wäre. Es konnte daher nicht in gleicher Weise wie dies bei der ersten Leiche gelungen war, ausser dem Kinde noch eine Zeichnung der linken Mutterhälfte gewonnen werden. Die festgefrorene Kindeshälfte, welche völlig intact gewonnen ward, wurde nun auf die rechte auffrieren gelassen, und danach eine correkte Zeichnung des ganzen Kindes gewonnen. Dann wurde das Kind im Ganzen aus der rechten Hälfte herausgehoben, was dadurch gelang, dass die Bauchdecken aufgethaut und die vordere Uteruswand etwas umgebogen ward. So wurde es möglich, auch noch eine Zeichnung der leeren rechten Uterushälfte zu gewinnen, die freilich in Beziehung auf die Schattirung der Tiefe im *fundus* nicht völlig correkt werden konnte, aber doch völlig treu war in Beziehung auf die Lage des inneren Muttermundes und des Cervikaltheiles. Ebenso liessen sich noch ziemlich genaue Maasse über die Tiefe der Uterushöhle, von der Schnittfläche an gemessen, gewinnen, so wie über die Lage der rechten *tuba* (cfr. den grossen Atlas).

Endlich ward das Kind, welches noch lange Zeit mit leichter Mühe und wenig Kosten gefroren erhalten werden konnte, noch von der hinteren Seite in natürlicher Grösse gezeichnet, um die an demselben bemerkte Achsendrehung des Körpers wiederzugeben.

So sind die fünf Tafeln im grossen Atlas zu Stande gekommen, welche die wesentlichen Verhältnisse mit möglichster Treue darstellen.

Das Kind war ein ausgetragener wohlgebildeter Knabe von 3319,2 Gr. Gewicht. Dabei ist der Nabelstrang mit inbegriffen. Derselbe zog sich nämlich unter dem linken Unterschenkel nach abwärts, bog dort um, um über das Gelenk des linken Fusses nach aufwärts zu gehen und am Unterleibe scharf zur *placenta* abzubiegen, welche im oberen Theile des *uterus* lag. Bei der Herausnahme der linken Kindeshälfte musste der Nabelstrang abgeschnitten werden, da sich seine Placentarinsertion in der linken Hälfte des Cadavers befand. Ich schnitt ihn hart an seinem Placentarende ab, da er so fest comprimirt auf dem Kinde auflag, dass er von demselben nur schwer hätte entfernt werden können, ohne eine Lageveränderung der linken unteren Extremitäten hervorzubringen.

Das Kind, welches in ganzer Figur auf vorliegender Tafel zu sehen ist, lag wahrscheinlich vor dem Beginne der Geburt in zweiter Schädellage. Beim Tode der Mutter befand es sich, wie das Präparat zeigt, am Anfang der Austreibungsperiode. Die natürlichen Drehungen des Kopfes im Becken haben begonnen. Und zwar hat der Kopf noch eine stärkere Drehung nach rechts erhalten als der Rumpf. Während die Schultern noch völlig im grossen Becken stehen, ist der

Kopf schon in das kleine Becken eingetreten. Die Gewalt, die ihn hinein getrieben hat, ist eine bedeutende gewesen. Der Kopf war gross und das Becken nicht besonders weit. Man kann die Folgen dieser Gewalt auch an der Form des Kopfes erkennen. Der Hinterkopf ist birnförmig zugespitzt, und, wie die Untersuchung ergab, hatte sich eine ziemlich ausgebreitete Sugillation am Schädel gebildet.

Ferner zeigt sich am Kinde in Folge des fest umschliessenden *uterus* nirgends die runde angenehme Form der Glieder mit der freien Beugestellung der Extremitäten. Das hier vorliegende Kind war fest auf möglichst engem Raume zusammengepackt. Zwischen beiden Füssen und der rechten Hinterbackengegend lag, in den Raum scharfkantig eingepresst, das *scrotum*.

Die Haut zeigte vielfach Striemen und fest gepresste scharfe Kanten. Der Nacken erschien als schmaler Spalt zwischen der stark gefalteten Haut des Rückens und Hinterkopfes. Bemerkenswerth ist besonders die Einbuchtung am Kopfe des Kindes in der Gegend des linken Ohres. Dieselbe war hervorgebracht worden durch den Druck der Beckenenge. Man erkennt gerade darunter den Durchschnitt der Symphyse. Eine ähnliche tiefe Einkerbung brachte der innere Muttermund an dem linken Oberarme hervor, sowie er am rechten Vorderarm, über den er ziemlich der Länge nach herüberzog, an den dort befindlichen Längsfalten und Einkerbungen Spuren hinterlassen hat.

Von dem kindlichen Körper war das *abdomen* nahezu frontal geschnitten worden, in Folge der Achsendrehung aber schnitt die Säge den *thorax* und noch mehr den Kopf in einer zwischen der frontalen und sagittalen mitten inne liegenden Richtung. Man konnte deshalb auf dem Durchschnittsbilde des Kindes am Kopfe die einzelnen Theile des Gehirnes nur schwer deuten. Nur das grosse und kleine Gehirn waren gut von einander zu unterscheiden, auch eine Andeutung des Balkens war erkennbar. Mehr aber liess sich nicht angeben. Unter dem Vorderlappen des Grosshirns lag der Durchschnitt der Augenhöhle mit einem Abschnitt des *bulbus oculi.* Weiter dem Rumpfe zu konnte man den Querschnitt des Unterkiefers mit einem Zahnkeime erkennen.

Am Halse, der hier nur an der tiefen Einbiegung der Haut, welche eine schmale Spalte begrenzt, zu erkennen ist, zeigte sich der Schrägschnitt der *trachea* und des *oesophagus;* darauf das Herz mit der daranliegenden rechten Lunge und der Thymusdrüse. Die Pleurahöhle enthielt keine grössere Flüssigkeitsmenge, während in der Peritonealhöhle eine ziemliche Quantität derselben gefunden wurde, wie auch die grossen Zwischenräume zwischen dem einzelnen Darmabschnitten ergaben. Die Leber überragte mit ihrem linken Lappen die Milz. Unten lag die contrahirte und leere Harnblase, darunter der mit *meconium* angefüllte Mastdarm. Die Füllung und Färbung des Dickdarmes war dieselbe wie bei dem Kinde der vorhergehenden Tafel.

Fruchtwasser war im ganzen nicht reichlich vorhanden. Es wurde zwischen den Vorsprüngen und Falten des kindlichen Körpers herausgemeiselt, um denselben gut abzeichnen zu können, und entzog sich deshalb einer genauen Messung. Nur am Bauche des Kindes, linkerhand vom Beschauer, ist ein Streifen gefrorenen Fruchtwassers zu sehen, welches im Gegensatz zu dem vor dem Kopfe stehenden, die Scheide ausfüllenden Vorwasser, Nachwasser darstellt, d. h. erst nach der Geburt des Kopfes zum Vorschein gekommen wäre. *Chorion* und *amnion* waren an der sprungfertigen Blase sowohl, wie an dem weiter oben sichtbaren Fruchtwasser deutlich zu erkennen.

Von ganz besonderem Interesse war aber der *uterus*, dessen Verhältnisse sich erst nach der Entfernung des ganzen Kindes gut übersehen liessen, weshalb auch eine besondere Darstellung der leeren Uterushöhle nothwendig erschien, wie sie im grossen Atlas abgebildet vorliegt. Der *uterus* hielt das Kind fest umschlossen und zeigte nirgend eine Faltung, die auf einen schlaffen Zustand seiner Wandung schliessen liesse. Er hatte sich mit seiner Längsachse nahezu senkrecht zur Eingangsebene des Beckens gerichtet, so dass es den Anschein hatte, als ob er in seiner contrahirten Stellung auch nach dem Tode verblieben wäre. Der innere Muttermund lag etwas über dem Beckeneingange, und markirte sich durch ein grosses Venenlumen, ausser einem kleineren ihm gegenüber liegenden, die einzige Vene, welche vermöge ihrer Anfüllung mit Blut offen stehend in der Uteruswand gefunden wurde. In der leeren Höhle des *uterus* zeigte sich 3,5 Cent. über der Symphyse, und 2,0 über dem *promontorium*, der innere Muttermund als frei vorspringender Halbring, der die weit ausgedehnte Cervikalhöhle von der des Körpers deutlich abgrenzte. Der vollkommen ausgedehnte äussere Muttermund setzte sich nur als kleiner Vorsprung von der anschliessenden *vagina* ab. Er zog von der Gegend des unteren Symphysenrandes nach der Verbindung zwischen Steissbein und Kreuzbein schräg hinauf und umschloss somit den eben hervor-

Tab. XXX.

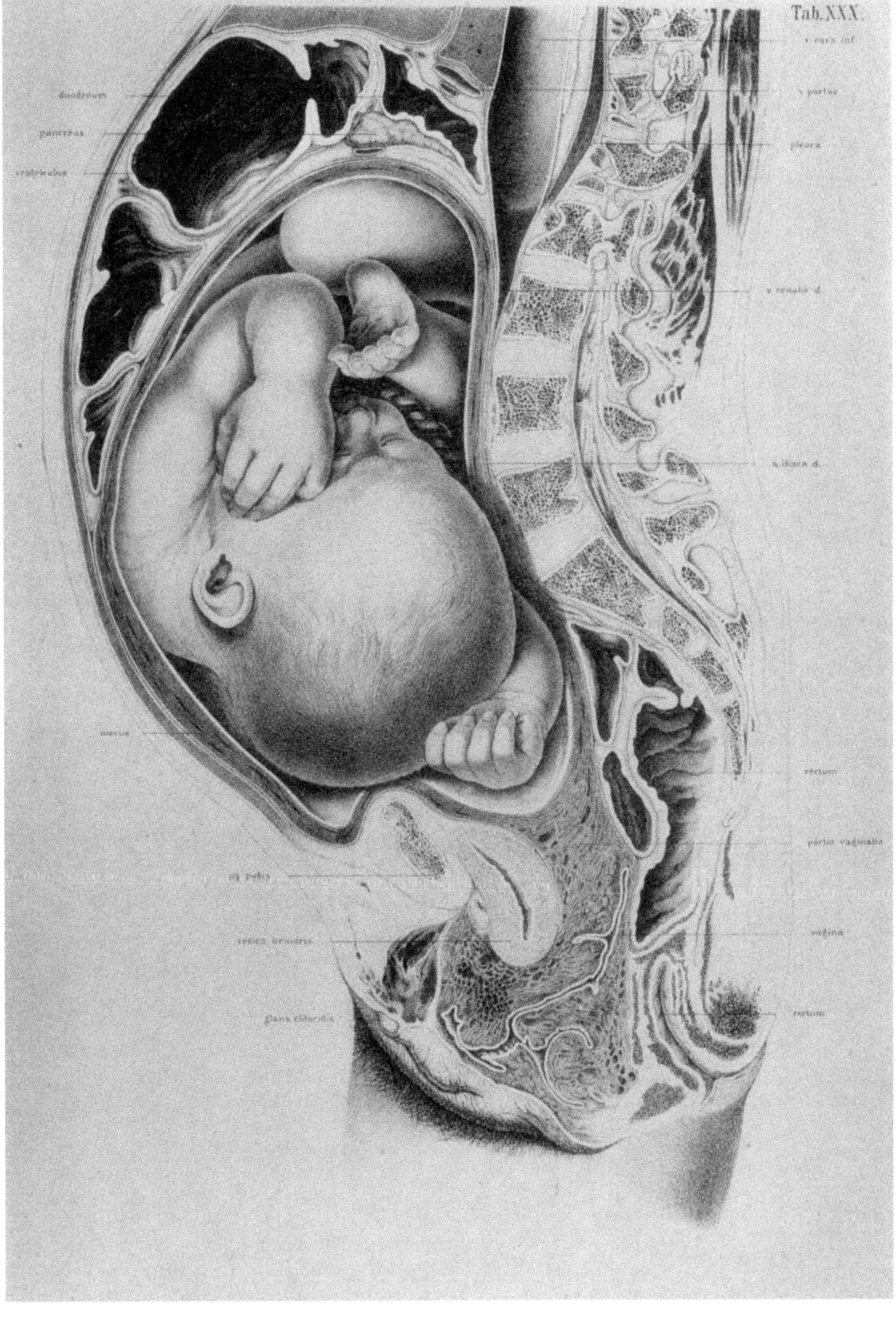

duodenum
pancreas
ventriculus
v. cava inf.
v. portae
pleura
v. renalis d.
a. iliaca d.
uterus
rectum
portio vaginalis
os pubis
vagina
vesica urinaria
rectum
glans clitoridis

tretenden Hinterkopf. Die Einmündungsstelle der rechten *tuba* war im oberen Drittel des *uterus* gut zu erkennen.

Die Tiefe der Uterushöhle von der Horizontalebene der Schnittfläche zum tiefsten Punkte gemessen, betrug 6,5 Cent. Die Länge vom inneren Muttermunde bis zum *fundus* 16,5. Die Entfernung des äusseren Muttermundes vom inneren in der Führungslinie des Beckens betrug 11 Cent. Die Wandstärke zeigte grosse Ungleichheit an den verschiedenen Stellen.

Die *placenta* lag oben im Grunde des *uterus* und zum grössten Theile in seiner linken Hälfte, daher denn auch der Ansatz der Nabelschnur abgeschnitten werden musste.

Während der Mastdarm noch stellenweise Lichtung behalten hatte, war die Harnblase vollständig entleert und plattgedrückt. Hinter der Symphyse waren ihre Wandungen so dünn geworden, dass sie kaum zu erkennen war. Oberhalb und unterhalb der Symphyse, wo der Druck nicht so stark auf sie eingewirkt hatte, war sie stärker und in Folge davon deutlicher zu sehen. An der dünnsten Stelle hinter der Symphyse ist die Stärke in der Zeichnung eher zu gross als zu schwach gegeben. Es wurde das kleinste Maass genommen, um die Continuität ihrer Höhlung wiedergeben zu können. Bei Anfüllung wäre eine Ausdehnung der Blase nach aufwärts erfolgt, so dass sie die vorderen Bauchwandungen vom *uterus* eine Strecke weit hätte abheben müssen.

Die Vortreibung der Bauchwandungen durch den *uterus* ist hier bedeutender als bei der vorhergehenden Abbildung, wo auch die Stellung des *uterus* eine andere ist; aber doch ist die Differenz nicht so stark, als es beim ersten Anblick scheint. Bei beiden ragt die Wirbelsäule nur über das erste Drittel der Gesammttiefe des Rumpfes vor.

Leider musste wegen der Abbildung des Kindes durch das Abmeiseln der linken Mutterhälfte das Skelet zerstört werden, so dass es nicht möglich war, dasselbe in gleicher Weise herzustellen und abzubilden, wie bei der ersten Schwangeren. Es ist aber dieser Verlust nicht von Belang. Das Becken erwies sich als ein durchaus normales, wie auch die 11 Centimeter betragende *conjugata vera* ausweist. Die Wirbelsäule hatte keine seitlichen Abweichungen, so dass der Schnitt genau in der Mittellinie durchgeführt werden konnte. Die starke kyphotische Krümmung im Brust- und Halstheile hat für die hier einschlagenden Verhältnisse kein Interesse.

Das Verhältniss der Därme, welche wie bei dem anderen Körper fast sämmtlich nach aufwärts gedrängt lagen, und des ziemlich leeren Magens, bot nichts Bemerkenswerthes. Leber und Milz waren von normaler Beschaffenheit. Erstere hatte ein Gewicht von 1500 Grammen, zeigte eine Aufbiegung ihres vorderen Randes wie bei der ersten Abbildung; letztere wog 200 Gramme und mass nach Länge, Breite und Tiefe 14, 7, 3 Cent., war demnach noch um etwas kleiner als sie gewöhnlich bei Hochschwangeren zu sein pflegt.

Die Bauchhöhle von der Symphyse bis zur Kuppel des Zwerchfells gemessen, hatte fast genau dieselbe Höhe wie bei der ersten Abbildung; während die Höhe beider Brusthöhlen ganz bedeutend von einander abwich. Ich möchte deshalb auch kein Gewicht auf die Uebereinstimmung beider Präparate in der Tiefe an der Thoraxbasis legen, die somit auch hier bedeutend die Tiefe des *thorax* bei der auf Tafel II. in meinem Atlas abgebildeten Frau im 2. Monate der Schwangerschaft übertrifft. Entscheidende Messungen über die Tiefe des *thorax* während der Schwangerschaft können nur an Lebenden vorgenommen werden, wo die Raumverhältnisse des *thorax* vor und nach der Geburt bestimmt werden müssen.

Ueber die Verhältnisse des Herzens, der Luftröhre mit dem Kehlkopf, der Mundhöhle und des Gehirns ist nichts Besonderes hinzuzufügen. Die Theile waren sämmmtlich normal.

Druck von Metzger & Wittig in Leipzig.

Tab.XXXI

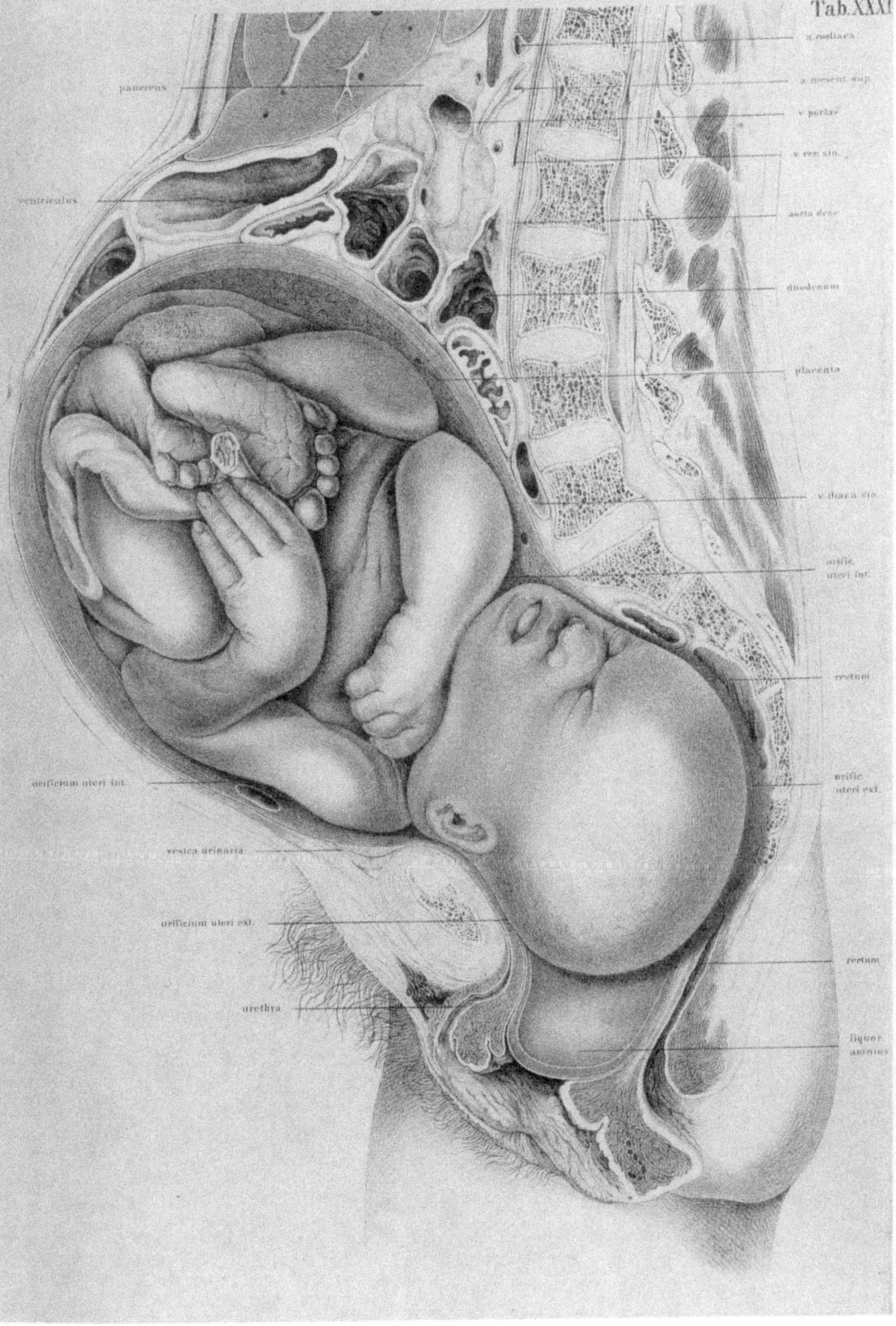

a. coeliaca
a. mesent. sup.
v. portae
v. ren. sin.
aorta desc.
duodenum
placenta
v. iliaca sin.
orific. uteri int.
rectum
orific. uteri ext.
rectum
liquor amnios
pancreas
ventriculus
orificium uteri int.
vesica urinaria
orificium uteri ext.
urethra